Transkulturelle Kompetenz in der Geburtshilfe

Mabuse-Verlag
Wissenschaft 115

Barbara Schildberger, geb. 1973, ist ausgebildete Hebamme, studierte Soziologie, Psychologie und Pädagogik an der Fernuniversität in Hagen und promovierte an der Johannes-Kepler-Universität in Linz. Derzeit leitet sie den FH-Bachelor-Studiengang Hebamme in Linz.

Barbara Schildberger

Transkulturelle Kompetenz in der Geburtshilfe

Ein neues Paradigma der peripartalen Betreuung

Mabuse-Verlag
Frankfurt am Main

Bibliografische Information der Deutschen Nationalbibliothek

Die Deutsche Nationalbibliothek verzeichnet diese Publikation in der Deutschen Nationalbibliografie; detaillierte bibliografische Angaben sind im Internet unter http://dnb.d-nb.de abrufbar.

Informationen zu unserem gesamten Programm, unseren AutorInnen und zum Verlag finden Sie unter: www.mabuse-verlag.de.

Wenn Sie unseren Newsletter zu aktuellen Neuerscheinungen und anderen Neuigkeiten abonnieren möchten, schicken Sie einfach eine E-Mail mit dem Vermerk „Newsletter“ an: online@mabuse-verlag.de.

Kasseler Str. 1 a
60486 Frankfurt am Main
Tel.: 069 – 70 79 96-13
Fax: 069 – 70 41 52
verlag@mabuse-verlag.de
www.mabuse-verlag.de

Umschlaggestaltung: Marion Ullrich, Frankfurt am Main

Druck: Prisma Verlagsdruckerei, Saarbrücken
ISBN: 978-3-86321-008-3
Printed in Germany

Vorwort

Die durch weltweite Mobilitätsprozesse und Migration entstandene Vielfalt an kulturellen Einflüssen prägt nachhaltig das soziale Gefüge in den Aufnahmeländern. Sich auf Menschen unterschiedlichster Herkunft einzustellen und interaktive und kommunikative Prozesse daran auszurichten, ist eine grundlegende Bedingung im menschlichen Zusammenleben. Die vorliegende Arbeit widmet sich der Analyse geburtshilflicher Betreuung von Frauen mit Migrationshintergrund. Die interaktiven und kommunikativen Prozesse in der geburtshilflichen Beratung, Betreuung und Pflege von Migrantinnen werden als soziales Handeln gedeutet und erklärt sowie die dabei entstehenden Abhängigkeiten und Wechselwirkungen erörtert. Ziel dieser Arbeit ist, die interdependenten sozio-kulturellen Faktoren in der Geburtshilfe mitsamt ihren Bedeutungsgehalten, Bedingtheiten und Interdependenzen darzulegen und die für die Unterstützung und effiziente Begleitung von Migrantinnen in den Phasen Schwangerschaft, Geburt und Wochenbett erforderlichen Fähigkeiten und Fertigkeiten einer transkulturellen Kompetenz abzuleiten.

Diese Studie wurde im Rahmen des Doktoratstudiums im Zeitraum von 2007 bis 2010 durchgeführt und im Jahre 2010 als Dissertation approbiert. Die vorliegende Fassung wurde zielgruppenorientiert überarbeitet und gekürzt.

Mein aufrichtiger Dank gilt Frau Univ.Prof.^{in} Dr.^{in} Raina Zimmering vom Institut für Soziologie der Johannes Kepler Universität Linz sowie Frau Univ.Prof.^{in} Dr.^{in} Gabrielle Hauch vom Institut für Frauen- und Geschlechterforschung der Johannes Kepler Universität Linz, die mich bei der Verfassung der Dissertation begleiteten und unterstützten. Ebenso danken möchte ich Frau Dr.^{in} phil. Kriemhild Pangerl, die mir im Zuge der Durchsicht des Manuskriptes wertvolle Anregungen bot. Weiters möchte ich Frau a.Univ.Prof.^{in} Dr.^{in} Erna Szabo vom Institut für Internationales Management an der Johannes Kepler Universität Linz sowie Herrn Dr. phil. Edwin R. Micewski danken, die mir bei der Überarbeitung und Verfassung der Buchversion akademisch-redaktionelle Unterstützung angedeihen ließen. Dank gebührt auch der FH Gesundheitsberufe OÖ GmbH für die Unterstützung der Druckkosten.

INHALTSVERZEICHNIS

ABBILDUNGS- UND TABELLENVERZEICHNIS

Abbildungen

Tabellen

1. Einleitung

Die Geburtshilfe als eigene Disziplin der Medizin nimmt zweifelsohne einen Sonderstatus ein. Obwohl Schwangerschaft, Geburt und Wochenbett unbestritten als physiologische Phasen gelten, ist der Versuch, diese Vorgänge zu entmystifizieren, zu beeinflussen und vor allem den Geburtsprozess selbst zu erleichtern, so alt wie die Menschheit. Um dem ureigensten Charakter der Medizin zu entsprechen, auftretenden Regelwidrigkeiten und möglichen Pathologien entgegen zu treten, ist der Versuch, Risikofaktoren auszuschalten und die Sicherheit von Mutter und Kind zu erhöhen, ebenfalls ein sehr altes Bestreben.[1] Fortschritte in der Reproduktionsmedizin, Erkenntnisse der Pränatalmedizin und Möglichkeiten der Geburtsmedizin lassen heutzutage in Kreißsälen der westlichen Industrieländer den natürlichen Geburtsvorgang zu einem geburtshilflichen Setting, eingebettet in ein optimiertes Risikomanagement, werden. Planendes, kontrollierendes und steuerndes Vorgehen dominiert in einem sehr intimen, einzigartigen Ereignis. Der Wandel darf nicht abgekoppelt von vorherrschenden sozialen Modifikationen gesehen werden, er spiegelt das geforderte individualisierte Selbstmanagement der Menschen in unserer Zeit wider. „Guter Hoffnung sein" heißt für Frauen heute, zwischen Familie und Karriere, zwischen Säkularisierung und Rationalisierung sowie zwischen Sicherheit und Perfektionismus den Schritt zu wagen, das „Risiko des Mutterwerdens" einzugehen.

Ein weiteres Spezifikum der Geburtshilfe ist die Tatsache, dass hier wie in keinem anderen Bereich der Medizin in höchstem Ausmaß in den Intimbereich der Frauen eingegriffen wird. Der Geburtsprozess selbst ist ein emotional und körperlich höchst intensives Ereignis, welches Möglichkeiten der Steuerung durch die Gebärende fast völlig entbehrt. Dieses Ausgeliefertsein

[1] Laut Schätzungen von UNICEF sterben täglich 1600 Frauen infolge von Komplikationen während der Schwangerschaft, Geburt oder des Wochenbettes. 99 Prozent dieser Sterbefälle treten in den Entwicklungsländern auf. Vgl: UNICEF-Information zum Thema Müttersterblichkeit. Todesursache: Schwangerschaft und Geburt. Vgl.: http://www.unicef.de/download/i_0087.pdf (25. Jänner 2011, 19:30 Uhr)

in einer intimen Situation vor zumeist fremdem Krankenhauspersonal wird nicht minder unproblematisch erlebt. Neben den Aspekten des gefürchteten Kontrollverlustes und der Unsicherheiten sind vor allem Gefühle der Scham vorzufinden.

Aufgrund vorherrschender Mobilitätsbewegungen bedarf die diagnostische und therapeutische Betreuung, die Pflege und Beratung in der Geburtshilfe im Kontext von Migration und kultureller Vielfalt besonderer Berücksichtigung. Schwangerschaft, Geburt und Wochenbett als sehr private und intime Phasen im Leben einer Frau wurden in den letzten Jahrzehnten in vielen Industriestaaten fast völlig der Obhut öffentlich-institutioneller Beobachtung übergeben, was neben den Vorteilen medizinischer Optimalversorgung allerdings zu den Nachteilen einer Anonymisierung, Routinisierung und Standardisierung führte. Inwieweit aber diese Strukturen, die diagnostischen und therapeutischen Maßnahmen der geburtshilflichen Versorgung in Österreich den Bedürfnissen von Frauen und Familien mit Migrationshintergrund gerecht werden, scheint nicht hinterfragt.

Was die österreichische (und europäische) Gesellschaftsstruktur heute ausmacht, ist die kulturelle Vielfalt, der ethnische Reichtum und die nationale Verschiedenheit sowie die jeweils dazugehörigen spezifischen Lebenswelten, Traditionen und Bedingtheiten ihrer Mitglieder. An den Berührungspunkten im öffentlichen Raum der Institutionen und Organisationen werden die jeweiligen Unterschiedlichkeiten sichtbar und prägen die zwischenmenschlichen Interaktionen der Beteiligten, so dass diese im positiven Sinn zu Naht- oder gegenteilig zu Schnittstellen kultureller Begegnungen werden. Das Personal in den Kliniken und Krankenhäusern ist also gefordert, sich auf Menschen aus unterschiedlichsten Ländern und Kulturen einzustellen, deren Bedürfnisse zu erkennen und anzuerkennen sowie ihr Handeln und Verhalten dementsprechend anzupassen.

1.1 Aktualität und forschungsleitende Fragestellungen

Im Jahr 2005 wurden gemäß Mikrodatensatz der Statistik Austria in Österreich 78.190 Lebendgeburten gezählt, was statistisch einer Gesamtfertilitätsrate von 1,41 Kindern pro Frau entspricht. Von den gebärenden Frauen waren 73,2% der Mütter in Österreich geboren und 26,8% nicht in Österreich geboren. Von diesen besaßen 11,7% keine österreichische Staatsbürgerschaft.[2]

Neben diesen demographischen Entwicklungen in Österreich bezeugen folgende Begebenheiten das mögliche Konfliktpotential transkultureller Betreuungsprozesse in der Geburtshilfe. Beim ersten Fall verweigerte ein muslimischer Ehemann bei bradykarden kindlichen Herztönen den männlichen diensthabenden Ärzten den Zugang zu seiner Frau. Bis das Kind geboren werden konnte, trug es schwere zerebrale Schädigungen davon:

> „Am ... kam es in dem kleinen Spital in ... zu einer ungewöhnlichen Auseinandersetzung. Um 5.40 Uhr war eine Viertgebärende nach einer normalen Schwangerschaft mit Wehen am Termin in den Kreißsaal aufgenommen worden. Um 9.40 Uhr kam es bei einem bisher normalen CTG[3] zu einer langdauernden Bradykardie. Die Hebamme rief den diensthabenden Gynäkologen, doch der Ehemann der Patientin verweigerte ihm mit „physischer Opposition", wie es im Gerichtsprotokoll heißt, den Zutritt zum Kreißsaal. Als gläubiger Moslem könne er aus religiösen Gründen keine „männliche Gegenwart" im Kreißsaal akzeptieren. Der Gynäkologe und der ebenfalls herbeigerufene Anästhesist versuchten zur Patientin in den Kreißsaal zu kommen, der Ehemann verhinderte den Zutritt. Nach längeren Verhandlungen konnten die beiden Ärzte schließlich um 10.10 Uhr in den Kreißsaal: Der Gynäkologe stellte fest, dass es für eine Sectio zu spät war und entwickelte das Kind, das seit nunmehr einer halben Stunde ein massiv bradykardes CTG aufwies, mit einer Zangengeburt."[4]

---

[2] Die dem Mikrodatensatz entnommene Stichprobe betrug n=15.708 Lebendgeburten im Jahr 2005, wobei sich bei einem Datensatz dieser Größenordnung ein Stichprobenfehler von 0,7 % ergibt. Migrantinnen der 2. Generation sind nicht explizit erfasst. (vgl.: Mikrodatensatz 2005 von Statistik Austria; mit Dank an Mag. Johannes Wally, M.E.S; 14. Mai 2008)

[3] CTG – Cardiotokographie: Herzton-Wehen-Überwachung während der Geburt.

[4] http://www.kup.at/kup/pdf/7295.pdf (2. Juni 2008, 17.30 Uhr)

Der Grad Behinderung des Knaben wurde später mit 100% festgelegt, die einige Jahre später eingebrachte Klage der Eltern auf 100.000 Euro wurde abgewiesen.

Das nächste Beispiel zeigt die möglichen Auswirkungen von Sprachbarrieren bei Aufklärungsgesprächen in der Medizin:

> „Am ... führte der später beklagte Frauenarzt bei der damals 23-jährigen türkischen Staatsangehörigen im Rahmen eines Kaiserschnitts eine Sterilisation durch. Die Patientin hatte vor dem Kaiserschnitt dem Arzt gegenüber mit den Worten: „Nix Baby mehr" geäußert, dass sie eine Sterilisation wünsche. Wie er vor Gericht ausführte, fragte der Arzt die Patientin, ob sie wisse, was eine Sterilisation bedeute. Er habe ihr erklärt, es gäbe kein Zurück mehr. Sie müsse sich absolut sicher sein, dass sie kein drittes Kind mehr wolle. Anschließend habe er ihr die Durchführung des Kaiserschnittes und der Sterilisation erläutert. Auf seine Frage, ob sie alles verstanden habe, habe sie dies bestätigt."[5]

Das Aufklärungsgespräch wurde vor Gericht als nicht ausreichend befunden, da die Sprachbarrieren offensichtlich gewesen wären. Da der Eingriff der Sterilisation keine Dringlichkeit aufwies, so das Gericht, hätte die Aufklärung umfassender und mit einem Dolmetscher stattfinden müssen.

Auch der nächste Vorfall zeugt für die Gefahren unausreichender Verständigungsmöglichkeiten, indem nach einer Patientenverwechslung ein Kaiserschnitt ohne Indikation durchgeführt wurde:

> „Der Aufforderung der Pflegehelferin, zur CTG-Untersuchung in den Kreißsaal mitzukommen, folgte anstelle der gemeinten Patientin, eine andere türkische Patientin. Die Pflegehelferin nahm an, dass die Patientin auf den aufgerufenen Namen reagierte und ordnete die richtige Krankenakte der falschen Patientin zu. Auch im Kreißsaal war während der CTG-Untersuchung mit der Patientin trotz wiederholter Versuche der Ärzte und Hebammen eine Kommunikation nicht möglich. Da ein „Dolmetscher" aus dem Familienverband nicht anwesend war, hat sich das behandelnde Team in der Folge auf die Daten aus der mitgebrachten Krankenakte gestützt, die mit den aktuellen Untersuchungsbefunden in Einklang zu bringen war."[6]

---

[5] Erlinger 2004: S. 174

[6] http://www.kages.at/cms/beitrag/10031116/825277/ (2. Juni 2008, 18:00 Uhr)

Die angeführten Beispiele zeigen, dass transkulturelle Betreuungsprozesse in der Geburtshilfe in Interdependenz zu mannigfachen Aspekten zwischenmenschlicher Interaktionen stehen. Ebenfalls wird ersichtlich, dass mangelnde Fähigkeiten und Fertigkeiten zur Beziehungsgestaltung zumindest bei den vorgestellten Situationen zu Missverständnissen und Konflikten führten.

Nachfolgende Diagramme[7] verdeutlichen, dass eine professionelle, kultursensible Betreuungskompetenz von Frauen mit Migrationshintergrund keine Randdimension fachlicher Kompetenz in der Geburtshilfe darstellt, sondern zukünftig vielmehr als Basisqualifikation zu erachten sein wird. Die vorgestellten Aspekte der österreichischen Demographie dienen zusätzlich dazu, soziale Besonderheiten aufzuzeigen.

In Abbildung 1 werden die prozentuellen Relationen nach Bundesland aufgezeigt, wobei Kärnten mit 15,1% den österreichweit niedrigsten Anteil an Gebärenden mit Migrationshintergrund aufweist und Wien mit 50,4% den höchsten.

Abbildung 2 zeigt, in welchen Bereichen Frauen, die in Österreich beziehungsweise Frauen, die selbst nicht in Österreich geboren sind, vor der Geburt des letzten Kindes ihren Lebensunterhalt verdienten. Unterschieden wurde bei der Datenerhebung zwischen den Bereichen Land- und Forstwirtschaft, sonstiger Wirtschaftsbereich, Student oder Schüler, Pensionist, nicht berufstätig oder Sonstiges und unbekannt. Prozentuell am häufigsten gaben Frauen mit Migrationserfahrung an, Hausfrau zu sein, womit allerdings aber auch eine Karenzzeit zwischen den Kindern gemeint sein kann. Die Dimension des Lebensunterhalts lässt unter anderem Rückschlüsse auf die soziale Integration und Partizipation zu.

---

[7] Mikrodatensatz 2005 von Statistik Austria; mit Dank an Mag. Johannes Wally, M.E.S (14. Mai 2008)

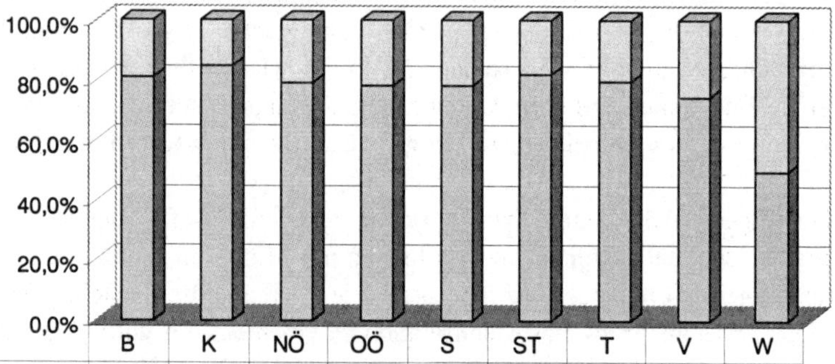

	B	K	NÖ	OÖ	S	ST	T	V	W
□ Ausland	18,9%	15,1%	20,8%	21,7%	21,8%	18,0%	20,2%	25,8%	50,4%
□ Inland	81,1%	84,9%	79,2%	78,3%	78,2%	82,0%	79,8%	74,2%	49,6%

Abbildung 1: Geburtsland der Mütter nach Wohnbundesland
(B: Burgenland, K: Kärnten, NÖ: Niederösterreich, OÖ: Oberösterreich, S: Salzburg, ST: Steiermark, T: Tirol, V: Vorarlberg, W: Wien)

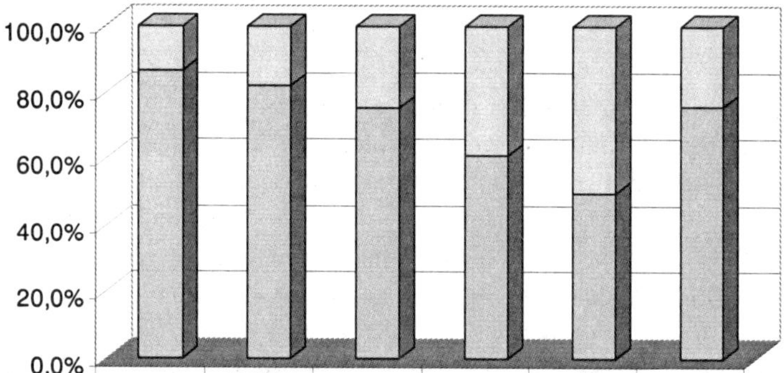

	Land- und Forstwirschaft	sonstiger Wirtschafts-bereich	Student, Schüler	Pensionist	sonstiges, nicht berufstätig	unbekannt
□ Ausland	13,4%	17,8%	24,7%	38,9%	50,3%	24,3%
□ Inland	86,6%	82,2%	75,3%	61,1%	49,7%	75,7%

Abbildung 2: Lebensunterhalt der Mutter

Weitere aufschlussreiche Daten liefert Abbildung 3 über die höchste abgeschlossene Ausbildung der Mütter, wieder in Relation gesehen zu Frauen, die in Österreich beziehungsweise nicht in Österreich geboren sind. Zur Erhebung der Daten wurde von Statistik Austria die Unterteilung in die Kategorien Pflichtschule oder AHS–Unterstufe, Lehre, Mittlere Schule, Höhere Schule mit Matura, Lehrer- oder berufsbildende Akademie, Universität oder Kunst- Fachhochschule und unbekannt getroffen. Während bei Frauen, die in Österreich geboren sind, im Durchschnitt eine höhere Schul- bzw. Berufsausbildung vorliegt, weisen ausländische Mütter ein niedrigeres Bildungsniveau auf und geben am häufigsten einen Pflichtschulabschluss an beziehungsweise ordnen ihre schulische Bildung der Kategorie unbekannt zu. Der Bildungsstand der Mutter lässt auf das generelle Bildungsniveau schließen, aber auch auf Fähigkeiten und Fertigkeiten über Wissensaneignung und Wissensmanagement, welche wiederum die Kenntnis über anatomische Gegebenheiten und physiologische Vorgänge im Körper sowie gesundheitsförderndes Verhalten beeinflussen.

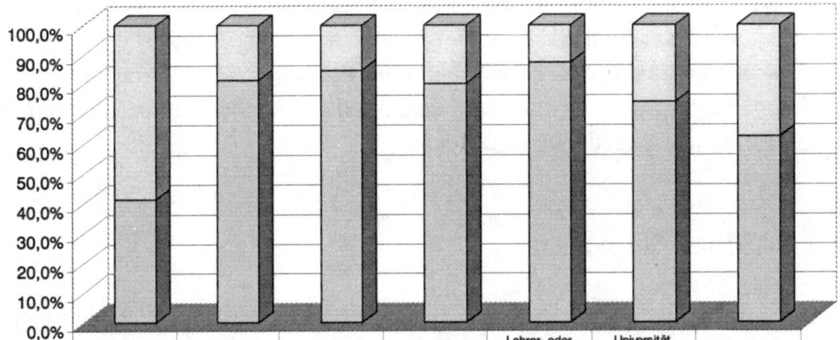

	Pflichtschule, AHS-Unterstufe	Lehre (Berufsschule)	Mittlere (Fach-)Schule	Höhere Schule mit Matura	Lehrer- oder berufsb. Akademie	Universität, Kunst-, Fachhochschule	unbekannt
□ Ausland	58,6%	18,6%	15,2%	19,6%	12,7%	26,0%	37,6%
□ Inland	41,4%	81,4%	84,8%	80,4%	87,3%	74,0%	62,4%

Abbildung 3: Höchste abgeschlossene Ausbildung der Mutter

Diese qualitativen und quantitativen Indizien rechtfertigen die Analyse peripartaler Betreuungsprozesse. Schwerpunkt der Arbeit bildet die Untersuchung geburtshilflicher Betreuung im Kontext von Migration mit dem Ziel, die zwischenmenschlichen Besonderheiten in der Beratung, Betreuung und Pflege von Frauen mit Migrationshintergrund als transkulturelle Interaktion zu überprüfen.

Die zentrale Forschungsfrage kann demnach folgend formuliert werden:

> Wie kann eine transkulturelle Betreuung in der Geburtshilfe als soziales Handeln in seinem Ablauf und seiner Wirkung folgend erklärt und verstanden werden?

In diesem Sinne wird zu klären sein, welche Faktoren, Strategien und Verhaltensschemata in der peripartalen Betreuung transkulturelle Interaktionen beeinflussen und welche Faktoren konsequenterweise eine transkulturelle Kompetenz in der Geburtshilfe charakterisieren.

Daraus ergeben sich vorrangig drei relevante Forschungsaspekte: 1. Jene Verhaltens- und Handlungsstrategien aufzuzeigen, welche in transkulturellen Begegnungen den peripartalen Betreuungsprozess beeinflussen; 2. Kategorien und Aspekte transkultureller Kompetenz in der Geburtshilfe im Hinblick auf kulturelle und gesellschaftliche Prägungskräfte der an der Interaktion Beteiligten zu benennen; und 3.transkulturelle Kompetenz in geburtshilflichen Situationen festzulegen.

1.2 Aufbau der Arbeit

Um der Thematik adäquat zu begegnen, bedarf es zuerst eines theoretischen Aufbaus als Grundgerüst späterer Analysen, Interpretationen und Folgerungen. So werden zu allererst die theoretischen Grundlagen der Dimensionen Individuum, Gesellschaft und Kultur in dem Sinne abgehandelt, dass eine theoretische Basis für die weitere Abhandlung und ein Grundverständnis der Thematik gegenüber geschaffen werden kann. Zunächst werden die sozialen Strukturen auf mikro- und makroanalytischem Niveau[8] und die vorherr-

[8] Während mit makroanalytischem Niveau die sozialen Zusammenhänge auf einer allgemeinen Untersuchungsebene einer Gesamtheit gemeint sind, beschreibt das mikroanalyti-

schende gesellschaftliche Komplexität beschrieben. Im ersten Teil der Arbeit werden die thematischen Grundlagen einer transkulturellen Kompetenz für die Geburtshilfe umfassend erörtert und einerseits Prinzipien und Mechanismen des menschlichen Zusammenlebens dargestellt, andererseits die daraus resultierenden Bedingungen und Optionen für die Individuen als Mitglieder einer Gesellschaft aufgezeigt. Das Individuum als Produzent und Produkt seiner objektiven Umwelt und seiner sozialen Beziehungen steht vor der Problematik, sich dem Wandel sozialer, ökologischer, ökonomischer, religiöser und sozialpolitischer Rahmenbedingungen, welche sich durch die globalen Vernetzungen immer rasanter zu ändern scheinen, adäquat anzupassen. Um dem Bedeutungsgehalt der interdependenten Faktoren gegenwärtiger Sozialstrukturen gerecht zu werden, wird sowohl die soziale Mikro- als auch Makrostruktur evidenzbasiert analysiert. Aspekte der Transkulturalität werden hierbei berücksichtigt, damit man sich der Komplexität der Thematik sachlogisch nähern kann.

So werden im Kapitel „Individuum, Gesellschaft und Kultur" die für die Thematik relevanten Grundlagen vorgestellt und diskutiert. Zuerst wird Sozialisation als Vermittlung spezifischer und diffiziler gesellschaftlicher Denk-, Handlungs- und Verhaltensstrategien an einzelne Mitglieder ihrer Gemeinschaft mit dem Ziel der Bildung einer Identität erörtert, wobei anhand Pierre Bourdieus Habitustheorie der Dualismus von Autonomie und sozialem Determinismus aufgezeigt und erklärt wird. Desgleichen wird mit den Theorien des Symbolischen Interaktionismus Identitätsbildung erklärt, indem sich das Individuum im Spiegelbild der ihn umgebenden Gesellschaftsmitglieder indirekt erlebt. So kann der Einzelne im sozialen Verhaltens- oder Handlungsprozess nur dann adäquat interagieren, wenn er die interaktiven Symbolsysteme kennt und zu einer reziproken Adaption sozialer Verhaltens- und Handlungsstrukturen fähig ist. Im Kapitel „Interkulturelle Sozialisation" werden die Konsequenzen eines Wechsels in einen neuen Kulturkreis und die dabei stattfindende Beeinflussung auf die individuelle Identität thematisiert. Das Kapitel über Emotionen als Resultat sozialer Prä-

---

sche Niveau die Strukturen und Zusammenhänge der kleinsten Untersuchungsebene mit dem Fokus auf die Individuen selbst. (vgl.: Fuchs-Heinritz et. al. 1994: S. 413 und 438)

gung erörtert jenen Aspekt, welcher in sensiblen und moralisch-ethisch behafteten Interaktionen wie in der Geburtshilfe für besonders wichtig erachtet wird. Die menschliche Emotionenvielfalt wird nicht im Lichte der psychologischen Theorien geklärt, sondern als Komponente sozialen Handelns.

Der nächste Themenkreis zu Kultur und Kulturation beginnt mit Begriffsklärungen und theoretischen Abklärungen. Daran anschließend werden Theorien zu Differenzen und Gemeinsamkeiten von Kulturen vorgestellt, zum Ersten der kommunikative Ansatz von Edward T. Hall and Mildred Reed Hall, welche jede Kulturdynamik entsprechend ihren eigenen Prinzipien mit je typischen geschriebenen und ungeschriebenen Gesetzmäßigkeiten beschreiben. Zweitens werden die Befunde von Gert Hofstede erörtert, welcher Kultur als ein Kollektivprogramm der Gesellschaftsmitglieder hinsichtlich ihres typischen Denkens, Fühlens und Handelns und ihrer charakteristischen Glaubensvorstellungen, Einstellungen, Fertigkeiten und Wertigkeiten begreift. Und letztlich werden die Theorien von Fons Trompenaars and Charles Hampden-Turner erläutert, welche jede Kultur durch spezifisch gewählte Lösungen und Bewältigungsstrategien bestimmter Aufgabenstellungen und typischer Problemfelder charakterisieren.

Das nächste Kapitel „Kulturelle Identität" thematisiert Identitätsbildung im Zusammenhang mit Migration, da den Befunden zufolge kulturelle Identität oftmals erst in dem Sinne bewusst wird, als die Unterschiedlichkeiten von Kulturen erkannt und die damit in Verbindung stehenden Handlungsalternativen beziehungsweise –beschränkungen erlebt werden. Ein Exkurs zur Thematik der Globalisierung, als Verständnis eines Phänomens des wirtschaftlichen, politischen aber auch kulturellen Zusammenwachsens von Gesellschaftssystemen und Nationen scheint zur Abklärung des Kulturbegriffes unabdingbar.

Um den Themenkreis Individuum, Gesellschaft und Kultur abzuschließen, wird die „Polemik von Nationen, Staaten und Kulturen" angesprochen, wobei hier unterschiedliche sachdienliche wissenschaftliche Standpunkte erörtert werden. Jürgen Habermas hebt neben den politischen Aufgaben des Staates vor allem die sozial integrative Funktion desselben hervor, stellt aber unter den sich wandelnden Bedingungen die Funktionsfähigkeit des Nationalstaates in Frage. Richard Münch stellt die These auf, dass ein Zusammenleben in multikulturell zusammengesetzten Gesellschaften nur möglich ist, wenn traditionell behaftete kulturelle Bedingtheiten zu Gunsten neuer, identitätsstiftender Kulturkomponenten an Bedeutung verlieren würden. Schließlich wird Samuel P. Huntingtons Theorie über den Kampf der Kulturen angeführt, welcher an den Schnittstellen der Kulturen Machtkämpfe um Einfluss und Ressourcen erkannte.

Anschließend wird dem Themenbereich „Migration als Konstante menschlicher Existenz" von mehreren Perspektiven her begegnet. Die zur Migration führenden Motivationen und vor allem die Konsequenzen der Mobilitätsbewegungen werden erläutert und die Anforderungen der Umstellung und Anpassung an neue Rahmenbedingungen und Lebenswelten dargestellt. Ebenso werden Befunde der Migrations- und Integrationsforschung diskutiert, welche Rückschlüsse auf das multikulturelle Zusammenleben zulassen. Anhand der Theorie der Theorie der "transnational social spaces" von Faist und den Ausführungen von Lee über internationale Migrationsströme und Gegenströme (Push-Pull-Faktoren Modell der Migration) werden die sozialpolitischen Komponenten der Thematik erörtert.

Die Darstellung der Theorie des Sozialpsychologen Berry dient dazu, die für das Individuum entstehenden Konsequenzen durch Migration aufgrund der geforderten psychischen, physischen und emotionalen Anpassungsleistungen zu erklären.

Im Anschluss daran werden Befunde der Migrationsforschung dargelegt und diskutiert, vor allem in Hinblick darauf, welche Faktoren das Zusammenleben von Menschen unterschiedlichster Kulturen beeinflussen. Weiters werden jene für die Thematik besonders relevanten Forschungsergebnisse vorgestellt, die den Gesundheitszustand von Menschen mit Migrationshintergrund und deren Partizipationsmöglichkeiten am Gesundheitssystem thematisieren.

Daran anschließend werden theoretische Modelle, Standpunkte und Konzeptionen, deren Komponenten, Aspekte und Wirkungszusammenhänge zum Thema kulturelle Kompetenz besprochen. Die Modelle von Graf und Bolten werden aufgrund der sehr hohen Allgemeingültigkeit als relevant für die Thematik erachtet und dahingehend erläutert. Des Weiteren werden Modelle und Auffassungen analysiert, welche explizit den Bedeutungsgehalt kultureller Kompetenz im Kontext der gesundheitlichen Versorgung thematisieren: „Die Notwendigkeit kultursensibler Versorgungsstrukturen", Leinigers Modell der „Kulturellen Fürsorge Das Sunrise-Modell", Purnells Modell der „Kulturellen Kompetenz" und Papadopoulos Modell des „Kulturellen Lernens".

Mit der Erörterung und Diskussion der unterschiedlichen Modelle über kulturelle Kompetenz wird der erste Teil der Arbeit abgeschlossen. Die in diesem Teil über wissenschaftliche Theorien und Befunde gewonnenen Erkenntnisse dienen als Basis und Grundlagenwissen für die weitere Abhandlung der Thematik. Auf sie wird in der weiteren Analyse, wo immer angebracht und verständnisfördernd, wieder Bezug genommen.

Der zweite Teil der Arbeit beantwortet nun die eigentlich forschungsrelevanten Fragestellungen. Die Ergebnisse der Analyse beinhalten die Themen transkultureller Dialoge und Interaktionsprozesse in der peripartalen Betreuung hinsichtlich verallgemeinernder Mechanismen und Wirkungszusammenhänge, ohne dabei die subtilen individuellen Wert- und Einstellungsstrategien sowie die damit verbundenen Aktionen und Reaktionen dabei zu vernachlässigen. Auf diese Weise kann die Strukturdynamik dieser Transformationsprozesse ermittelt und Charakteristika sowie Gemeinsamkeiten einer transkulturellen Kompetenzentwicklung sinnvoll übertragen werden.

Um die Komponenten einer transkulturellen Betreuungskompetenz festmachen zu können, werden zu Beginn dieses Kapitels spezielle Problemfelder thematisiert, die auf eine Betreuung von Frauen mit Migrationshintergrund in der Geburtshilfe abgestimmt sind. Der verwendete Kompetenzbegriff wird als Triade von Fertigkeiten, Fähigkeiten und Motivationsmomenten gefasst. Während unter Fähigkeiten die psychischen und physischen Voraussetzungen für die Durchführung einer bestimmten Leistung verstanden werden, sind Fertigkeiten als bestimmte, ziel- und zweckgebundene Verhaltensanteile zu deuten. Da die definitorischen Grenzen in der Praxis nicht immer standhalten, werden in den weiteren Erläuterungen die Begrifflichkeiten so verwendet, dass die Förderung bestimmter Fähigkeiten als Voraussetzung für die Ausbildung bestimmter Fertigkeiten erfassbar wird.

Schließlich werden die erörterten Komponenten in eine Beziehung mit dem Betreuungsprozess gesetzt und die darlegten Faktoren einer transkulturellen Kompetenz in dem Sinne analysiert, als der Betreuungsprozess dem logischen Handlungsablauf folgend in Sequenzen unterteilt wird und eine Zuteilung der für den jeweiligen Abschnitt typischen und bezeichnenden Kompetenzen erfolgt. Die Kompetenzen und deren Faktoren werden den unterschiedlichen Handlungssequenzen gemäß dem Überwiegenheitsprinzip zugeteilt sowie Überschneidungen und Wechselwirkungen der einzelnen Faktoren zueinander diskutiert und analysiert.

1.3 Zur Forschungsmethode

Der diesem Forschungsprojekt zugrunde liegende Anspruch wird von Max Webers Prämisse einer Wissenschaft der Soziologie abgeleitet:

> „Soziologie … soll heißen: eine Wissenschaft, die soziales Handeln deutend verstehen und dadurch in seinem Ablauf und in seinen Wirkungen ursächlich erklären will.“[9]

Diese Definition beinhaltet zumindest drei, für das Forschungsspektrum der Soziologie wesentliche Kernpunkte: zum einen ist der Gegenstand der Soziologie soziales Handeln, also ein Handeln, das dem Sinn und Ablauf nach immer am Handeln und Verhalten anderer orientiert ist; zweitens soll dieses Handeln im Ablauf, in seinen Wirkungen, Intentionen und Konsequenzen erklärt werden; und schließlich soll dieses Handeln in seiner Bedeutung si-

[9] Weber 1980: S. 1

tuations- und gegenstandsadäquat einem wissenschaftlichen Verständnis zugeführt werden.[10]

Zur Beantwortung der Forschungsfragen wurde ein qualitativer Forschungsansatz gewählt, da qualitative Sozialforschung die Rekonstruktion bestimmter Wissensbestände und Deutungsmuster im Hinblick auf ausgewählte Akteure in entsprechenden Situationen zulässt.[11] Hierbei gilt es gemäß dem Prinzip der Offenheit und Sensibilisierung, die Faktoren, Bedingtheiten, Strukturen, Strategien und Konsequenzen von sozialen Prozessen zu deuten und zu verstehen.

> „Qualitative Forschung hat den Anspruch, Lebenswelten „von innen heraus“ aus der Sicht der handelnden Menschen zu beschreiben. Damit will sie zu einem besseren Verständnis sozialer Wirklichkeit(en) beitragen und auf Abläufe, Deutungsmuster und Strukturmerkmale aufmerksam machen.“[12]

Die im ersten Teil der Arbeit vorgestellten Theorien und Forschungsergebnisse erlauben den Zugang zu themenspezifischen Informationen für die nächsten Forschungsschritte. Daran anschließend sollen die den geburtshilflichen Betreuungsprozess beeinflussenden Aspekte und Komponenten erhoben werden. Eine Möglichkeit, das Handeln, die alltägliche Praxis und die subjektiven Wirklichkeiten von Menschen in bestimmten Situationen erfassen zu können, ist die Teilnahme an eben diesen Interaktionen. Eine längerfristige Beobachtung ausgewählter Lebenswelten hilft, sich eben diese vertraut zu machen und verstehen zu lernen.[13] So werden anhand der protokollierten Beobachtungen die spezifisch für diese Thematik ausschlaggebenden Aspekte und Komponenten aufgedeckt und strukturiert. Die so erstellten relevanten Dimensionen werden in weiterer Folge zur Entwicklung eines Interviewleitfades verwendet.

Für die Arbeit wurden zehn Interviews mit Migrantinnen (in der Arbeit definiert als Migrantinnen erster Generation, also nicht in Österreich geboren),

---

[10] Vgl.: Gläser, Laudel 2004: S. 22
[11] Vgl.: Brüsemeister 2000: S. 27
[12] Flick, Kardorff, Steinke 2007: S. 14
[13] Vgl.: Lüders 2007: S. 384

welche in Österreich entbunden haben und über ausreichende Artikulationsfähigkeiten für die Interviewsituation verfügen, geführt. Bei der Auswahl der Migrantinnen war das Ziel, eine optimale Varianz der Blickwinkel einzuhalten, um die größtmöglichen Unterschiedlichkeiten in den Informationen zu erhalten. Des Weiteren wurden Interviews mit zehn Expertinnen und Experten geführt, wobei auch hier der Fokus darauf gelegt wurde, möglichst unterschiedliche Blickwinkel der Betrachtung auszuwählen, um umfassende und vielschichtige Informationsgehalte zu gewinnen. Herkunftsland, erlernter Beruf, Funktion und Stellung im Beruf sowie die beruflichen Tätigkeitsbereiche im Kontext der Geburtshilfe wurden so dem Interesse und der Relevanz entsprechend als Rekrutierungskriterien herangezogen.

Im Anschluss an die Datenanalyse liefert die Synopse der im Theorieteil dargestellten und der durch die Beobachtungen und Interviews gewonnenen Erkenntnisse die Ergebnisse zur Beantwortung der forschungsleitenden Fragestellungen und beschließt die Untersuchung.

Im Anhang der Arbeit wird unter dem Punkt „Methode und Datengewinnung“ ausführlicher zum Forschungsprozess Bezug genommen.

Teil I
Thematische Grundlagen transkultureller Kompetenz

In diesem Teil der Arbeit werden die thematischen Grundlagen anhand ausgewählter Theorien erarbeitet. Ausgehend von theoretischen Konzeptionen im Hinblick auf Interdependenzen individueller, sozialer und kultureller Konstruktionen des menschlichen Zusammenlebens werden im Anschluss daran unterschiedliche Aspekte und Dimensionen von Migration erörtert.

2. Individuum, Gesellschaft, Kultur

Der Versuch, ein realitätsgetreues Abbild der sozialen Realität und ihrer Strukturen zu beschreiben, ist aufgrund der vorherrschenden gesellschaftlichen Komplexität mit mannigfaltigen Herausforderungen verbunden. Die gegenwärtige soziale Realität ist gekennzeichnet von einer Vielfalt an kulturellen Einflüssen und Traditionen, verbunden mit je typischen Normen, Werten und strukturellen Bedingungen, welche in einer neuartigen Intensität in Interdependenz zueinander stehen. Ein Individuum als Produzent und Produkt sozialer Interaktionen ist gleichsam ein Verwalter seiner individuellen Identität, indem es permanent zwischen bewährten und geforderten Denk-, Handlungs- und Verhaltensstrategien abwägt. Umso mehr muss als Prämisse einer gelungenen Ordnung die wechselseitige Beeinflussung und Einflussnahme von gesellschaftlichen und individuellen Interessen im Prozess der sozialen Interaktion erkannt werden.

Folgend werden die Themenbereiche Individuum, Gesellschaft und Kultur in dem Sinne abgehandelt, als eine theoretische Basis für die weitere Abhandlung geschaffen werden soll. Es werden Prinzipien und Mechanismen des menschlichen Zusammenlebens dargestellt und die daraus resultierenden Bedingungen und Optionen für die Individuen als Mitglieder einer Gesellschaft berücksichtigt. Um dem Bedeutungsgehalt der interdependenten Faktoren gegenwärtiger Sozialstrukturen gerecht zu werden, soll sowohl die zwischenmenschliche als auch die gesamtgesellschaftliche Ebene evidenzbasiert analysiert werden. Aspekte der Transkulturalität werden hierbei berücksichtigt, um sich der Komplexität des Gegenstandes sachlogisch nähern zu können.

Ausgehend von der Annahme, dass die Rahmenbedingungen des sozialen Zusammenlebens jedes Individuum prägen und diese in ihrer Wirkung als regional spezifisches Konglomerat ökonomischer, ökologischer, politischer, sozialer, religiöser und spiritueller Komponenten zu sehen sind, wird so die Basis eines Grundverständnisses für die sozialen und individuellen Konsequenzen von Migration gelegt. Das heißt, dass in einem ersten Schritt die Beziehung und das Wechselspiel des Menschen mit und in seiner Kultur erörtert werden müssen, um in weiterer Folge verstehen und abschätzen zu können, welche Auswirkungen für ein Individuum bei bewusstem Verlassen oder ungewolltem Verlust des gewohnten Kulturkreises entstehen.

Da das menschliche Zusammenleben kaum Situationen, Zustände und Vorgänge kennt, welche nicht durch Wahrnehmungs-, Einstellungs-, Denk-, Verhaltens- und Handlungsstrategien der jeweiligen Kultur entsprechend beeinflusst und geregelt werden, sind auch die Phasen der Schwangerschaft, Geburt und des Wochenbetts diesen kulturellen Reglements unterworfen. Zum Verständnis, warum diese vermittelten und einverleibten Schemata auch im Falle einer Migration weiterwirken, werden die Wirkungszusammenhänge und Wechselbeziehungen von Individuum und Gesellschaft erklärt.

2.1 Identität und Sozialisation

Die Begrifflichkeiten Identität und Sozialisation stehen in engem Zusammenhang, da, so Abels, ein Ziel der Sozialisation *„die Herstellung [einer] positiven Identität als gelungene Vermittlung von Individuum und Gesell-*

schaft"[14] darstellt. Aus soziologischer Perspektive gilt Sozialisation als Vermittlung spezifischer und diffiziler gesellschaftlicher Denk-, Handlungs- und Verhaltensstrategien an die Mitglieder einer Gemeinschaft. Insofern entlasten sie das menschliche Zusammenleben und das individuelle Handeln, als Beziehungen und Begegnungen unter anderem diesen Strukturen unterworfen sind und nicht permanent einer Neuverhandlung bedürfen. Da das Individuum in diesem Prozess gleichsam als Objekt und Subjekt erlebt wird, werden auch Mechanismen der Individualisierung wirksam, welche kontrovers zu traditionellen Mustern zu einer gesellschaftlichen Heterogenität führen. Vor allem aber gilt es, den Dualismus von Individualität und Gesellschaft zugunsten einer ausgewogenen Integration zu überwinden. Eine so gestaltete sozialisationstheoretische Orientierung wendet sich bewusst gegen die rigoros biologistische Auffassung, derzufolge die Entwicklung der Persönlichkeit nur oder fast gänzlich durch genetische Determinanten bestimmt werde, sowie gegen eine idealistische Perspektive, welche die Genese der Individualität als dauernden Prozess psychischer Entfaltung erkennt, und letztlich gegen eine pädagogisch-reduzierte Richtung, welche die Persönlichkeitsentwicklung als rein extern gesteuertes Phänomen erachtet.[15] Jede Theorie der Sozialisation geht davon aus, dass die soziale Realität sowohl subjektive als auch objektive Dimensionen erfasst, welche in einer ständigen dialektischen Interdependenz zueinander interagieren, indem das einzelne Mitglied seine eigene Individualität in die Gesellschaft externalisiert und gleichsam gesellschaftliche Strukturen wiederum umgekehrt internalisiert. *„In der Gesellschaft sein heißt mit anderen Worten, an ihrer Dialektik teilhaben."*[16]

> „Dieses Welterfassen", so Berger und Luckmann, „ist nicht das Ergebnis selbstherrlicher Sinnsetzungen seitens isolierter Individuen, sondern es beginnt damit, dass der Einzelne eine Welt „übernimmt", in der andere schon leben. ... Immer jedoch „verstehe" ich bei den komplexen Formen der Internalisierung nicht nur die augenblicklichen subjektiven Vorgänge im anderen, sondern ich „verstehe" die Welt, in der er lebt, und diese seine Welt wird meine eigene."[17]

---

[14] Vgl.: Abels, Stenger 1984: S. 96
[15] Vgl.: Popp, Tillmann 1996: S. 25ff
[16] Berger, Luckmann 1970: S. 139
[17] Berger, Luckmann 1970: S. 139

Eine wesentliche Komponente, um diesen Vorgang zu gewährleisten, stellt die intersubjektive und objektive Identifikation mit sozialen Systemen dar. Da eine kompromisslose Übernahme und vollständige Assimilation aller vorgegebenen Denk-, Verhaltens- und Handlungsstrukturen nicht möglich ist, versucht jedes Gesellschaftsmitglied, eine akzeptable, im Idealfall zufrieden stellende Balance von persönlichen und gesellschaftlichen Interessen herzustellen. Die Sozialisation, also die fundamentale und umfassende Einführung eines Subjektes in seine objektive (soziale, kulturelle, religiöse, ideelle, ...) Umwelt, wird demnach als lebenslanges, individuelles Projekt erlebt und steht zeitunabhängig in einer prägenden interdependenten Interaktion von Subjektivität und Objektivität.

Der oft unscharf gebrauchte Begriff der Identität meint unter einem soziologischen Fokus demnach folgendes:

> „Identität ist das Bewusstsein, ein unverwechselbares Individuum mit einer eigenen Lebensgeschichte zu sein, in seinem Handeln eine gewisse Konsequenz zu zeigen und in der Auseinandersetzung mit anderen eine Balance zwischen individuellen Ansprüchen und sozialen Erwartungen gefunden zu haben.“[18]

Der US-amerikanische Psychologe Erik Erikson definierte den Begriff der „Identität“ als Band, *„das den einzelnen Menschen mit den von seiner einzigartigen Geschichte geprägten Werten seines Volkes verbindet.“*[19] Damit meinte er jene wechselseitige Beziehung, welche einerseits individualtypische Merkmale und für das soziale System festgelegte Attribute umfasst und andererseits durch Konformität und Beständigkeit für alle Gesellschaftsmitglieder wirksam ist.[20] Seine These zum Entwicklungsprozess eines individuellen Selbstkonzeptes betont, dass soziale Gruppen zeitlich und räumlich je typischen gesellschaftlichen, politischen, ökonomischen, ökologischen und religiösen Bedingungen ausgesetzt sind, die Gruppenmitglieder diese Bedingtheiten in die Identitätskonzepte integrieren und so bei annähernd homogenen Gruppen zeit- und regionaltypische Denk-, Verhaltens- und Hand-

---

[18] Abels 2004b: S. 347

[19] Erikson 1989: S. 124

[20] Vgl.: Erikson 1989: S. 124 u. S. 18

lungsschemata entstehen. Die dabei wirkenden Werte und Normen bilden eine Basis für persönliche Deutungsmuster und Handlungsorientierungen.

Die Beibehaltung und Modifikation beziehungsweise Degradation von gesellschaftlich bewährten Normen und Werthaltungen unterliegen komplexen Dynamiken, welche in diesem Sinne besonders im Hinblick auf die vorherrschende Migrationskomplexität Beachtung fordern. Ambivalente und kontroverse Denkstrukturen und Werthaltungen können zu potentiellen Konfliktherden wachsen, insbesondere wenn fehlende Toleranz, Akzeptanz und Empathie krisenhafte Konstellationen sozialer Interaktionen schüren.

Die durch Tradition als Bündel bewährter Maßnahmen weitergegebenen Verhaltens- und Handlungsschemata sind demnach verknüpft mit positiv bewerteten Aspekten. Aus diesem Grund erscheint es selbstverständlich, dass Verhaltensweisen rund um Schwangerschaft, Geburt und Wochenbett beibehalten werden, selbst wenn im Aufnahmeland davon abgeraten wird. Impulsgebende Aspekte zur Verhaltens- und Handlungsevaluation und Modifikation greifen langsam, da ein Festhalten an Bewährtem Sicherheit und Stabilität, besonders in der Migration, zu vermitteln vermag.

Obwohl Ulrich Beck in seinen Thesen zur Individualisierung die Thematik der Transkulturalität nicht explizit einbezog, beschrieb er darin dennoch die von den Mobilitätsprozessen ausgehenden individuellen Konsequenzen für das je subjektive Wahrnehmen und Gestalten der biographischen Strukturen:

> „Mit all diesen Arten von Mobilitätsvorgängen und insbesondere in ihrer Summe sind immer wieder Individualisierungsschübe relativ zu Familien-, Nachbarschafts-, Kollegen-, Berufs- und Betriebsbindungen sowie Bindungen an eine bestimmte regionale Kultur und Landschaft verbunden. Die Lebenswege der Menschen verselbständigen sich gegenüber den Bedingungen und Bindungen, aus denen sie stammen oder die sie neu eingehen, und gewinnen diesen gegenüber eine Eigenrealität, die sie überhaupt erst als ein persönliches Schicksal erlebbar machen."[21]

[21] Beck 1986: S. 125f

Im Jahre 1995 stellte Lohauß die wissenschaftliche Forderung auf, die stattfindenden politischen Veränderungen aus einer gesellschaftspolitischen Perspektive zu analysieren und den Konsequenzen dieser nicht absehbaren Entwicklungen vor allem für das einzelne Gesellschaftsmitglied mehr Beachtung zu schenken.

> „Wir sind ... in ein Zeitalter der Revisionen und der neuen Identitätsfindungen eingetreten. Es werden nicht nur geopolitische Grenzen verschoben, sondern auch die traditionellen Begrenzungen der nationalen Selbstbestimmung und die Rahmen der personalen Selbstwahrnehmung."[22]

Vorherrschende Theorien der Sozialisation und Identitätsbildung scheinen aufgrund gegenwärtiger sozialer Tendenzen zwischen den Polaritäten eines neuen Nationalismus und einer forcierten Multikulturalität, zwischen Säkularisierung und religiösem Fundamentalismus, zwischen einer Auflösung und dem Erwachen eines ethnischen Bewusstseins und zwischen der Negation und einer Reformierung von Werten und Traditionen unzureichend zu greifen. Vielmehr wachsen individuelle Identitätskonzepte zu „Managementkonzepten" der eigenen Individualität. So gemeint fordert die existierende Pluralität an Optionen und Anforderungen ein ständiges Abwägen und Ausbalancieren subjektiver und objektiver Interessen, ein Planen, Umsetzen und Kontrollieren der individuell getroffenen Entscheidungen und konzipierten Maßnahmen – also das Managen von objektiven und subjektiven Interessen und Forderungen.

2.2 Identität durch Habitualisierung

Der französische Soziologie Pierre Bourdieu, welcher in seiner Habitustheorie den Dualismus von Autonomie und Determinismus im Verlauf der Sozialisation zu überwinden versuchte, pointierte die Bedeutsamkeit dieses Prozesses:

---

[22] Lohauß 1995: S. 7

> „Was der Leib gelernt hat, das besitzt man nicht wie ein wiederbetrachtbares Wissen, sondern das ist man.“[23]

Der Bedeutungsgehalt Bourdieus Sozialisationstheorie ist für die Thematik dieser Arbeit insofern hervorzuheben, weil Einstellungs-, Denk-, Verhaltens- und Handlungsstrategien als individuell einverleibte Strukturen erachtet werden, welche im Falle von Mobilitätsbewegungen auch in der Zielregion wirksam bleiben und als Aspekte der Persönlichkeitsstruktur nur teilweise modifiziert werden können. Dieser Auffassung folgend werden wichtige Prämissen definiert, welche individuelle und interindividuelle Verhaltens- und Handlungsweisen im Kontext der Transkulturalität nachvollziehbar und erklärbar machen.

Bourdieu hat mit der Begrifflichkeit des Habitus in seiner Theorie der Sozialisation hervorgehoben, dass im Zentrum des Individuellen selbst immer Kollektives zu entdecken ist. Mit dem Begriff des Habitus versucht er, die Gesellschaftlichkeit des Menschen zu interpretieren und zu analysieren. Das Individuum wird dabei als leibhaft gewordene Geschichte, als Angehöriger eines bestimmten Zeitkontinuums, einer Gesellschaft, einer Gruppe, einer Familie, als Inhaber einer Position innerhalb der Gesellschaft erkannt. Es wird einerseits von gegebenen sozialen Strukturen geprägt, andererseits trägt es gleichzeitig durch seine Praxis zur Reproduktion und Produktion bei.[24] Der Begriff des Habitus wird von Bourdieu als System dauerhafter Dispositionen definiert, welches geeignet ist, als Erzeugungs- und Strukturierungsprinzip von Praxisformen und Repräsentationen zu fungieren.[25] Mit dem Wirksamwerden des Habitus ist jedoch eine Praxis nicht im strengen Sinne determiniert, d.h. nicht die Praktiken an sich werden festgelegt, sondern lediglich der die möglichen Praxisformen zulassende Spielraum.[26] Dieses gewisse Maß an Autonomie und Flexibilität wird als wichtige Voraussetzung erkannt, durch Neugier und Offenheit für Neues eine Weiterentwicklung und Veränderung initiieren zu können. Der Habitus erscheint damit als ein

[23] Bourdieu 1993b: S.135
[24] Vgl.: Bourdieu 1979: S.182
[25] Vgl.: Bourdieu 1979: S. 164f und Bourdieu 1993a: S. 98f
[26] Vgl.: Bourdieu 1987: S. 63ff

Gefüge von objektiv strukturierten und subjektiv strukturierenden Dispositionen, beziehungsweise als ein kulturelles System, das mit anderen Systemen seiner Umwelt, dem politischen und ökonomischen System, interagiert. Im Zuge dieser Interaktion führen Mechanismen wechselseitiger Verstärkung und Stabilisierung von objektiven, sozialen Strukturen zu spezifischen sozialen Identitäten.[27] In diesem Sinne kennzeichnet der Habitus eine Lebensform, die über die gesamte Existenz erhalten und entwickelt wird.[28] Bourdieu kommt so zu der Überzeugung, dass das Handeln und Denken eines Individuums innerhalb der verschiedenen Felder der sozialen Umwelt von den jeweils verfügbaren ökonomischen, kulturellen und sozialen Kapitalressourcen[29] abhängt und darüber hinaus durch die spezifische Stellung innerhalb der Sozialstruktur geprägt wird.[30] Zwischen dem Habitus und dem sozialen Feld besteht so für Bourdieu ein unauflösliches Komplementärverhältnis. Wenn allerdings die habituellen Erwartungsstrukturen systematisch enttäuscht, die eingelebten und altbewährten Wahrnehmungs- und Denkschemata in Frage gestellt werden, kann sich tendenziell ein Auseinandertreten von Habitus und Feld einstellen. Ein Scheitern der habituellen Handlungsstrukturen kann zu einer Reflexion der Wahrnehmungs- und Denkschemata und in weiterer Folge zu einer Neukonstruktion der Praxisformen führen.[31]

Grundlegend für Bourdieus Habitustheorie sind seine Ausführungen zu den unterschiedlichen Kapitalformen. Die bedeutendste Form des Kapitals stellt für ihn das ökonomische Kapital dar, da seiner Auffassung nach die Ökonomie mehr als nur ein materieller Tauschakt ist.

> „Die anderen Kapitalarten können mit Hilfe von ökonomischem Kapital erworben werden, aber nur um den Preis eines mehr oder weniger großen Aufwandes

---

[27] Vgl.: Miller 1989: S. 200f

[28] Vgl.: Baumgart 1997: S. 201f

[29] Mit Kapitalressourcen meint Bourdieu unterschiedliche Formen von verfügbaren materiellen und immateriellen Gütern: ökonomisches Kapital als finanzielle Ressource, kulturelles Kapital als inkorporierte Fähigkeiten und Fertigkeiten, als institutionalisierte und legitimierte Form eines Titels oder als vergegenständlichte Form von Kultur und soziales Kapital als Netz von Kontakten und Beziehungen. (Vgl.: Bourdieu 1987: S. 279f)

[30] Vgl.: Bourdieu 1987: S. 279

[31] Vgl.: Bourdieu 1993a: S. 117

> an Transformationsarbeit, die notwendig ist, um die in dem jeweiligen Bereich wirksame Form der Macht zu produzieren."[32]

Das so genannte kulturelle Kapital kann nach Bourdieu in drei Formen existieren, in einem Zustand der Verinnerlichung und Inkorporation, also in Form von dauerhaften Dispositionen eines Organismus, zum anderen in einem objektivierten Zustand, also in Form von kulturellen Gütern, Bildern, Büchern, Lexika, Instrumenten oder Maschinen, und schließlich in einem institutionalisierten Zustand, in einer Form von Objektivation, die garantieren soll, ganz einmalige Eigenschaften verliehen zu bekommen.[33]

Grundsätzlich hält er fest, dass die meisten Eigenschaften des kulturellen Kapitals aus der Tatsache resultieren, körpergebunden zu sein und somit eine Inkorporation voraussetzen. Zur Akkumulation von Kultur in einen korporierten Zustand muss ein Verinnerlichungsprozess stattfinden, und zwar in dem Maße, wie dieser Prozess Unterrichts- und Lernzeit erfordert. Inkorporiertes Kapital ist somit als Besitz anzusehen, als fester Bestandteil der Person, welcher zum Habitus geworden ist.

Der Prozess der Inkorporation von kulturellem Kapital vollzieht sich in Abhängigkeit der jeweiligen Epoche, Gesellschaft und sozialen Klasse in unterschiedlicher Intensität und unbewusst, d.h. ohne ausdrücklich geplante Erziehungsmaßnahmen. Verkörpertes Kulturkapital bleibt immer von den Umständen seiner ersten Aneignung geprägt und hinterlässt mehr oder weniger sichtbare Spuren. Damit wird auch gleichzeitig der jeweilige Wert eines kulturellen Kapitals bestimmt, denn es kann ja lediglich über die Aufnahmefähigkeit eines einzelnen Akteurs akkumuliert werden und vergeht und stirbt gleichsam mit seinem Träger. Das kulturelle Kapital ist somit auf vielfältige Weise mit der Person und ihrer Einzigartigkeit verbunden, kann aber auf dem Wege der sozialen Vererbung weitergegeben werden.[34]

---

[32] Bourdieu 1997: S. 70
[33] Vgl.: Bourdieu 1997: S. 53
[34] Vgl.: Bourdieu 1997: S. 56f

Als dritte Kapitalform betrachtet Bourdieu neben dem ökonomischen und dem kulturellen das soziale Kapital als eine weitere eigenständige Ressource. Die Einbettung in dauerhaft strukturierte und mehr oder weniger institutionalisierte Beziehungen gewährt dem Einzelnen oder auch Gruppen sozialen Rückhalt und Sicherheit.[35] Die Höhe des Sozialkapitals eines Individuums steht in Abhängigkeit einerseits zur Ausdehnung des Netzes von Beziehungen, die tatsächlich mobilisiert werden können, und andererseits zum Umfang des Besitzes an ökonomischem, kulturellem oder symbolischem Kapital derjenigen, mit denen das Individuum in Beziehung steht. Eine Reproduktion von Sozialkapital setzt eine unaufhörliche Beziehungsarbeit in Form von ständigen Austauschakten voraus, durch die die gegenseitige Anerkennung immer wieder neu bestätigt werden soll.[36]

Der Bedeutungsgehalt Bourdieus Sozialisationstheorie im Sinne der beschriebenen Interdependenz von individuellem Habitus und gesellschaftlich fundierten Kapitalressourcen erfährt besonders im Migrationskontext zusätzliche Bedeutungsimpulse. Da das an Personen gebundene kulturelle Kapital der Bestätigung und Anerkennung des sozialen Umfeldes bedarf, also gleichsam regional und zeitlich gebunden ist, können Mobilitätsbewegungen tief greifende Veränderungsprozesse initiieren. Wenn die je inkorporierte Kultur in der neuen Sozietät nicht akzeptiert und akkreditiert wird, können den Habitus destabilisierende und transformierende Konsequenzen folgen. Ebenso können migrationsbedingte Verluste und Einschränkungen des sozialen Kapitals individuell zu fundamentalen Unsicherheiten führen, vor allem wenn es nicht gelingt, neue soziale Strukturen aufzubauen und neue gesellschaftliche Institutionen nutzbar zu machen. Gleichzeitig wird die kausale Abhängigkeit von Kapitalformen sichtbar, welche in ökonomischen, kulturellen und sozialen Ressourcen auf den Habitus wirken. Die Frage nach einer gelungene Integration und Akzeptanz in multikulturell gestalteten Gesellschaften kann demnach unter den dualistischen Prinzipien der Hol- beziehungsweise der Bringschuld nicht gelöst werden. In diesem Sinne müssen gesellschaftliche Formen der kulturellen Akkreditierung und Strukturen der sozialen Implementierung geschaffen werden, welche einerseits die Integra-

[35] Vgl.: Schwingel 1998: S. 80f und Bourdieu 1997: S. 63f

[36] Vgl.: Bourdieu 1997: S. 67

tion des Einzelnen fördern, andererseits entsprechenden individuellen Freiraum zulassen.

2.3 Identitätsbildung als Symbolischer Interaktionismus

Der Symbolische Interaktionismus als Handlungstheorie basiert auf dem Grundgedanken, dass erst durch die Interpretation der Symbole und Gesten, welche allen Interaktions- und Kommunikationsprozessen zugrunde liegen, der Bedeutungsgehalt der sozialen Matrix erkannt werden kann. Demnach orientieren Menschen ihr Handeln gegenüber der materiellen, symbolischen und interindividuellen Realität an der Bedeutung, welche sie dieser beimessen. Die zugeschriebene Bedeutsamkeit gilt jedoch wiederum als Ableitung oder Resultat sozialer Interaktionen im sozialen Feld. Im Kontext transkultureller Begegnungen liefert die Theorie des Symbolischen Interaktionismus wichtige Erkenntnisse zur reziproken Dynamik der Beziehungsgestaltung und verweist neben den sozialen Bedingtheiten vor allem auf die aktiven und reaktiven Prozesse der an der Interaktion und Kommunikation Beteiligten.

Als wesentliche Komponente in Kultursystemen erkennt der Vorläufer des Symbolischen Interaktionismus, der US-amerikanische Sozialpsychologe George Herbert Mead, die Dynamik, welche individuelle Dispositionen differenziert, selektiert und *„über wechselseitige Verhaltenserwartungen zu einer einheitlichen Gruppenaktivität integriert."*[37] Mead versuchte, aus sozialpsychologischer Perspektive dieses Spezifikum menschlicher Interaktion zu analysieren und erklärte die Kommunikation zur Kernkomponente dieses sozialen Phänomens.

Die Relevanz der menschlichen Kommunikation erkennt Mead in der Tatsache, dass diese einen Modus eröffnet, in welchem das individuelle Subjekt gleichsam Objekt seiner selbst werden kann. Kommunikation in diesem Sinne meint eine *„Verständigung mit signifikanten Symbolen"*,[38] eine Inter-

[37] Joas 1989: S. 113

[38] Mead 1969: S. 266f

aktion, welche ihre Wirkung sowohl auf den Rezipienten als auch auf das Individuum selbst richtet.

Soziale Kultursysteme erhalten durch den spezifischen Charakter menschlicher Aktivitäten ihre typischen Strukturen. Diese Genese unterliegt nach Mead dem Prozess der Kommunikation und der dieser zugrunde liegenden Beziehungsfunktion. Die Geste wird dabei als wesentliches Element erkannt, da diese einerseits auf das erwartete Resultat der eingeleiteten kommunikativen Interaktion hinweist und andererseits beim Rezipienten eine (konvenable) Reaktion initiiert. Demnach arrangiert die Geste die wechselseitige Abstimmung der in der sozialen Interaktion agierenden Individuen und löst dementsprechende Verhaltensweisen und Handlungen aus. Somit ist die Geste für Mead eine primäre Komponente menschlicher Kommunikationsprozesse.[39] Die Kommunikation durch Gesten wird so zu einem effektiven Mechanismus gegenseitiger Adaption, zumal jedes involvierte Individuum die Einstellungen und Haltungen der anderen in sein Verhaltens- und Handlungskonzept zu integrieren hat.[40]

Die Phasen von Schwangerschaft, Geburt und Wochenbett kennen in allen Gesellschaften spezifische Systeme an Gesten und Symbolen beruhend auf unterschiedlichsten Glaubens- und Wertvorstellungen und in Abhängigkeit zu spezifischen Rahmenbedingungen. Zur Prognose des Geschlechtes des ungeborenen Kindes beispielsweise kennen fast alle Gesellschaften spezifische Hinweise. So existiert in Nepal die Vorstellung, dass bei Gelüsten der Schwangeren auf gewürzte Speisen ein Mädchen zu erwarten ist, hingegen bei Gelüsten auf milde Speisen ein Junge.[41] Ebenso sind Methoden zum Schutz des Ungeborenen in allen Gesellschaften bekannt. So bedecken die Ibo-Frauen in Nigeria mit den Händen ihren Nabel, um bei einem erschreckenden Anblick dem Kind die Sicht zu nehmen.[42] Mithilfe dieser zum Teil sehr subtilen und diffizilen Gesten und Symbole werden Verhaltensweisen und Zustände interpretiert, initiiert und geregelt sowie das Handeln und

[39] Vgl.: Mead 1973: S. 112f
[40] Vgl.: Mead 1973: S. 86
[41] Vgl.: Dunham et al. 1992: S. 38
[42] Vgl.: Dunham et al. 1992: S. 58

Verhalten der Interaktions- und Kommunikationspartner stabilisiert. In transkulturellen Begegnungen können Spannungen auftreten, wenn mit der gesetzten Symbolik beim Gegenüber nicht die erwartete Haltung oder Handlung ausgelöst wird.

Einen weiteren zentralen Faktor in diesem sozialen Adaptionsprozess erkennt Mead in der Relevanz des Sinns. Er versteht dessen Entfaltung im Zuge der gesetzten Geste und der darauf folgenden erwarteten Handlung als logisches, sinnhaftes Zusammenspiel.[43] So ergibt sich im menschlichen Kommunikationssystem ein Repertoire an Symbolen mit je spezifischen Bedeutungen, welche in der Kenntnis einzelner Gesellschaftsmitglieder annähernd kongruent sind.[44] Fehlendes Wissen um die Bedeutung beziehungsweise falsche Interpretation von Gesten oder kommunikativen Reizen führt demnach unweigerlich zu Problemfeldern im menschlichen Zusammenleben. Die diffizile und kulturell geprägte Kodierung des Wahrnehmungs- und Verhaltenskomplexes ist eine bedeutende Komponente der menschlichen Interaktion und bedarf der Kenntnis aller Gesellschaftsmitglieder, um in seiner Funktion einen störungsfreien Kommunikationsablauf zu gewährleisten.

Diese im Sozialisationsprozess den jeweiligen gesellschaftlichen Bedingungen unterworfene Interdependenz von Subjektivität und Objektivität wirkt nachhaltig auf das einzelne Individuum. Der beschriebene Mechanismus, nach welchem ein Subjekt in sich selbst jene Reaktionen auslöst, welche es in anderen hervorruft und dadurch Wahrnehmungs-, Haltungs- und Handlungsschemata anderer Individuen in sein eigenes Bewusstsein integriert, ist von elementarer Bedeutung im Prozess der Entwicklung der Identität.[45] Damit ein Individuum in einer Gesellschaft jedoch diese Identität entwickeln kann, muss es den gesamten sozialen Prozess insofern übernehmen, als es die Wahrnehmungs-, Denk- und Haltungsstrukturen der anderen Mitglieder in unterschiedlichen Situationen und Komponenten sozialer Aktivitäten in sein Selbstkonzept integriert.

[43] Vgl.: Mead 1973: S. 115
[44] Vgl.: Mead 1973: S. 94
[45] Vgl.: Mead 1973: S. 108

> „Es muss die individuellen Haltungen dieser organisierten Gesellschaft oder sozialen Gruppe insgesamt selbst verallgemeinern und sich dadurch mit seiner Handlung an den verschiedenen sozialen Projekten der Gruppe oder an den verschiedenen größeren Phasen des allgemeinen sozialen Prozesses beteiligen. Diese allgemeinen sozialen Prozesse machen das Leben der sozialen Gruppe aus; die einzelnen Projekte sind deren spezifische Manifestationen.“[46]

Diese gesamtgesellschaftlich gefassten Aktivitäten eines geordneten Systems sind für alle Individuen in unterschiedlicher Intensität erlebbar. Dieses Teilnehmen an der sozialen Struktur ist die Basis und Grundvoraussetzung für die Genese der Identität.

> „Nur soweit es die Haltungen der organisierten sozialen Gruppe, der es angehört, zur organisierten, kooperativen sozialen Aktivität oder einer Reihe derartiger Aktivitäten, denen die Gruppe als Gruppe verpflichtet ist, übernimmt, kommt sein Ich zur vollen Entfaltung; nur so kann es ein voll entwickeltes Ich besitzen.“[47]

Demnach entwickelt sich die individuelle Identität in der Auseinandersetzung mit gesellschaftlichen Bedingtheiten und Aktivitäten. Eine so gefasste Identität ist als gesellschaftliches Konstrukt anzusehen, welche aus und mit der gesellschaftlichen Erfahrung wächst. Nur durch die Annahme der im sozialen Umfeld vorhandenen Wahrnehmungs-, Denk-, Einstellungs-, Verhaltens- und Handlungsschablonen kann das Individuum seine Identität entwickeln und leben. Umgekehrt ist aber die organisatorische Komplexität menschlichen Zusammenlebens nur insofern denkbar, als einzelne Gesellschaftsmitglieder deren institutionelle Funktion als sinnvoll anerkennen und das eigene Aktions- und Reaktionspotential in Übereinstimmung damit bringen.[48] Der Erfolg gesellschaftlicher Systeme ist demnach abhängig von der Motivation und Kompetenz einzelner Individuen, die aus den sozialen Kooperationen und Interdependenzen resultierenden Haltungen zu übernehmen und eigene Wahrnehmungs-, Denk-, Einstellungs-, Verhaltens- und Handlungsschemata danach auszurichten.[49]

---

[46] Mead 1969: S. 282
[47] Mead 1969: S. 282
[48] Vgl.: Mead 1973: S. 197f
[49] Vgl.: Mead 1969: S. 282

Indem Mead in seinem Konzept Identität als soziale Konstruktion des Individuellen beschreibt, kann diese eben nur in der Interaktion zu anderen Individuen realisiert werden und wächst sozusagen mit der Anerkennung durch das soziale Umfeld.[50] Demnach erfasst sich das Individuum indirekt und erlebt sich im Spiegelbild der ihn umgebenden Gesellschaftsmitglieder. Der Einzelne kann im sozialen Verhaltens- oder Handlungsprozess nur dann adäquat interagieren, sofern er sich in die Haltung versetzen kann, die andere ihm gegenüber einnehmen, wenn also eine reziproke Adaption sozialer Verhaltens- und Handlungsstrukturen interobjektiv in den agierenden Subjekten stattfindet.[51]

Als Sozialpsychologe betont Mead die Interdependenz jeweiliger sozialer Strukturen in der Genese individueller Verhaltensmuster, welche daher nur im Verständnis des gesamtgesellschaftlichen Konstrukts erklärt werden können, denn

> „seine individuellen Handlungen sind in größeren, gesellschaftlichen Handlungen eingeschlossen, die über den Einzelnen hinausreichen und andere Mitglieder dieser Gruppe ebenfalls betreffen."[52]

Er begreift die gesellschaftliche Komplexität nicht als Reiz-Reaktions-Schablone, sondern als eine sich im Fluss befindliche Dynamik, welche nur holistisch erfasst werden kann. Der Prozess der sozialinterdependenten Identitätsentwicklung stellt für Mead also keinen das Individuum einschränkenden Determinismus dar, sondern die primäre Notwendigkeit einer gemeinsamen Struktur für einen Zusammenhalt und eine Stabilität im menschlichen Zusammenleben.[53]

Meads Ausführungen zur Dynamik interaktiver und kommunikativer Begegnungen liefern auch für transkulturelle Betreuungsprozesse in der Geburtshilfe wichtige Hinweise. Da in intimen und schambesetzten Situationen die Gesten und Symbole mitunter besonders subtil eingesetzt werden, gilt es,

---

[50] Vgl.: Mead 1973: S. 248
[51] Vgl.: Mead 1969: S. 266 und Mead 1973: S. 180
[52] Mead 1973: S. 45
[53] Vgl.: Mead 1969: S. 291

hier besonders sensibel und rücksichtsvoll zu agieren. Des Weiteren zeigen seine Ausführungen, dass die Berücksichtigung der lebensweltlichen Bedingungen wesentlich zum Verständnis des Verhaltens und Handelns des Gegenübers beitragen.

Die im Symbolischen Interaktionismus vertretene Kernaussage, dass jeglicher Interaktionsprozess dadurch charakterisiert ist, dass dem Gegenüber ein erwartetes Verhalten angezeigt und umgekehrt das Angezeigte des Gegenübers interpretiert wird, lassen im Kontext der Transkulturalität weitere Überlegungen zu. Die im Prozess der Sozialisation gewonnenen Erfahrungen bedingen und stabilisieren die Reflexivität der zwischenmenschlichen Aktivitäten. Geht dieser Erfahrungsraum verloren, ist nicht nur ein Maximum an Flexibilität, sondern auch an Sensibilität und Empathie erforderlich, um an den gemeinsamen Handlungen weiterhin teilnehmen zu können. Die auf Erfahrung basierende interindividuelle Handlungskompetenz als interpretative Abstimmung mit dem Gegenüber birgt das Risiko, bei einem Verlassen des bekannten Handlungsspielraumes ihre komplementäre Gestalt zu verlieren. Fehlinterpretationen, Missverständnisse und Verhaltens- oder Handlungsfehler sind die logischen Folgen, welche das menschliche Zusammenleben empfindlich hemmen können. In der interkulturellen Begegnung muss es demnach unumgänglich sein, mit Interesse, Sensibilität, Flexibilität und Toleranz Lebensräume und Erfahrungswelten zu erkunden und gemeinsame Handlungen aufeinander abzustimmen. Gemäß der Theorie des Symbolischen Interaktionismus kann diese Balance in der Kommunikation nur durch die Bemühungen beider Interaktionspartner gewährleistet werden. Voraussetzung dafür ist allerdings der individuelle und gesamtgesellschaftliche Wille und die Bereitschaft zum konstruktiven Umgang mit Unterschiedlichem und Fremdem.

Um den Betreuungsprozess in den Phasen Schwangerschaft, Geburt und Wochenbett adäquat gestalten zu können, bedarf es Respekt, Einfühlungsvermögen, Flexibilität, Lernbereitschaft und Rücksicht sowohl von Seiten der Betreuungspersonen als auch von Seiten der zu betreuenden Frauen und deren Angehörigen. Die in den Interaktionen wirksam werdenden verbalen und nonverbalen Zeichen und Symbole zur Verständigung gilt es vorsichtig zu deuten und zu interpretieren und das Verhalten wechselseitig abzustimmen. Eine Forderung, welche in geburtshilflichen Situationen besonders dann Relevanz gewinnt, wenn aufgrund defizitärer Sprachkenntnisse der Bedeutungsgehalt der Kommunikation unterschiedlich ausgelegt wird. So zeigt das eingangs angeführte Beispiel, auf welche Weise und mit welch verhängnisvollen Konsequenzen die Aussage „Nix Baby mehr" von den Kommunikationspartnern unterschiedlich gedeutet wurde. Während der behandelnde Arzt diese Aussage der Frau als Sterilisationswunsch auffasste, meinte die schwangere Frau damit jedoch die Beendigung der Schwangerschaft durch eine Schnittentbindung.

Mead betont die Komplexität jeglicher sozialer Prozesse insofern, als für nahezu jede Handlung neue situations- sowie personenangepasste Gefüge entstehen. In diesem Sinne stellt Abels fest:

> „Für den Symbolischen Interaktionismus gibt es keine Welt an sich, sondern nur Welten, wie Menschen sie sich und füreinander konstruieren."[54]

Diese Erkenntnis muss gerade in der Blütezeit des Controlling, Standardisierens und Risikomanagements vermehrt in planende und steuernde Überlegungen, das Sozialgefüge betreffend, mit einbezogen werden. Das in dieser Tatsache enthaltene Unsicherheitsmoment sozialer Interaktionen macht deutlich, dass alle strategischen Bemühungen integrativer Fördermaßnahmen niemals den erhofften Erfolg garantieren können, wenn nicht alle davon betroffenen Teilnehmer und die unterschiedlichen Interaktionsniveaus miteinbezogen werden. Es gilt daher, mehrere Optionen bereitzustellen, welche ein multikulturelles Zusammenleben ermöglichen.

Ein Spezifikum in Betreuungsprozessen der Geburtshilfe ist, dass viele Informationen und Bedeutungsgehalte die Interaktion sehr subtil und diffizil beeinflussen und die interpretative Reflexivität sowie die darauf abzielenden Verhaltens- und Handlungssequenzen besonders störanfällig werden. Diese vielfältigen, parallel wirkenden Dimensionen und Faktoren in der Geburtshilfe sollen in diesem Sinne insofern identifiziert werden, als die Dynamik

[54] Abels 2004a: S. 47

der Betreuungsprozesse analysiert werden kann und in weiterer Folge jene Aspekte definiert werden können, welche als Fähigkeiten und Fertigkeiten einer transkulturellen Kompetenz in der Geburtshilfe als besonders wichtig zu erachten sind.

2.4 Interkulturelle Sozialisation

Mit dem Begriff der „interkulturellen Sozialisation“ wird jener Prozess bezeichnet, welcher die Inkorporation sozialer Wahrnehmungs-, Denk-, Haltungs- und Verhaltensstrukturen in der Begegnung mit zwei oder mehreren Kulturkreisen beschreibt.[55]

Liegle berücksichtigt in seiner Kategorisierung der ethnisch-kulturellen Vielfalt in Gesellschaften die historische Genese, die als wesentliche Betrachtungsweise Rückschlüsse auf Aufnahme- und Integrationsmaßnahmen zulässt. Zum ersten benennt er Gesellschaften wie die USA, Kanada oder Australien, welche erst durch umfassende Migrationsbewegungen zu der derzeitigen sozialen Formation gelangt sind. Zweitens erkennt er Gesellschaften, welche durch Einnahmen und Eingliederung von Regionen durch einen Nationalstaat eine ethnisch-kulturelle Vielfalt aufbauten, wobei eine dominante Ethnie bestehen blieb. Weiters nennt er Gesellschaften und Nationen (z.B. England, Frankreich, Portugal), welche aufgrund ihrer Tradition als Kolonialmacht Bürger der ehemaligen Kolonien aufnahmen und schließlich differenziert er jene Gesellschaften, welche als Folge der Internationalisierung und der Tendenzen am Arbeitsmarkt ausländische Arbeitnehmer geworben und aufgenommen haben (z.B. Österreich und Deutschland).[56] Auch wenn Einwanderungsgesellschaften auf eine lange Tradition im Umgang mit ethnischer Pluralität zurückgreifen können, ist trotzdem die Thematik der Aufnahme und Integration von Einwanderern, geschürt durch weltweite Mobilitätsbewegungen aufgrund von Kriegen, Katastrophen oder Armut, national und global immer wieder neu zu diskutieren.

[55] Vgl.: Liegle 2002: S. 225
[56] Vgl.: Liegle 2002: S. 225f

Ergebnisse der Akkulturationsforschung[57] belegen, dass für die interkulturelle Sozialisation das Maß der feststellbaren Differenzen im Hinblick auf die lebensweltlichen Strategien und Strukturen zwischen dem Herkunfts- und dem Einwanderungsland einen wesentlichen Faktor darstellt. Je unterschiedlicher und befremdender das soziale Beziehungsgeflecht erlebt wird, desto schwieriger gelingt dessen Akzeptanz und Verinnerlichung. Diese Befunde bestätigen die im symbolischen Interaktionismus angenommene reziproke Interdependenz jeglicher sozialer Austauschhandlungen, welche eine gewisse Sicherheit im Umgang mit den kulturellen Gegebenheiten voraussetzt. Je ähnlicher das kulturelle Umfeld des Aufnahmelandes mit dem des Herkunftslandes, desto besser gelingt die Integration in dieses, da geforderte Anpassungsleistungen nicht zu einer Überforderung der Betroffenen führen.

So wird die Hoffnung auf eine bessere Zukunft in westlichen Industrieländern nicht selten zu einer Enttäuschung innerhalb der dort gebotenen Sozialisationsbedingungen. Soziale Ausgrenzung, rassistische Diskriminierung, körperliche Ausbeutung und materielle Mittellosigkeit bilden oftmals die Rahmenbedingungen, unter welchen Migranten die Integration in die Aufnahmegesellschaft abgefordert wird. Die erwartete Verbesserung der Lebensverhältnisse stellt sich selten ein, und die Entwicklung eines Wir-Gefühls gelingt oft nur innerhalb der im Einwanderungsland lebenden ethnischen Minderheiten. Ein weiteres wesentliches Kriterium der schwierigen Integration stellt das meist niedrigere Ausbildungsniveau vieler Migranten dar. Ein im Herkunftsland subjektiv nicht nachteilig empfundener Analphabetismus[58] ist in einem westlichen Industrieland höchst nachteilig zu bewerten, da sehr viele symbolische Interaktionen nur über Schriftzeichen geregelt

[57] „Akkulturation: der Wandel der Kultur einer Gruppe oder auch eines einzelnen durch Übernahme von Elementen aus einer anderen Kultur. Akkulturation kommt zustande aus nachhaltigem Kontakt und mehr oder minder kontinuierlicher Interaktion zwischen kulturell verschiedenen Gruppen. Dabei werden in ihrem Verlauf Techniken, Verhaltensmuster, Werte, Institutionen übernommen und je nach Gegebenheiten abgeändert und angepasst." (Fuchs-Heinritz 1994: S. 26)

[58] Laut Schätzungen der UNESCO sind weltweit 771 Millionen Erwachsene (18%) Analphabeten. Der Anteil der Frauen liegt bei 64%. (Vgl.: Weltbericht 2006: Bildung für alle. http://unesdoc.unesco.org/images/0014/001442/144270ger.pdf (25. Februar 2011, 16:34 Uhr)

sind. Die Beherrschung der Sprache in Wort und Schrift ist eine Kernkompetenz, welche den Zugang zu allen gesellschaftlichen Bereichen eröffnet. Eine fehlende oder eine im Einwanderungsland nicht anerkannte Berufsausbildung erschwert den Zugang zur Arbeitswelt und drängt Einzelne zur Annahme atypischer und prekärer Arbeitsverhältnisse und zu illegalen Beschäftigungsformen. Gelingt es nicht, diese Diskrepanzen in allen gesellschaftlichen Bereichen einzuengen, wird das dabei bestehende Risiko der Marginalisierung und Diskriminierung ethnischer Minderheiten zu kulturellen Konflikten führen.

Eine den Migrationshintergrund berücksichtigende Sozialisationsforschung mit dem Fokus auf Interkulturalität stellt so auf Grund der gegebenen gesellschaftlichen Komplexität eine besondere Herausforderung dar.

> „Sozialisationsforschung ist deshalb schwierig, weil Migration, Akkulturation und Integration komplexe Prozesse darstellen, die von zahlreichen Faktoren – wie z.B. Unterschiede zwischen und innerhalb von nationalen Gruppen im Blick auf Bildungsaspiration, Wertorientierung und Motivationsstruktur, Art und Ausmaß der Familientrennung, Ausmaß der Kontakte zu einheimischen Bezugspersonen im Einwanderungsland – modifiziert werden.“[59]

Der Wechsel in einen beziehungsweise die Konfrontation mit einem neuen Kulturkreis und die stattfindenden Mechanismen einer eventuellen Integration oder Segregation, Akkulturation oder Befremdung müssen in die Biographie und den Prozess der Identitätsbildung eingegliedert werden. Neben den im Einwanderungsland geltenden sozio-kulturellen Bedingungen spielen aber auch individuelle Ressourcen und vorherige Sozialisationserfahrungen, besonders die verinnerlichten Handlungsstrategien in erschwerten Lebenssituationen, Einreisealter und Aufenthaltsdauer, eine wesentliche Rolle.[60]

[59] Liegle 2002: S. 227
[60] Vgl.: Liegle 2002: S. 228f und Thomas 1989: S. 178

2.5 Emotionen als Resultat sozialer Prägung

Emotionen spielen in der interindividuellen Beziehungsarbeit eine wesentliche Rolle, wobei die Konstitution beziehungsweise der Umgang mit der je individuellen Gefühlswelt in direkter Interdependenz zu gesellschaftlich geprägten Verhaltensschemata steht. Es gilt hier, die menschliche Emotionenvielfalt nicht im Lichte der psychologischen Theorien zu klären, vielmehr sollen Gefühlsempfindungen als Aspekte sozialen Handelns verstanden werden, als gesellschaftlich geprägte Gesten in der menschlichen Kommunikation und Interaktion.

> „Was für die sozialen Tatbestände im generellen gilt, gilt auch für die Emotionen: Sie ergeben sich nicht reflexartig aus sozialstrukturellen Bedingungen, kulturellen Regeln oder Impulsen des Organismus, sondern immer nur aus der Interpretation dieser Bedingungen durch die Akteure."[61]

So wird in einer Soziologie der Emotionen davon ausgegangen, dass diese das Resultat des Arrangements der Systeme Individualität, Sozialsystem und Kultur darstellen. Gefühlsmuster sind demnach über die Sozialisation vermittelte und durch soziale Kontrolle gefestigte Schablonen, welche das Auftreten situationsadäquater Emotionen in bestimmten Situationen und deren Ausdruck regeln.

Den Bedeutungsgehalt der Gefühle, Stimmungen und Affekte für jegliche zwischenmenschliche Beziehungsgestaltung pointiert Agnes Heller mit ihrer Formulierung *„Fühlen bedeutet, in etwas involviert sein"*[62] Demnach ist Fühlen und die daran geknüpfte Genese der Emotion eine essentielle Funktion des Bewusstseins, ein wichtiges Instrument der Steuerung unserer Erfahrungswelt.

> „Die Aneignung der Welt geschieht im Handeln und Denken, das immer mit Gefühlen verknüpft ist und auch durch Gefühle reguliert wird."[63]

[61] Gerhard 1988: S. 191
[62] Heller 1981: S. 19
[63] Lohauß 1995: S. 52

Lohauß vertritt die Meinung, dass Emotionen in Abhängigkeit zu den Sozialisationsbedingungen angeeignet und somit von sozio-kulturellen Einflüssen nachhaltig geprägt werden. Er sieht die emotionale Persönlichkeit eines Menschen nicht nur als Teilaspekt der Identität, sondern schreibt den Emotionen die Funktion des individuell Unverwechselbaren eines typischen Charakters zu.[64]

Ebenso betonen Ulich und Kapfhammer, dass individuelle Gemütszustände nicht ausschließlich von der inneren Konstitution, der Persönlichkeitsstruktur beziehungsweise der jeweiligen Biographie abhängen, sondern ebenso von den vom sozialen Feld und der Kultur ausgehenden Prägungskräften.[65] Demnach ist der so gefasste Lernprozess der Gefühlsmatrix an soziale Erwartungen und Wertungen in Übereinstimmung mit Situationen und Personen gekoppelt. Verhaltensstrategien und die daran gebundenen emotionalen Empfindungen und Äußerungen orientieren sich an einer auf die soziale Erwartungshaltung ausgerichteten Kongruenz. Die an den Zustand oder die Situation gekoppelte Wertbindung regelt die zulässige Intensität der Gefühlsregungen.

> „In der Bewertung der Gefühle und ihrer Expressionen sowie in der Art ihrer Kanalisierung drückt sich ein kultureller Konsens aus. Zusammen mit den Gefühlen werden „Wertorientierungskategorien" gelernt."[66]

Diese Kategorisierung unserer Empfindungen als Schablonen eines situationsadäquaten Gefühlsmanagements steuert das Zusammenleben innerhalb des sozialen Konstruktes. Unter "Gefühls-Typisierung" verstehen Ulich und Kapfhammer die im Prozess der Sozialisation gelernte Zustands- und Situationswahrnehmung zum Ausdruck der adäquaten Emotion. Somit bilden emotionale Schemata einerseits die psychische Struktur zur Repräsentation der Wertrelationen, andererseits fungieren diese als Bezugssystem des aktu-

[64] Vgl.: Lohauß 1995: S. 54f
[65] Vgl.: Ulich, Kapfhammer 2002: S. 551
[66] Heller 1981: S. 188

ellen Erlebens, indem sie Wahrnehmungs-, Denk-, Haltungs- und Verhaltensprozesse mitstrukturieren. [67]

> „Gefühls-Schablonen enthalten kulturspezifische Relevanzkriterien für Gefühlsauslösung und Erwartungen im Hinblick auf situationsspezifische Emotionen, also Regeln des emotionalen Erlebens.“[68]

Für die Geburtshilfe sind Emotionen und ihr sozial geprägter und geforderter Ausdruck besonders hervorzuheben. So ist der Umgang mit dem Geburtsschmerz von unterschiedlichsten Facetten geprägt und wird je nach Auffassung zu einer spirituell-religiösen Prüfung, zu einem Beweis an Tapferkeit, Stärke und Zähheit oder zu einer lästigen, unmodernen, aber behandelbaren Nebenerscheinung während des Gebärprozesses. Dementsprechend unterschiedlich fallen die Bewältigungsstrategien der Frauen im Umgang mit den Schmerzen aus. Ebenso variiert nach der Geburt der Ausdruck der Freude über das Neugeborene je nach sozio-kulturell geprägten Ausdrucksformen. Während in mitteleuropäischen Kulturen die Geburt eines Kindes im kleinfamiliären Kreise gefeiert wird, werden in südeuropäischen Ländern große Feste zu Ehren der Mutter und des Kindes veranstaltet.

Aufgrund der Tatsache, dass Gefühle kulturell divergierend disponiert und erlernt werden und in Interdependenz zu persönlichen und situativen Komponenten mit je spezifischer sozialer Komplexität stehen, ist eine Analyse diesbezüglich nicht ohne die Einbeziehung der gesellschaftlichen Objektivität möglich. Da das Verstehen einer Gemütsempfindung nur durch Empathie, also wiederum einer subjektiven Kategorie, und Aufklärung gelingt, kann die objektive Analyse der subjektiven Gefühlswelt lediglich durch Operationalisierung der Wertorientierungskategorien stattfinden. *„Unmittelbar können wir Emotionen nur so verstehen, wie wir sie selbst gelernt haben: durch Einfühlen.“*[69] In der direkten menschlichen Interaktion wird diese Kompetenz des gefühlsmäßigen Einlebens in den anderen als Basis für das soziale Miteinander erkannt. Nur durch die empathische Haltung jedes

[67] Vgl.: Ulich, Kapfhammer 2002: S. 555ff
[68] Ulich, Kapfhammer: S. 555
[69] Lohauß 1995: S. 65

Einzelnen können die kulturell geformten Wertorientierungskategorien zu sinnvollen, legitimen Gebilden werden. Auch wenn wir aufgrund der emotionalen Sozialisation in unserem Fühlen geprägt, also nicht mehr uneingeschränkt offen für neue Empfindungen sind, resultiert aus der Fähigkeit der Empathie die Chance, auch Unbekanntes und Befremdliches verstehen zu können. Es ist eben diese emotionale Bezugnahme, welche das soziale Konstrukt bindet und den kausalen und funktionalen Bestand des zwischenmenschlichen Beziehungsgeflechts gewährleistet.[70]

Auch der deutsche Soziologe Norbert Elias erkannte die essentielle Bedeutung der intersubjektiven, aber auch objektiv-symbolisierten Gefühlsbindungen:

> „Man gewinnt ein vollständigeres Bild erst dann, wenn man die persönlichen Interdependenzen, und vor allem die emotionalen Bindungen der Menschen aneinander, als Bindeglied der Gesellschaft in den Bereich der soziologischen Theorie einbezieht."[71]

Die Wertorientierungskategorien und die darauf basierenden emotionalen Verlässlichkeiten bilden spezifische Kräfte sozialer Bindungen und Abhängigkeiten. Folgend ergeben sich daraus auch integrative Funktionen. Das Bewusstsein, die Identifikation, die Übernahme und adäquate Expression der jeweiligen Gefühlsschablonen ist unabdingbar für eine erfolgreiche Integration der Gesellschaftsmitglieder.[72]

Wenn nun im Prozess der Sozialisation und Integration die emotionale Komponente eine weitere grundlegende Funktion innehat, muss diese auch im Migrationskontext diskutiert werden. Die in der Herkunftskultur verinnerlichten Wertorientierungsschemata sind den Forschungsergebnissen folgend oftmals different zu denen des Aufnahmelandes und verlieren somit an Legitimation und Gültigkeit. Wahrscheinlich tritt diese Divergenz am deutlichsten an moralisch und ethisch gezeichneten Gefühlen wie Schuld, Scham oder Ehre zu Tage. Für Migranten bedeutet der Migrationsprozess eine Kon-

[70] Vgl.: Lohauß 1995: S. 80
[71] Elias 1970: S. 149
[72] Vgl.: Lohauß 1995: S. 81

frontation mit neuen emotionalen Kategorien und eine oftmalige Intoleranz gegenüber bisherigen, bekannten und vor allem bewährten Mustern des gefühlsmäßigen Ausdrucks. Die moralische Bewertung des Guten und des Bösen im Denken, Verhalten und Handeln, die Anerkennung des Befolgens und die Sanktionierung des Fehlverhaltens basieren grundsätzlich auf vorherrschenden sozialen Wertigkeiten. Nicht selten führen moralisch bewertete Ausnahmesituationen zu Belastungsproben des kulturübergreifenden Zusammenlebens.[73]

Integrationsfördernde Maßnahmen haben demnach auch den emotionalen Aspekt, also das Wissen und die Empathie, um soziale Wertorientungsschemata zu berücksichtigen. Zur Vermeidung von Missverständnissen müssen vor allem in moralisch bewerteten Verhaltens- und Handlungsfeldern Ansätze gefunden werden, welche konstruktive Lösungen bieten. Es muss Migranten die Option eröffnet werden, an der Gefühlswelt der neuen Kultur teilzunehmen, emotionale Bindungen mit der Gesellschaft einzugehen und ein empathisches Miteinander zu erleben.

Für die geburtshilfliche Betreuung gilt daher zu beachten, dass der Umgang mit Freude und Leid, das Empfinden und die Bewältigung von Schmerz und die subjektive Einschätzung von Wohlbefinden sozio-kulturell geprägt und von individuellen Strategien beeinflusst ist. So können die Schmerzäußerungen einer Gebärenden nicht kongruent mit dem klinischen Bild des Geburtsfortschrittes erscheinen, wodurch das Handeln der Betreuungspersonen

[73] Am Beispiel der Ehrenmorde an Frauen, welche durch unsittliches Verhalten die Familienehre befleckten und über welche nach einer Abstimmung des Familienrates der Tod beschlossen wurde, treten die kulturellen Unterschiedlichkeiten der kulturethischen Wertsetzungen kompromisslos zu Tage. Die Leiterin des Frauenforschungszentrums an der Ägäis-Universität in Izmir, Nurselen Toygar, gibt an, dass allein in der Türkei in den letzten fünf Jahren an die 5.400 Frauen Opfer von Ehrenmorden wurden. (vgl.: http://diepresse.com/home/panorama/welt/293572/Tuerkei_Mehr-als-tausend-Ehrenmorde-pro-Jahr-). Diese Denk- und Handlungsstrategien werden in westlich sozialisierten Gesellschaften mit Entsetzen beobachtet und verurteilt, zum einen da die Vorstellungen über Ehre völlig anders ausfallen, zum anderen da die Intensität der Sanktion (mit einem von der Familien beschlossenen Todesurteil) nicht mit den in westlichen Gesellschaften vertretenen Strafen vereinbar sind.

beeinflusst wird. Diese fühlen sich dann bemüßigt der Frau zu helfen, indem Medikamente mit analgetischer Wirkung verabreicht werden. Die Gebärende selbst hält eine Schmerztherapie jedoch vielleicht gar nicht für notwendig, kann allerdings aufgrund von Sprachdefiziten ihre Bedürfnisse nicht adäquat artikulieren. Um nun nochmals Bezug zu den Theorien des symbolischen Interaktionismus zu nehmen, zeigt dieses Beispiel doch recht gut die wechselseitigen Zusammenhänge der Interaktionsdispositionen der Beteiligten auf. Durch das Verhalten der Gebärenden werden reaktive Handlungen initiiert, welche von einem Interaktionspartner als erforderlich, von dem anderen jedoch vielleicht als überflüssig erachtetet werden und so den Betreuungsprozess empfindlich stören können.

Es gilt daher, die Gefühlswelt der Schwangeren, Gebärenden und Wöchnerinnen ernst zu nehmen, Hintergründe ihrer lebensweltlichen Bedingungen zu erfragen und mit Toleranz und Einfühlungsvermögen zu beurteilen.

2.6 Aspekte von Kultur und Kulturation

Georg Simmel, der zu den Mitbegründern der Soziologie im deutschsprachigen Raum zählt, versucht die Erkenntnismöglichkeit der gesellschaftswissenschaftlichen Betrachtung wie folgt darzulegen: *„Gesellschaft im weitesten Sinne ist offenbar da vorhanden, wo mehrere Individuen in Wechselwirkung treten“*[74]. Diese Wechselwirkung stellt für ihn ein entscheidendes Moment dar, um welches sich die Vergesellschaftung, also gewisse Formationen des Miteinanders und Füreinanders aufgrund unterschiedlicher Motive, aufbaut.

> „Die Vergesellschaftung ist also die in unzähligen verschiedenen Arten sich verwirklichende Form, in der die Individuen aufgrund jener – sinnlichen oder idealen, momentanen oder dauernden, bewußten oder unbewußten, kausal treibenden oder teleologisch ziehenden – Interessen zu einer Einheit zusammenwachsen und innerhalb deren diese Interessen sich verwirklichen.“[75]

---

[74] Simmel 1987: S. 43

[75] Simmel 1984: S. 49

Als Spannungsfeld in der sozialen Praxis erkennt Simmel das kontrovers gestaltete Verhältnis objektiv vorhandener (ökologisch, ökonomisch, spirituell,...) und subjektiv eingebrachter (individuelle Konstitutionen, Eigenschaften, ...) Prägungskräfte. Es strukturiert Form und Inhalt jeder Interaktion. In diesem Dualismus von Subjekt und Objekt verortet er den Kulturbegriff, welcher ihm zufolge nur dann entstehen kann, wenn darin die Elemente der subjektiven Beschaffenheit und des objektiven Produkts enthalten sind. Unter dem Terminus der Kultiviertheit verstand er die Bindung dieses Prozesses an die seelische Entwicklung und grenzte sich damit von einer reinen Zweckgebundenheit, einer Aneignung der objektiven Umwelt, ab. Für ihn bedeutet also an einer Kultur teilzuhaben, nicht lediglich das Wissen und Können um jeweilige Praktiken, sondern vor allem die Integration derselben in die Entwicklung des Selbst. Somit ergibt sich für ihn folgende Definition:

> „Kultur ist der Weg von der geschlossenen Einheit durch die entfaltete Vielheit zur entfalteten Einheit.“[76]

Diese Definition findet auch heute in der multikulturellen Syntax noch Gültigkeit. Einheit wird in diesem Sinne nicht als Synonym für Konformität betrachtet, sondern sinngemäß als ein soziales Miteinander und Füreinander mit der Option der kulturellen Entfaltung interpretiert.

Für den britischen Soziologen Anthony Giddens wiederum besteht Kultur

> „aus den Werten der Mitglieder einer bestimmten Gruppe, den Normen, die sie befolgen, und den materiellen Gütern, die sie hervorbringen.“[77]

Dabei versteht er Werte als „abstrakte Ideale“ und Normen als Prinzipien oder Regeln, welche das erwartete Verhalten und Handeln determinieren.

Der deutsche Soziologe Hans Peter Thurn erachtet Kultur als eines in einer Gemeinschaft gültiges dynamisches Reglement in der Interaktion von Individuum und Gesellschaft in einem räumlichen und zeitlichen Kontinuum. So verfügt jede Sozietät über typische kulturelle Werte, Vorstellungen, Kapita-

---

[76] Simmel 1987: S. 118

[77] Giddens 1995: S. 37

lien und Symbole, welche sowohl in ihrer praktizierten Intensität als auch in ihren Erscheinungsformen dem sozialen Wandel unterliegen und sich den modifizierenden Anliegen nächster Generationen adäquat anpassen.[78]

> „Es ist daher ein allen Gesellschaften sich gleichermaßen stellendes Erfordernis, ihr Kulturgefüge nach innen und nach außen hin geschmeidig zu halten. Das soziale Interdependenzsystem, mit dem die Kultur verschmolzen ist, bedarf, um lebensfähig zu bleiben, einer seinen immer wieder auftretenden Konflikten gewachsenen kulturellen Stützkraft. Nur eine dialogisch sich generierende und permanent erneuernde Kultur, welche die monologischen Verhärtungen ideologischer Einseitigkeiten vermeidet, besitzt auf Dauer eine das soziale Leben stärkende Substanz."[79]

Der Prozess der Kulturation, also die Übernahme einer Kultur, ist für Ulich und Kapfhammer gleichsam *„die Übernahme einer bestimmten Art und Weise, die Welt zu interpretieren."*[80] Das Individuum lernt also, den jeweiligen sozialen und kulturellen Gegebenheiten entsprechend, Situationen wahrzunehmen, zu beurteilen und zu fühlen, um daraufhin in adäquater Weise handeln und reagieren zu können. Im Zuge dieses lebenslangen Prozesses der Internalisierung geltender kultureller Standards werden Strukturen und Orientierungen über nahezu alle Bereiche des Lebens festgelegt. Durch die ab der frühkindlichen Entwicklung gesetzten kulturellen Impulse im Zuge des Sozialisationsprozesses soll jene Kulturkompetenz vermittelt werden, welche nicht nur bestehende Kulturkomponenten akzeptiert, sondern auch, wie schon von Thurn darauf verwiesen, auf deren Modifizierung angepasst reagiert.

> „Ausschlaggebend für die weitere Teilhabe am Kulturhaushalt der Gesellschaft ist daher die Offenheit der persönlichen Kultur, die sich in der psychischen und geistigen Lernfähigkeit und Lernbereitschaft des Menschen äußert. Ist diese vorhanden und erfährt sie von den umgebenden Bildungseinrichtungen eine sinnvolle Ermutigung, so vermag die persönliche Kulturteilnahme als ein nie abbrechender akkumulativer und integrativer Prozess zu verlaufen."[81]

---

[78] Vgl.: Thurn 1976: S. 76f
[79] Thurn 1976: S. 77
[80] Ulich, Kapfhammer 2002: S. 558
[81] Thurn 1976: S. 79f

Wenn Kultur, wie bei Georg Simmel, Form und Inhalt jeglicher Interaktion zwischen Subjekt und Objekt strukturiert, wie bei Anthony Giddens aus Werten, Normen und typischen materiellen Gütern besteht oder, wie bei Ulich und Kapfhammer, als je spezifische Interpretation der Welt gilt, werden diese Bedingtheiten, Einflussgrößen und Wechselwirkungen auch in den Phasen der Familienplanung, Schwangerschaft, Geburt und des Wochenbettes wirksam. So prägen geschlechtliche Rollenverhältnisse nicht nur die Machtverhältnisse zwischen Männern und Frauen. Ebenso daran gebunden sind Aspekte über das vorherrschende Frauenbild einer Kultur, über das Bewusstsein des Frau- und Mutterseins und die dadurch begründeten Integrations-, Partizipations- und Mitbestimmungsmöglichkeiten. Das kulturelle Reglement jeglicher sozialer Interaktionen bringt zum Beispiel alleine im Zusammenhang mit Familienplanung die unterschiedlichsten Vorgehensweisen, Gebote und Verbote hervor. So stellt zum Beispiel in Russland Abtreibung die Methode der Wahl zur Geburtenregelung dar[82] und in manchen afrikanischen Ethnien ist bis zu 19 Monaten nach der Geburt des Kindes kein Geschlechtsverkehr erlaubt, um die mütterliche Fürsorge für den Säugling zu gewährleisten und eine ungewollte Schwangerschaft zu verhindern.[83] In diesem Sinne sind Einstellungs-, Wahrnehmungs-, Denk-, Handlungs-, und Verhaltensstrategien in den Phasen der Schwangerschaft, der Geburt und des Wochenbettes von den je vorherrschenden Werten und den spezifischen Normen, die es zu befolgen gilt sowie von sozial definierten Standards geprägt.

2.7 Kulturen – Differenzen und Gemeinsamkeiten

Der Soziologe Anthony Giddens erkennt im Reichtum des menschlichen kulturellen Gebarens vorerst gemeinsame Kennzeichen, sogenannte kulturelle Universalien. Zu diesen allgemein gültigen Charakteristika von Kultur zählen die Komplexität des Sprachgebrauchs, spezifische Formen des Familiensystems mit je typischen Normen und Bedeutungsgehalten, die Kinder-

[82] www.aktuell.ru/russland/panorama/1_8_millionen_abtreibungen_in_russland_1889.html (14. Dezember 2009, 20:31 Uhr)
[83] www.oegf.at/dokumente/maenner.pdf (14. Dezember 2009, 20:15 Uhr)

erziehung, Regelungen von zwischen- oder gleichgeschlechtlichen Beziehungen sowie religiöse Riten und Regelungen des Eigentums. Ebenso in allen Kulturen anzutreffen sind Formen der Kunst, des Tanzes, des Spiels oder des Körperkultes.[84] Diese Annäherung an einen Kulturbegriff, der gewisse Strukturen für alle sozialen Formationen als gemeinsame Eigenschaften anerkennt, wird in dieser Arbeit als sehr wichtige Perspektive erachtet. Die vielerorts praktizierten kulturellen Aus- und Begrenzungen und die von Stereotypen und Ängsten geschürten zwischenmenschlichen Distanzen entstehen letztendlich durch eine Bewertung der Fremdartigkeit des anderen. Den Fokus auf kulturelle Universalien gerichtet, wird sichtbar, dass Motivationen und Interessen hinsichtlich grundlegender menschlicher Bedürfnisse weltweit Gültigkeit finden und allen Menschen also ganz viel mehr gemein ist, als ihnen in Diskussionen des kulturell grenzenlosen Zusammenlebens zugestanden wird.

Die folgend vorgestellten Theorien kultureller Dimensionen versuchen die für eine Sozietät typischen Merkmale kategorisch zu analysieren. Wenngleich auch diese Theorien die wirtschaftswissenschaftliche Perspektive betonen, so liefern sie dennoch wichtige Erkenntnisse, welche Aspekte transkulturelle Interaktionen prägen, beeinflussen und formen. Der Vorwurf, derart gestaltete Kulturanalysen würden lediglich Differenzen hervorheben und daher vornehmlich trennende Tendenzen schüren, ist dann zurückzuweisen, wenn im Anschluss an eine analytische Betrachtungsweise eine für den Beziehungsaufbau obligate Synthese erfolgt. Das Wissen um die Vielgestaltigkeit sozialer Verhaltensweisen ist einer der Eckpfeiler, auf dem das Verständnis und die Toleranz für, im Idealfall auch der Respekt, in transkulturellen Interaktionen aufgebaut werden kann.

2.7.1 Kultursysteme als Kommunikationssysteme

Dem Kulturanthropologen Edward Hall zufolge operiert jede Kulturdynamik entsprechend ihren eigenen Prinzipien, entsprechend ihren eigenen geschriebenen und ungeschriebenen Gesetzmäßigkeiten. Jedes Kultursystem

[84] Vgl.: Giddens 1995: S. 46

stellt für ihn eine spezifische Art der Kommunikation dar, wobei sich diese wesentlich subtiler und komplexer offenbart als die konkret verbal oder schriftlich artikulierte zwischenmenschliche Verständigung. Wenn auch seine Ausführungen in engem Bezug zu direkt kommunikationsrelevanten Regeln stehen, sind diese doch umfassend und interaktionsrelevant zu sehen.[85]

Seinen Ausführungen zufolge ist der Kontextbezug zur Informationsverarbeitung ein wesentliches Merkmal im kulturellen Vergleich. Hier stellt sich die Frage, wie viele Botschaften das Gegenüber benötigt, um die Nachrichten dekodieren zu können. Während in einigen Kulturen eher poetisch und in Metaphern (z.B. im persischen und arabischen Sprachraum) gesprochen wird, charakterisieren sich andere Kulturen durch eine eher klare, direkte und zielorientierte Sprache (z.B. im deutschen Sprachraum). Insofern sind im Interaktionsprozess Problemfelder zu verorten, als sich der eine durch eine Fülle für ihn zum Teil unwichtigen Informationen irritiert, der andere aufgrund der kurzen und direkten Informationsweitergabe vor den Kopf gestoßen fühlt.[86]

Eine weitere Kategorie in Halls Konzept beschreibt die kulturellen Zeitstrukturen, welche seinen Ausführungen zufolge eine Anpassung an den natürlichen Rhythmus von biologischen, solaren und lunaren Gegebenheiten darstellt. Die dabei unterschiedenen Zeitsysteme benennt er monochron und polychron, wobei bei ersterem die Konzentration auf einen Aktionsfokus dominiert, bei zweiterem mehrere Handlungsstrategien parallel ablaufen können. In monochron geprägten Kulturen wird Zeit als lineare Abfolge erkannt, präzise geplant und in einzelne Handlungssegmente unterteilt und zersplittert. Dieses Zeitmanagement genießt höchste Priorität und gilt als unabänderlich. Monochron geprägte Menschen konzentrieren sich demnach vorzugsweise auf die jeweils planmäßig zu erledigende Aufgabe, Unterbrechungen dabei gelten als höchst irritierend. Nicht selten gestalten sich auch soziale Beziehungen entsprechend dieser Handlungssegmente. So wird Zeit zu einem Bereich, in welchem je nach Situation und Funktion ganz bestimmte Menschen gebraucht werden, erwünscht beziehungsweise uner-

---

[85] Vgl.: Hall 1990: S. 4f

[86] Vgl.: Hall 1990: S. 4 - 12

wünscht sind. Im interkulturellen Dialog ist das Wissen um das jeweils vorherrschende Zeitsystem essentiell, um Missverständnisse und Konfrontationen ausräumen zu können. Hall beschreibt die Einverleibung des Zeitgefühls als dermaßen stabilen Faktor, so dass noch bei Migranten der zweiten Generation mitunter das Zeitgefühl des Herkunftslandes gelebt wird. Unweigerlich zur Kategorie des kulturellen Zeitgefühls gehören die Aspekte Tempo, Rhythmus und Abstimmung. In diesem Sinne erkennt er Kulturen mit einem hastigen, stressigen Lebensrhythmus und –tempo, während andere als eher müßig und beharrlich gelten. Im multikulturellen Zusammenleben betont er den Bedeutungsgehalt einer Abstimmung von Tempo und Rhythmus im Lebensalltag der Menschen, da ansonsten die reibungslose Bewältigung gesellschaftlicher Anforderungen nicht gelingen würde. [87]

Eine weitere Komponente stellt für Hall die räumliche Dimension dar, sowohl im Sinne eines Territoriums als auch des persönlichen Raumes, welcher einerseits soziale Interaktionen erst ermöglicht, andererseits aber auch klar begrenzt. Die Definition und Legitimation öffentlicher, privater, aber auch persönlicher Räume ist kulturell beeinflusst und wird durch Sozialisation an die Mitglieder der jeweiligen Kultur weitergegeben. Die Einhaltung dieser genormten raumhaften Begrenzungen und der damit verbundenen Handlungsspielräumen ist ein wesentlicher Faktor für das Gelingen aller zwischenmenschlichen Prozesse. Die Überschreitung dieser von Situationen und Personen abhängigen Territorien kann nicht nur zu Missverständnissen führen, sondern ebenso unsichere, ärgerliche oder sogar aggressive Empfindungen entflammen.[88]

So kommt Hall schließlich zu dem Schluss, dass kulturelle Schnittstellen prinzipiell fünf Grundmerkmale aufweisen:

> "Cultural interfacing follows five basic principles:
> 1. The higher the context of either the culture of the industry, the more difficult the interface
> 2. The greater the complexity of the elements, the more difficult the interface;

[87] Vgl.: Hall 1990: S. 18
[88] Vgl.: Hall 1990: S. 4 - 12

3. The greater the cultural distance, the more difficult the interface
4. The greater the number of levels in the system, the more difficult the interface
5. Very simple, low-context, highly evolved, mechanical systems tend to produce fewer interface problems than multiple-level systems of great complexity that depend on human talent for their success."[89]

Geschwindigkeit, Kontext, Raum, Zeit, Informationsfluss und Aktion sind so die Grundpfeiler jeglicher gestalteter Dialoge kommunikativer oder interaktiver Formation. Sie sind zwar für alle Situationen gültig und wirksam, unterscheiden sich aber hinsichtlich Modi und Procedere in Abhängigkeit zur jeweiligen kulturellen Prägung.

2.7.2 Kultursysteme als Kollektivprogramm ihrer Mitglieder

Der Kulturwissenschaftler Gert Hofstede versteht Kultur als ein Kollektivprogramm der Gesellschaftsmitglieder hinsichtlich ihres je typischen Denkens, Fühlens und Handelns und ihrer charakteristischen Glaubensvorstellungen, Einstellungen, Fertigkeiten und Wertigkeiten. Neben den mannigfachen sichtbaren Aspekten zur Beschreibung von Kultur sieht er Symbole, Rituale und Vorbilder als Indikatoren für die nicht sichtbaren Komponenten innerhalb der Kulturkreise.[90] Für Hofstede ist Kultur die Interdependenz von typischen objektiven Merkmalen und subjektiver Individualität.

> „Culture as mental programming is also the crystallization of history in the minds, hearts, and hands of the present generation. The origins of cultural differences, if explainable at all, presume a comparative study of history."[91]

Diese Betrachtungsweise ist zielführend, will man vorherrschende soziale Strukturen, aber auch beobachtbare Tendenzen diagnostizieren und erklärbar machen, denn so kann die Bewährtheit, unter Umständen auch nicht mehr zeitgemäß oder befremdlich scheinender Schemata, in sinnvoller Weise wieder synthetisiert werden.

---

[89] Hall 1990: S. 26ff
[90] Vgl.: Hofstede 2001: S. 10
[91] Hofstede 2001: S. 12

Bei seinen Studien über Kulturdimensionen hat Hofstede gesellschaftliche Konstrukte verglichen, mit dem Ziel, Items zu finden, welche in allen Kulturen auffindbar, jedoch jeweils unterschiedlich gestaltet waren.[92] Seine Ergebnisse basieren auf einem groß angelegten Forschungsprojekt, in welchem, Bezug nehmend auf nationale Kultursysteme, die sozialen Organisationsstrukturen in mehr als fünfzig Firmenstandorten bei IBM, einem der weltweit größten Unternehmen im Bereich Informationstechnologie, untersucht wurden. Dabei konnten fünf voneinander unabhängige Dimensionen kultureller Unterschiede identifiziert werden, welche grundlegend in allen Sozietäten auffindbar sind, allerdings je unterschiedlich gelebt werden:

1. Machtdistanz, welche sich auf die Akzeptanz der Machtverhältnisse bezieht.
2. Unsicherheitsvermeidung, welche sich auf den Umgang mit Risikofaktoren bezieht.
3. Soziale Integration (Individualismus gegen Kollektivismus), welche sich auf die Intensität der Eingliederung von Individuen in die sozialen Systeme bezieht.
4. Geschlechterverhältnisse (Maskulinität gegen Feminität), welche in Beziehung zur männlichen und weiblichen emotionalen Rollenverteilung stehen.
5. Langzeit- gegen Kurzzeitorientierung, welche die Perspektive der Gesellschaftsmitglieder auf die Zukunft oder Gegenwart steuern.

> "These five dimensions were empirically found and validated, and each country could be positioned on the scale represented by each dimension. Moreover, the dimensions were statistically distinct and occurred in all possible combinations, although some combinations were more frequent than others."[93]

Diese fünf Kategorien finden nach Hofstede allerdings nicht nur im interkulturellen, sondern ebenso im kulturinternen Vergleich Verwendung. So beschreibt er, dass unterschiedliche Einstellungen und Wertigkeiten unter den

---

[92] Vgl.: Hofstede 2001: S. 24
[93] Hofstede 2001: S. 28

Mitgliedern eines Kultursystems durch drei Kausalitäten zustande kommen: *„age, generation and Zeitgeist“.*[94]

Abhängig vom Alter oder zu den je typischen Lebensphasen und den darin enthaltenen Anforderungen und Lebenserfahrungen eines Menschen ändern sich naturgemäß Perspektiven, Weltbilder und Denkweisen. Der mit der Begrifflichkeit der Generation beschriebene Effekt kommt dadurch zum Tragen, dass sozial-kulturelle Werte und Einstellungen von jungen Menschen absorbiert werden und so lebenslang Wahrnehmungs-, Denk-, Verhaltens- und Handlungsstrukturen prägen. Durch sich ändernde sozialisatorische Rahmenbedingungen besitzt demnach jede Generation eine typische, unverwechselbare Zeit der Kindheit und Jugend. Auf der Ebene der sozialen Makrostruktur siedelt Hofstede den Effekt des Zeitgeists an, welcher durch seine drastische und systemweite Prägungskraft in die Bedingungen jedes Gesellschaftsmitglieds eingreift. Diese drei Effekte scheinen in unterschiedlichen Kombinationen und Ausprägungen in jeder Kultur auf.

2.7.3 Kultursysteme als Interaktionssysteme

Die Kulturwissenschaftler Trompenaars und Hampden-Turner haben in ihrer Publikation “Riding the waves of cultures” kulturelle Unterschiede thematisiert, wobei das Wesen von Kultur die Lebenseinstellung ihrer Mitglieder darstellt:

> „The essence of culture is not what is visible on the surface. It is the shared ways groups of people understand and interpret the world.”[95]

Den Autoren zufolge ist jede Kultur durch typische Bewältigungsstrategien, durch spezifisch gewählte Lösungen von bestimmten Aufgaben und Problemen charakterisiert. Sie kommen dabei zu dem Ergebnis, dass allfällige Problemstellungen auf drei wesentliche Komponenten zurückzuführen sind: die der Beziehung zu anderen Menschen, die des Umganges mit Zeit und die der Abhängigkeit zum jeweiligen Umfeld. Von diesen grundlegenden Kate-

[94] Hofstede 2001: S. 34

[95] Trompenaars, Hampden-Turner 1993: S. 3

gorien ausgehend formulierten sie sieben fundamentale Dimensionen von Kultur, wobei fünf Aspekte die menschlichen Interaktionen beziehungsweise die Beziehungen der Menschen und zwei weitere Aspekte die Einstellung zu Zeit und Raum thematisieren.[96]

Die in menschlichen Interaktionen wirksam werdenden Komponenten umfassen fünf Orientierungen, die die Beziehung der Teilnehmer gestalten. Zum ersten nennen die Autoren die kulturellen Ausrichtungen Universalismus beziehungsweise Partikularismus. Während in universalistisch gestalteten Sozietäten ein stringentes Regelwerk umfassend befolgt wird, werfen partikularisierte Gemeinschaften mehr Augenmerk auf soziale Bindungen und einzelne Gegebenheiten und handeln demgemäß situationsadäquat und bedarfsgerecht.

Die zweite Gegenüberstellung betrifft die Perspektiven Individualismus und Kommunitarismus. Während bei ersterem der Fokus gesellschaftlicher Ambitionen in der Entfaltung der individuellen Einzigartigkeit liegt, steht bei Letzterem das Gemeinwohl über den persönlichen Interessen der einzelnen Mitglieder.

Ein weiteres Gestaltungsmoment menschlicher Beziehungen wird in den Gegenstücken neutraler beziehungsweise emotionaler Expressionen erkannt. Der Umgang oder vielmehr die Kontrolle unterschiedlicher Affekte in sozialen Handlungen unterliegt kulturellen Determinanten und kann objektiv-neutral kontrolliert oder subjektiv-emotional ausdrucksreich sein.

Als nächstes Gegensatzpaar erörtern die Autoren die Perspektiven spezifischer und diffuser Beziehungsarbeit. Erstere konzentriert sich vorwiegend auf die Sachebene einer Interaktion, letztere gestaltet Beziehungen umfassend mit dem Hauptaugenmerk auf die Interessenslage der teilnehmenden Personen.

---

[96] Vgl.: Trompenaars, Hampden-Turner 1993: S. 8

Als letzte Beziehungen beeinflussende Faktoren werden die den Status der Teilnehmer bestimmenden genannt, welche entweder durch erbrachte Leistung oder durch Zuschreibung vonstatten geht. Leistungsorientierte Gesellschaften messen ihre Teilnehmer am de facto Erreichten und Errungenen. Andererseits wird in Gesellschaften, in welchen soziale Zuschreibungen üblich sind, der Status der Teilnehmer durch Familienzugehörigkeit, Verwandtschaft, Alter, Geschlecht, soziale Kontakte, aber auch prestigeträchtige Ausbildungsabschlüsse übertragen.[97]

Als zweites grundsätzliches Problemfeld mit charakteristischen Bewältigungsstrategien wird die kulturell spezifische Haltung hinsichtlich des Zeitkontinuums genannt. Dahingehend werden vergangenheits- oder zukunftsgerichtete Interessen sozialen Handelns unterschieden. In diesem Sinne wird Zeit als Kulturkonzept erachtet, welches weniger als Objekt, sondern als Idee wirksam wird und unsere Erfahrungen und Aktivitäten steuert. [98] Des Weiteren wird in manchen Kulturen Zeit als lineare Abfolge fragmentierter Ereignisse erkannt, in anderen wiederum als zirkuläres System, in dem Vergangenes und Gegenwärtiges in Zukünftiges integriert wird. Diese grundlegende Orientierung des Zeitkontinuums beeinflusst die Strukturierung des sozialen Zusammenlebens auf allen Ebenen entscheidend.[99]

Als dritte, Kulturen unterscheidende Dimension wird die Einstellung zu, beziehungsweise der Umgang mit umweltgegebenen Faktoren genannt. Gemeint ist damit, ob sich Gesellschaften den Gesetzen und Rhythmen der Natur fügen oder ob naturgegebene Determinanten abgeschliffen und bezwungen werden.[100] Diese Differenz wird zum Beispiel bei Fragen des Umwelt- und Klimaschutzes oder der Lebensmittelproduktion sichtbar.

Kulturelles Verständnis umfasst das Verstehen von Einstellungen und Haltungen in der Wahrnehmung eigener und fremder Konstitutionen. Störfaktoren einer Interaktion und Kommunikation im multikulturellen Kontext kön-

[97] Vgl.: Trompenaars, Hampden-Turner 1993: S. 8f
[98] Vgl.: Trompenaars, Hampden-Turner 1993: S. 118
[99] Vgl.: Trompenaars, Hampden-Turner 1993: S. 10
[100] Vgl.: Trompenaars, Hampden-Turner 1993: S. 10

nen zwar niemals völlig deduziert werden, aber diese Dimensionen von Kultur stellen ein effektives Instrument dar, Denk-, Verhaltens- und Haltungsdispositionen zu analysieren und somit das Unstimmigkeitspotenzial zu minimieren. Die Kategorien kultureller Unterschiedlichkeiten haben demnach eher verbindenden Charakter und zielen nicht darauf ab, explizit Differenzen zu betonen, vielmehr sollen diese die Sensibilität und Toleranz für Vielfalt fördern. [101]

> „Once we are aware of our own mental models and cultural predispositions, and can respect and understand that those of another culture are legitimately different, then it becomes possible to reconcile differences."[102]

2.8 Kulturelle Identität

Die Genese der individuellen Identität steht in Interdependenz zu mannigfachen sozialen Geltungsbereichen. Obwohl die für die Identitätsbildung verantwortlichen Faktoren gefunden, benannt und kategorisiert wurden, unterscheiden sich Individuen bei auch gleichen Rahmenbedingungen grundsätzlich durch ihre charakteristische Identität. Nicht selten definieren und spezifizieren sich Personen selbst durch die Identifikation mit für sie sehr wichtigen Faktoren in Bezug auf ihre zentralen Interaktionsfelder und gesamtgesellschaftlichen Bindungen. Kennzeichen der Modernisierung sind die Denunzierung traditioneller sozialer Einbettungen und die gleichsam entstandene Optionenvielfalt an neuen Bindungen:

> „Der Bedeutungsverlust traditionaler Vergemeinschaftungen in modernen Gesellschaften wird jedoch begleitet von einer Zunahme der Komplexität des sozialen Koordinatensystems, in dem jede/r Einzelne verortet ist. ... In diesem Sinne besteht also nicht nur die Gruppe aus vielen einzelnen Individuen, sondern jedes einzelne Individuum inkorporiert nunmehr seinerseits zahlreiche Gruppen."[103]

---

[101] Vgl.: Trompenaars, Hampden-Turner 1993: S. 196
[102] Trompenaars, Hampden-Turner 1993: S. 200
[103] Simon, Mummendey 1997: S. 23

Die Klärung relevanter Bezugspunkte um die Begrifflichkeit der „kulturellen Identität" fällt so vielseitig aus, wie die Auslegung zum Kulturbegriff selbst. Umso schwieriger und komplexer gestaltet sich die Analyse eines persönlichen Kulturbewusstseins als Aspekt der individuellen Identität. Die bewusste Wahrnehmung der Angehörigkeit zu einem ganz bestimmten kulturellen Feld wird oftmals erst in der Begegnung mit anderen, unbekannten Kulturen begreiflich. Manchmal wird erst im Erkennen der Unterschiedlichkeiten die eigene kulturelle Identität sichtbar, indem man sich der bewussten oder unbewussten, gewollten oder auferlegten Ausgrenzung gegenüber sieht.

> „Eine Untersuchung der Frage," so Krewer und Eckensberger, „in welcher Weise sich gesellschaftliche Strukturen und die Zugehörigkeit zu einem bestimmten Kulturkreis in der individuellen Selbstwahrnehmung niederschlagen, setzt voraus, dass man eine Differenzierung in Gruppen vornimmt, von denen man annimmt, dass sie sich durch spezifische gemeinsame Erfahrungen, bestimmte soziale Positionen oder geteilte Wert- und Traditionsmuster auszeichnen und voneinander unterscheiden."[104]

Eine so konstruierte „kollektive Identität"[105] wird in Abhängigkeit zum sozialen Feld und der historischen Genese definiert und gleichsam abgegrenzt. Migranten werden sich ihrer kulturellen Identität oftmals erst in dem Sinne bewusst, als die Unterschiedlichkeiten zur Kultur des Aufnahmelandes erkannt und damit in Verbindung stehende Handlungsalternativen beziehungsweise –beschränkungen erlebt werden.[106] Auf die „Phänomenologie der Fremdheit"[107] zurückgreifend erklärt Graumann, dass das Wahrnehmen und Erleben von Fremdem und Vertrautem, die Konzeptualisierung daraus abgeleiteter Handlungs- und Verhaltensstrategien ein Verhältnis bezeichnet. Fremdsein ist demzufolge keine Eigenschaft, sondern beschreibt eine Beziehung, eine Relation von Menschen zueinander.

---

[104] Krewer, Eckensberger 2002: S. 590

[105] Vgl.: Giesen 1999

[106] Vgl.: Krewer, Eckensberger 2002: S. 590f

[107] Graumann 1997: S. 46f

2.9 Die Welt in Bewegung - Globalisierung

Wenn in dieser Arbeit der soziale Wandel und der kulturelle Austausch von Sozietäten thematisiert wird, soll auch das Phänomen der Globalisierung kurz erörtert werden. Mit der Voraussetzung adäquater Rahmenbedingungen wirtschaftlicher und politischer Beziehungen sowie moderner Transportmöglichkeiten und Kommunikationstechnologien können globale Netzwerke ungehindert auf- und ausgebaut werden. So ist der Begriff der Globalisierung eine

> „allgemeine Bezeichnung für das (wirtschaftliche, politische, kulturelle usw.) Zusammenwachsen der einzelnen Gesellschaften auf der Welt zu einer Weltgesellschaft."[108]

Diese Vernetzung von Forschung, Wissenschaft, Kommunikation, Politik und Wirtschafträumen hat einen beträchtlichen Einfluss auf viele unterschiedliche Ebenen des sozialen Zusammenlebens. Anthony Giddens hat unter der Begrifflichkeit der „entfesselten Welt"[109] die vielen mit Globalisierung ausgelösten Prozesse und deren Auswirkungen auf die Lebenswelten darlegt. So begreift er Globalisierung nicht nur als weltweiten Marktplatz zum Handel mit materiellen Gütern, sondern ebenso als Forum eines Austausches von Ideen, Einstellungen und Grundhaltungen:

> „In vielen Teilen der Welt geraten herkömmliche Familienformen vor allem deshalb unter Druck und verändern sich, weil Frauen ihre Gleichberechtigung fordern. Nach allem was überliefert ist, hat es bislang nie eine Gesellschaft gegeben, in der Frauen und Männer auch nur annähernd gleichberechtigt waren. Insofern ist dies eine wahrhaft globale Veränderung des Alltags, deren Folgen überall auf der Welt auf allen Gebieten, vom Arbeitsleben bis zur Politik, spürbar werden."[110]

Globalisierung hat jedoch auch die zwischen den Armen und Reichen der Welt bestehende Kluft weiter vertieft. Das Outsourcing der Produktion in Niedrigstlohnländer und die forcierte Ausbeutung strukturschwacher Länder

[108] Fuchs-Heinritz 1994: S. 250
[109] Vgl.: Giddens 1999
[110] Giddens 1999: S. 24

bilden die Hauptkritikpunkte der weltweiten wirtschaftlichen Vernetzung. Mittlerweile besteht Einigkeit darüber, dass Armut unter den vorherrschenden Marktbedingungen aus eigener Kraft nicht mehr bezwungen werden kann und ein wirtschaftlicher Fortschritt nur dann gelingt, wenn adäquate Unterstützung einer Entwicklung geleistet wird. [111]

> „Im Dezember 2006, ..., kam bei einer UN-Untersuchung heraus, dass die reichsten zwei Prozent aller Erwachsenen auf der Erde über mehr als die Hälfte des weltweiten Haushaltsvermögens verfügen. Die krassesten Dimensionen hat diese Umschichtung in den Vereinigten Staaten erreicht, wo 1980 ... im Durchschnitt ein Vorstandsvorsitzender 43-mal so viel verdiente wie ein Arbeiter; 2005 strichen die Unternehmenslenker 411–mal so viel ein. Für diese Topmanager stellt (dies) ... wahrhaftig einen Erfolg dar; dafür ist der Preis zu zahlen gewesen, dass immer mehr Menschen den Glauben an die zentrale Verheißung der Marktwirtschaft verlieren, wachsender Wohlstand komme allen zu Gute.“[112]

In Zusammenhang mit Migration ist zu erwähnen, dass einerseits die durch Globalisierung verschärfte Armut in den zu den Verlierern zählenden Regionen die Menschen zum Wegzug veranlasst,[113] andererseits Mobilitätsbewegungen durch die technologische, mediale, ökonomische und politische Vernetzung erleichtert werden. Die mediale Vernetzung führt aber auch dazu, dass sich Kulturen gegenseitig stark beeinflussen, dass Lebenseinstellungen und Lebensphilosophien, Werte und Normen schier grenzenlos ausgetauscht werden. Obwohl die westliche Welt lange Zeit von wirtschaftlichem Aufschwung, Rationalität und Säkularisierung geleitet war, scheinen sich die Menschen auf der Suche nach neuen Werten und Lebensaufgaben zu befinden. Buddhistische Lehren, afrikanische Weisheiten oder schamani-

---

[111] Vgl.: Sachs 2007: S. 39

[112] Klein 2007: S. 627

[113] Die Flüchtlingsthematik kann in dieser Arbeit nicht vollständig abgehandelt werden, aber trotzdem sei in diesem Zusammenhang auf die als „boat refugees“ bekannten Einwanderer hingewiesen. In vielen wirtschaftlich unterentwickelten, politisch instabilen und von Umweltkatastrophen gerüttelten afrikanischen Staaten nehmen die Menschen gefährliche Fluchtrouten in Kauf, bis schließlich viele von ihnen als Bootsflüchtlinge Europa erreichen. Laut UNHCR landeten im Jahr 2009 ca. 30 000 Menschen allein an den Küsten Italiens, weitere ca. 500 Flüchtlinge gelten als auf der Flucht verstorben beziehungsweise vermisst.
Vgl.: http://volksgruppen.orf.at/diversity/stories/91937 (23. Jänner 2010, 22:38 Uhr)

sche Sinnfindungen haben längst die Plattform esoterischer Hardliner verlassen und finden Anklang in allen sozialen Bereichen. Die unterschiedliche internationale Kulinarik der Restaurants, von asiatisch bis afrikanisch oder mexikanisch bis russisch zeugen für die kosmopolitische Beeinflussung der Küchen, welche vor allem in der touristischen Anpassung paradox erscheint, wenn an den Stränden von Ko Samui Bayrische Weißwürste[114] feilgeboten werden.

In der Medizin hat die globale Vernetzung den Vorteil des fachlichen Austausches forciert, andererseits allerdings auch umstrittene Tendenzen mit einer ungeheuren Geschwindigkeit verbreitet. So sind die steigenden Kaiserschnittzahlen beispielsweise ein weltweit beobachtbarer Trend, den China mit einer fast fünfzig Prozentrate anführt,[115] dicht gefolgt von den süd- und lateinamerikanischen Ländern, wobei in Brasilien die Kaiserschnitt-Rate bei Privatpatientinnen ganze siebzig Prozent beträgt.[116]

2.10 Die Polemik von Nationen, Staaten und Kulturen

Wenn der Kulturbegriff vor dem Hintergrund vorherrschender Mobilitäts- und Migrationsbewegungen thematisiert wird, gilt es unweigerlich, die Konstrukte Nation und Staat mit einzubeziehen und in ihrer Funktion, Genese und Modifikation zu diskutieren. Um die Reziprozität und Interdependenz der an interkulturellen Interaktionen Beteiligten erfassen und verstehen zu können, bedarf es ebenso Kenntnisse über geopolitische Systeme und die jeweiligen Einflussgrößen. In diesem Zusammenhang soll vor allem die im Migrationskontext mögliche individuelle Ambivalenz der kulturellen sowie nationalstaatlichen Identität hervorgehoben werden, welche in allen Lebens-

---

[114] Vgl.: http://www.lamai-chalets.com/home.htm: „Jeden Freitag Grill Pary unter Palmen am Meer im Biergarten. Abwechselnd Kotelett, Steaks, Weißwürste, Schweinewürste mit verschiedenen Salaten usw. ... Lamai Chalets, 127/9 Moo3 Lamai Beach, Ko Samui, Thailand." (14. Jänner 2011, 13:00 Uhr)

[115] Vgl.: www.epochtimes.de/articles/2010/01/12/536132.html (23. Jänner 2010, 20:00 Uhr)

[116] Vgl.: www.innovations-report.de/html/berichte/medizin_gesundheit/bericht-12816.html (20. Jänner 2010, 20:00 Uhr)

bereichen sichtbar werden kann. Für die Geburtshilfe ist diese Thematik deswegen relevant, weil durch die Geburt eines Kindes nach wie vor nicht nur die nationalstaatliche, sondern vor allem die kulturelle Zugehörigkeit determiniert wird, wie mit Begriffsfindungen der österreichische Türkin[117], Afro-Österreicherin oder österreichische Sinti[118] deutlich gemacht wird.

Für Habermas stellt der Nationalstaat jenes Instrument dar, welches neben der politischen Relation vor allem die sozial integrative Funktion erfüllt. Durch das nationale Bewusstsein, im Idealfall verbunden mit einer durch die Staatsgrenzen abgeschirmten kulturellen Identität, konnten die mikro- und makrosozialen Herausforderungen des nationalen Konstruktes ausbalanciert und hinreichend geregelt werden. Unter den sich wandelnden Beschaffenheiten des Nationalgefüges fragt Habermas jedoch, inwieweit dieses seine Funktionsfähigkeit noch erfüllen kann:

> „Heute, da sich der Nationalstaat im Inneren durch die Sprengkraft des Multikulturalismus, von außen durch den Problemdruck der Globalisierung herausgefordert sieht, stellt sich die Frage, ob es für das Junktim von Staatsbürger- und Volksnation ein ebenso funktionales Äquivalent gibt.[119]

Soll Multinationalität und Globalisierung gelingen, muss nach Habermas der geltende politische Einfluss der Mehrheitskultur in dem Sinne aufgelöst werden, als die Politik innerhalb der Sozietät die kulturelle, ethnische und religiöse Vielfalt gleichwertig und gleichberechtigt anerkennt.[120] Weiters meint er, dass die Problematik der Diskriminierung von Minderheiten nicht durch Autonomie, sondern im Gegenteil, nur durch Inklusion aufgehoben werden kann.[121] Auf gegenseitige Anerkennung hinweisend betont er, dass

---

[117] In dem Webportal www.turkisch-talk.com suchte ein 24 jähriger Türke, der sich selbst als modern und nicht patriotisch bezeichnete, in einem Inserat eine „österreichische Türkin“ als Freundin.
Vgl.: www.turkish-talk.com/liebe-flirt-partnerschaft/27930-osterreichische-tuerkin.html (19.Dezember 2009, 14:30 Uhr)

[118] www.kfunigraz.ac.at/~rambase/cgi-bin/art.cgi?src=data/ethn/groupsat/at-sinti.de.xml (19. Dezember 2009, 14:40 Uhr)

[119] Habermas 1999: S. 141

[120] Vgl.: Habermas 1999: S. 142

[121] Vgl.: Habermas 1999: S. 174

die Stabilität und Integrität des sozialen Konstruktes nur durch eine rechtliche Gleichstellung aller Kulturen, Ethnien und Religionen gesichert ist.[122]

Die Autoren der Publikation der Vereinten Nationen „Brücken in die Zukunft – Ein Manifest für den Dialog der Kulturen“ postulieren, dass als Konsequenz der Globalisierung und der multiethischen Sozialgefüge eine Erosion ursprünglicher Assoziationen nicht eingefordert werden kann.

> „Wir wissen, dass unsere starken Gefühle, unsere stolzen Bestrebungen und unsere immer wiederkehrenden Träume sehr häufig mit einer bestimmten Gruppe zu tun haben, in einer Muttersprache artikuliert werden, mit einem bestimmten Ort zusammenhängen, und an Menschen desselben Alters und Glaubens gerichtet sind. …In unseren ursprünglichen Bindungen sind wir tief verwurzelt, und sie verleihen unserem Alltagsleben Sinn. Sie können genauso wenig nach Belieben ignoriert werden, wie man sich einfach bewusst dafür entscheiden kann, eine ganz andere Person zu sein.“[123]

Die vorherrschende sozio-kulturelle Mobilisierung, Prozesse der Ethnogenese und der nationalen Identifizierung bringen auf allen Ebenen des Gesellschaftlichen strukturelle Änderungen mit sich. Die weltweiten Verflechtungen in bisher unbekanntem Ausmaß verändern die sozialen Beziehungen der Menschen zueinander, neben nachbarschaftlichen, lokalen und regionalen Bezügen gewinnen überregionale und internationale Solidargemeinschaften immer mehr an Bedeutung. Münch sieht in diesen Entwicklungen jedoch auch eine Überforderung der Gesellschaftsmitglieder, wenn die Obsoleszenz des Bekannten, die gesteigerte Begegnung mit dem Unbekannten zu einem Konkurrenzdenken und zu Verdrängungsängsten führen. Traditionelles Nationalbewusstsein, schlimmstenfalls extremistisch gefärbt, kann so einen wiederbelebenden Impuls erfahren.[124] Münch vertritt die These, dass gemäß dem solidarischen Gesetz ethnische Konflikte so lange auf der Basis der Gruppenzugehörigkeit stattfinden würden, solange die Pflege der kulturellen und ethnischen Gemeinschaften aufrechterhalten bleibt. Nur im Zurückdrängen dieser nach außen hin abgegrenzten Identitätskomplexe kann der

---

[122] Vgl.: Habermas 1998: S. 113
[123] Annan 2002: S. 63
[124] Vgl.: Münch 1993: S. 214ff

Aufbau einer neuen internationalen oder globalen Bewusstseinsbildung funktionieren.

> „Wer die multiethnische und multinationale Gesellschaft in Form des multiethnischen und multinationalen Zusammenlebens und Zusammenarbeitens ohne räumliche Trennung will, muß einiges daransetzen, die alten Gruppenzugehörigkeiten ein erhebliches Stück zurückzudrängen und neue gruppenübergreifende Beziehungen aufzubauen. Eine solche multiethnische und multinationale Gesellschaft ist dann verwirklicht, wenn ihre Mitglieder ihre ethnische und nationale Herkunft zu einem erheblichen Teil vergessen haben.“[125]

Natürlich stellt auch Münch die Frage, inwieweit diese Forderung im realen Zusammenleben der Menschen realisierbar ist und nach wie vor konnte kein Konsens dahingehend schaffen, welcher Grad der kulturellen Integration für ein stabiles Gesellschaftsgefüge notwendig ist. Da im Gegensatz zu Amerika in Europa das Zusammenleben unterschiedlicher ethnischer und kultureller Gemeinschaften unter Bewahrung ihrer Identität angestrebt wird, besteht das Risiko, dass jeglicher sozialer Konflikt von Aspekten der Problematik der Multikulturalität überschattet wird und so erhebliches Aggressionspotential mit sich bringt. Die Beibehaltung der Herkunftskultur kann demnach dazu führen, dass Abgrenzungen und Kontroversen zwischen den nationalen, kulturellen und ethnischen Solidaritäten, besonders in Zeiten der Ressourcenknappheit und der sozialen Ungleichheit, auftreten.[126]

Während Münch von einer Korrosion identitätsstiftender und kohäsionsorientierter Kulturkomponenten ausgeht, was in weiterer Folge zu einer Abstraktion und Konzeption von neuen Identitäten und Repräsentanzformen führt, entwarf Samuel P. Huntington als einer der Befürworter des Assimilationsansatzes[127] seine These, dass Kulturen und Identitäten von Tendenzen der Kohärenz, der Desintegration und des Konfliktes begleitet werden.

---

[125] Münch 1993: S. 219f

[126] Vgl.: Münch 1993: S. 223

[127] „Allgemein wird unter dem Begriff der Assimilation die völlige Identifikation der Angehörigen von Minderheiten mit der Kultur der dominanten Mehrheit verstanden. Dabei wird unterstellt, dass die Angehörigen der Minderheiten eine über die externe und interne Akkulturation hinausgehende neue Identität und Loyalität annehmen, die sich auf die dominante Kultur stützen. Sie werden dabei ihrer Herkunftskultur entfremdet und von

„Für Menschen, die ihre Identität suchen und ihre Ethnizität neu erfinden, sind Feinde unabdingbar, und die potentiell gefährlichsten Feindschaften begegnen uns an den Bruchlinien zwischen den großen Kulturen der Welt.“[128]

Neben den sich ändernden geopolitischen Strukturen, den globalen ökologischen Vernetzungen, der Renaissance religiös-extremistischer Bewegungen erkennt Huntington aber zusätzlich die Problematik, dass die von ihm als westlich bezeichnete Kultur eine weltweite Vormachtstellung behauptet und seine eigenen Interessen gleichsam als die der Weltgesellschaft definiert. Dabei untermauert er mit einigen Beispielen die *„Doppelmoral....universalistischer Anmaßungen.“*[129]

Nachdem Huntington in seiner Publikation vom „Kampf der Kulturen“ spricht, beschreiben Breidenbach und Zukrigl in ihren Ausführungen mit dem Titel „Tanz der Kulturen“ die mit der Globalisierung einhergehenden kulturellen Entwicklungen. Ihrer Theorie zufolge entsteht durch das weltweite politische, ökonomische, mediale, aber auch kreative Zusammenwirken eine neue kulturelle Realität, welche sie als „Globalkultur“ bezeichnen.

„Innerhalb der Globalkultur manifestieren sich unterschiedliche Positionen, die aber zugleich den ständigen Hegemonialbestrebungen der Teilnehmer ausgesetzt sind. Die Globalkultur ist kein machtfreier Raum, in dem jeder höflich um seine Meinung gebeten wird. Jede Differenz muß ausgehandelt, die eigene Position verteidigt werden, und wer nicht laut genug schreit, geht unter. Globalkultur ist nicht unter gleicher Partizipation aller Kulturen entstanden und fördert auch nicht automatisch die Entwicklung hin zu einer faireren Welt.“[130]

---

der dominanten Kultur absorbiert, so dass die Differenzen der Minderheitenkultur zur Letzteren gänzlich verwischt wird.“ (Han 2005: S. 321)

[128] Huntington 2006: S. 20f

[129] „Die Demokratie wird gelobt, aber nicht, wenn sie die Fundamentalisten an die Macht bringt; die Nichtweitergabe von Kernwaffen wird für den Iran und den Irak gepredigt, aber nicht für Israel; freier Handel ist das Lebenselixier des Wirtschaftswachstums, aber nicht in der Landwirtschaft; die Frage nach den Menschenrechten wird China gestellt, aber nicht Saudi-Arabien; Aggressionen gegen erdölbesitzende Kuwaitis werden massiv abgewehrt, aber nicht gegen nicht-ölbesitzende Bosnier. Doppelmoral in der Praxis ist der unvermeidliche Preis für universalistische Prinzipien.“ (Huntington 2006: S. 293)

[130] Breidenbach, Zukrigl 2000: S. 207

Obgleich diese Thesen zwar vorrangig auf weltpolitische Phänomene abzielen, sind sie ebenso für migrationsrelevante Diskussionen auf nationaler Ebene von Bedeutung. Naturgemäß spiegeln Problemfelder des Makrozensus das direkte Zusammenleben wieder, auf kulturelle Eigenheiten abzielende Stereotypen, nicht selten durch politische Pauschalurteile geschürt, erschweren eine gelungene interkulturelle Kommunikation, Interaktion und Integration. Bleiben darüber hinaus zwischenmenschliche Begegnungen des Kennen- und Verstehenlernens aus, können sich Vorurteile und Intoleranz weiter verstärken. Die über einen Kulturkreis vermittelten Stereotypen erschweren es, in der direkten Interaktion den einzelnen Mitgliedern vorurteilsfrei zu begegnen.

In dem auf Initiative des damaligen UN-Generalsekretärs Kofi Annan erschienenen Manifests für den Dialog der Kulturen mit dem Titel „Brücken in die Zukunft" wird auf der Basis von Menschlichkeit und Vertrauen ein neues Paradigma für globale Beziehungen vorgeschlagen. Die Komponenten Freiheit und Gerechtigkeit, Rationalität und Anteilnahme, Rechtmäßigkeit und Zivilisiertheit sowie Recht und Verantwortlichkeit sollen transkulturelle Beziehungen formen und sogar die Realisierung eines neuen Weltethos ermöglichen.[131] Als weitere Elemente dieser angestrebten grenzen- und kulturübergreifenden Denkmuster nennen die Autoren die Prinzipien der Gleichstellung, Neubewertung des Begriffes Feind, Machtstreuung, Teilhabe, individuelle Verantwortlichkeit und themenorientierte Kooperation[132] und untermauern gegensätzlich zum Assimilationsansatz den Diversitätsansatz, welcher die kulturelle Vielfalt betont und als „Diversity Management" zur Gleichstellung und Verhinderung diskriminierender Verhaltensweisen beiträgt.

> „Der Erfolg des Dialogs wird folglich an dem gemessen werden, was wir über Gräben hinweg zusammen bauen. Gemeinsam zu bauen ist die ultimative Gegenantwort auf das alte Motto „Macht schafft Recht". In praktischer, konzeptueller und philosophischer Hinsicht stellt es das diametral entgegengesetzte Ende

[131] Vgl.: Annan 2002: S. 85
[132] Vgl.: Annan 2002: S. 120

des Spektrums dar. Gemeinsam zu bauen ist die ultimative Manifestation des neuen Paradigmas."[133]

2.11 Facit

In diesem Abschnitt wurden die Themenbereiche Individuum, Gesellschaft und Kultur insofern beleuchtet, als die Bedingtheiten und Wechselwirkungen derselben aufgezeigt wurden. Entsprechend der Komplexität des Sachverhaltes wurde mit Hilfe ausgewählter Theorien nach Erklärungen gesucht, wie die objektiven und subjektiven Realitäten auf der Makro- und Mikroebene miteinander und zueinander in Relation stehen.

Für die weitere Abhandlung der Thematik war es wichtig, Verständnis darüber zu erzeugen, wie Individuen ihre Wahrnehmungen, Denkweisen, Einstellungen, Verhaltens- und Handlungsstrategien strukturieren und vor allem wie diese Komponenten in Wechselwirkung zu der jeweiligen Umwelt stehen. Nur wenn diese Mechanismen und interdependenten Prozesse deutlich geworden sind, können soziales Handeln und alle darauf gerichteten kommunikativen und interaktiven Aktionen und Reaktionen in interkulturellen Situationen verständlich werden. Wenngleich Identitätsbildung von soziologischer Perspektive mit Theorien der Sozialisation erörtert wird, ist das Individuum selbst innerhalb seiner sozialen Rahmenbedingungen und der zur Verfügung stehenden Optionen als aktiv Handelnder und Gestaltender zu sehen. Um Denkweisen, Einstellungen, Wahrnehmungs-, Handlungs- und Verhaltensstrategien nachvollziehen zu können, müssen die Lebenswelten und –bedingungen sowie die Handlungs- und Entscheidungsspielräume der Menschen gekannt werden. Um Menschen mit Migrationshintergrund zu verstehen und kommunikative und interaktive Prozesse reflektieren zu können, müssen einerseits die sozialen Rahmenbedingungen und Lebenswelten der Betroffenen bekannt sein. Andererseits ist das Bewusstsein darüber wichtig, dass gelernte, einverleibte und vor allem bewährte Strategien der Lebensführung und Lebensgestaltung aufgrund von Migration nicht einfach modifiziert oder abgelegt werden können.

---

[133] Annan 2002: S. 170

Darüber hinaus wird deutlich, dass der mit dem Kulturbegriff verbundene Bedeutungsgehalt mannigfaltige Facetten und damit wiederum verbundene Konsequenzen aufwirft. Es ist vor allem im Migrationskontext erforderlich, die alltagssprachliche Auffassung des Begriffes Kultur aufzulockern und neue Aspekte und Denkweisen einfließen zu lassen, um die Starrheit und Abgegrenztheit abzulösen zugunsten einer dynamischen und flexiblen Auffassung. Kultur bedeutet nicht die geographisch abgrenzbare Zuordnung von unterschiedlichen Lebensstilen, sondern wird in den unterschiedlichen Biographien und Lebenswelten ihrer Mitglieder sichtbar, was wiederum einen mannigfachen Reichtum im Ausdruck hervorbringt. Es ist wichtig, die im Kulturbegriff verborgenen Vorurteile und Stereotypen abzulegen und den Menschen wieder in den Mittelpunkt zu stellen, vor allem da es aufgrund vorherrschender Migrationsströme den meisten überhaupt unmöglich wird, Menschen ihren Wurzeln entsprechend zuzuordnen. Welcher Österreicher kann zum Beispiel mit Sicherheit unterscheiden, ob eine Frau aus Botswana oder Ghana, aus Borneo oder Korea oder aus Jemen oder Syrien stammt, wenngleich auch zwischen den Ländern ganze Längen- und Breitengrade liegen mögen?

Ziel dieser Ausführungen war, anhand ausgewählter, möglichst unterschiedlich konzipierter Auffassungen Einblicke des Wechselspiels von Individuum, Gesellschaft und Kultur zu liefern und dahingehend zu sensibilisieren.

3. Migration als Konstante menschlicher Existenz

In den folgenden Kapiteln wird dem Themenbereich Migration von mehreren Perspektiven aus begegnet. Die zur Migration führenden Motivationen und vor allem die Konsequenzen der Mobilitätsbewegungen sollen erläutert werden, indem die Anforderungen der Umstellung und Anpassung an neue Rahmenbedingungen und Lebenswelten dargestellt werden. Ebenso werden Befunde der Migrations- und Integrationsforschung diskutiert, welche Rückschlüsse auf das multikulturelle Zusammenleben zulassen.

Migration, also die dauerhafte geographische und soziale Wanderung von Individuen und Sozietäten ist als Phänomen seit jeher an menschliche Lebensbedingungen geknüpft. Der Kampf um die Sicherstellung und Verbesserung der lebensnotwendigen Konzessionen stellt gleichsam eine Suche dar, wie und wo diese Interessen am günstigsten realisiert werden können.

> „Blickt man auf die Geschichte der Menschheit zurück, so ist festzustellen, dass die Menschen immer auf der Suche waren, z.B. nach neuem Weideland (Nomadenwanderung), neuen Handelsrouten (migratory trade) und neuen Arbeitsplätzen. Die Geschichte der Menschheit ist so gesehen die Geschichte der Migration.“[134]

Der heutigen Diskussion um das Phänomen Migration entzieht sich kaum eine wissenschaftliche Disziplin. So thematisiert die Medizin die Verbreitung von Krankheitsbildern, die für viele Regionen untypisch sind, die Erziehungswissenschaften fokussieren Ansätze einer interkulturellen Pädagogik, die Wirtschaftswissenschaften versuchen, die ökonomischen Ursachen und Begleiterscheinungen zu prognostizieren, die Rechtswissenschaften analysieren den juristischen Status der von Migration Betroffenen und die Demographie interpretiert die regionalen, nationalen oder globalen Bevölkerungsentwicklungen. Dementsprechend vielfältig und unterschiedlich zeigen

---

[134] Han 2006: S. 21

sich jeweilige Begriffsbestimmungen. Dem Verständnis dieser Arbeit folgend heißt Migration,

> „daß Individuen aus einem Gesellschaftssystem in ein anderes überwechseln, wodurch direkt oder indirekt in beiden Systemen interne und externe Beziehungs- und Strukturveränderungen induziert werden."[135]

Um den Facettenreichtum des Migrationsbegriff typisieren zu können, schlägt Annette Treibel folgende Klassifikation vor: Zum einen differenziert die Autorin die räumlichen Aspekte, als Ziel und Distanz der Wanderung, wobei sie die Binnenwanderung oder interne Wanderung von der internationalen oder externen Wanderung unterscheidet, welche wiederum kontinental oder interkontinental bestehen kann. Unter dem Aspekt des Zeitkontinuums wird zwischen begrenzter oder temporärer und dauerhafter oder permanenter Wanderung unterschieden. Weiters wird hinsichtlich der Motivation und Ursache zwischen freiwilliger und erzwungener Migration differenziert. Das letzte Unterscheidungsmerkmal betrifft den Umfang der Migration, wobei Einzel- beziehungsweise Individualwanderungen, Gruppen- oder Kollektivwanderungen und Massenwanderungen unterschieden werden. [136]

Wenngleich Klassifikationen dieser Art zur Darstellung der Komplexität dieses Phänomens oftmals zu kurz greifen, zumal diese theoretisch-fiktiven Grenzen zwischen den Kategorien selten eindeutig festlegbar sind, versucht die Autorin, dem breiten Spektrum der Migration so gerecht zu werden.

Dementsprechend vielfältig sind die Ansätze klassischer und auch neuerer Theorien der Migration, welche sowohl die Ursachen und Konsequenzen als auch die Bewältigungsstrategien zu erklären versuchen. Folgend werden, um Einblick in die Perspektivenvielfalt dieser Thematik zu erhalten, die Theorie über „Transnational Social Spaces" von Faist und das „Push-Pull Modell der Migration" von Lee vorgestellt.

---

[135] Ronzani 1980: S. 17
[136] Vgl.: Treibel 2003: S. 20

3.1 Transnational Social Spaces

Der deutsche Sozialwissenschaftler Thomas Faist hat in seiner Theorie über "Transnational Social Spaces" grenzüberschreitende Tauschakte und Transaktionen in sozialen Netzwerken und Organisationen untersucht, wobei der Fokus auf nicht staatlich gelenkte soziale Prozesse gelegt wurde.

> "By transboundary expansion of social spaces we mean processes that signify a transformation in the spatial organisation of social and symbolic relations, namely, ties and transactions – assessed in terms of their extensity, intensity, infrastructure, degree of institutionalisation and impact. These processes are visible and result in transboundary exchanges and networks of interaction, linguistic and cultural diffusion, legal regulation and political authority."[137]

Die grenzüberschreitende Genese so definierter "social spaces" weist regional spezifische Merkmale auf, welche als funktionelle soziale Agglomerate mit je typischen Interaktionen, Austauschhandlungen und Beziehungsgeflechten verstanden werden. Diese relativ stabil und dauerhaft gestalteten Systeme definieren auch über nationale Grenzen hinweg die Beziehungen und Beziehungsinhalte ihrer Mitglieder sowie ihre Positionen in den Netzwerken und Organisationen. So beschreibt der Begriff der „transnational spaces" weniger geographische Determinanten, sondern viel mehr die Systematik von sozialen Akteuren in Interdependenz zu mindestens zwei Staaten.

> "Overall, the concept of transnational social spaces explores the principles by which geographical propinquity, which implies the embeddedness of ties in one locality, is supplemented or transformed by transnational exchanges. This further raises the question as to the transaction mechanisms embedded in social ties and structures, such as exchange, reciprocity and solidarity."[138]

Typisch für soziale Beziehungen in diesem Sinne sind gemeinsame Interessen, Verpflichtungen, Erwartungen und Normen. Daneben existieren so genannte symbolische Beziehungen, wobei kollektive Meinungen, Erinnerun-

---

[137] Faist 2004: S. 3
[138] Faist 2004: S. 4

gen, Zukunftsperspektiven, Darstellungen und eine einheitliche Sprache als verbindende Elemente für die Mitglieder wirken.[139] Die Entwicklung und Aufrechterhaltung der „transnational spaces“ ist abhängig von infrastrukturellen Gegebenheiten zwischen Individuen, Gruppen, Organisationen und Staaten, welche diese Austauschakte erst ermöglichen beziehungsweise die notwendigen Ressourcen zur Kontaktaufnahme bereitstellen. Dieses wirtschaftliche, organisatorische und kommunikative Verbindungsnetz gilt somit als der Mechanismus, in dem transnationale Beziehungen und Abläufe erst entstehen können.

Der Grad der Institutionalisierung der "transnational spaces" variiert, von lockeren, diffusen Kontaktmustern zu hoch formalisierten Verhältnissen wie Gemeinschaftsdörfern, multinationalen Konzernen, Religionsgemeinschaften und Diasporas. Diese Aspekte berücksichtigend umfasst die Dimension des Institutionalisierungsgrades sowohl die je typische Organisationsform als auch die gemeinsamen Werte und Symboliken einer Sozietät.[140]

Die Entstehung der "transnational spaces" steht in unmittelbarem Zusammenhang mit dem technologischen Fortschritt vor allem in Bereichen Transport und Kommunikation. Die Mannigfaltigkeit der globalisierten Strukturen im Hinblick auf ökonomische, politische, kulturelle, soziale und religiöse Komponenten und die technologischen Errungenschaften erhellen so die Möglichkeit, einst territorial begrenzte Netzwerke, Gemeinschaften und Organisationen transnational zu öffnen.[141]

Ein weiterer Moment, die Entstehung der „transnational spaces“ voranzutreiben, war die politische Vorgehensweise vieler Aufnahmeländer, den Migranten keine Assimilation abzuverlangen, sondern religiöse, sprachliche und kulturelle Gegebenheiten auch auf institutionellen Ebenen der Nation zu berücksichtigen.

---

139 Vgl.: Faist 2004: S.4
140 Faist 2004: S. 7
141 Vgl.: Faist 2004: S. 11

> "In immigration states are liberal democracies and do not seek to assimilate immigrants by force, the respective immigrant minorities have grater chances of maintaining their cultural difference and ties to their country of origin. Multicultural policies in immigration states – such as the institutionalised teaching of the native language as well as the incorporation of religious confessions – possibly support not only integration but also the maintenance of various transnational communities and ogranisation."[142]

Im Zeitalter der grenzübergreifenden Expansionen, internationaler und interkontinentaler Mobilitätsbewegungen und nahezu grenzenloser Informations- und Kommunikationsmöglichkeiten wurden ebenfalls die einst begrenzt gefassten kulturellen Gegebenheiten fusioniert. Die Annahme der Diffusion transnationaler Kulturen als Konsequenz dieser Tendenzen basiert auf der Tatsache, dass es zu mehr oder weniger prägenden gegenseitigen Beeinflussungen zwischen Nationen und transnationalen Gemeinschaften und Organisationen kommt.

3.2 Migration als Abwägung von Push- und Pull-Faktoren

Der Migrationsforscher Everett S. Lee zeigt in seinen Ausführungen Charakteristika, Konsequenzen und Prognosen internationaler Migrationsströme und –gegenströme auf, wobei für ihn Wanderung ein dauernder oder vorübergehender Wechsel des Wohnsitzes darstellt, ungeachtet der Motivation und der überwundenen Distanz. Als typische und den Prozess einer wie auch immer gearteten Wanderung prägenden Komponenten erkennt er Herkunftsort, Bestimmungsort, intervenierende Hindernisse und persönliche Faktoren.[143]

So weisen Regionen mannigfache Größen auf, welche diese attraktiv erscheinen lassen und Bewohner halten oder anziehen (Pull-Faktoren). Andere Regionen weisen wiederum Faktoren auf, welche Menschen zur Emigration veranlassen oder zwingen (Push-Faktoren). Die Bewertung der positiven und negativen Einflussfaktoren einer Region wird subjektiv unterschiedlich

---

[142] Faist 2004: S. 12
[143] Vgl.: Lee 1972: S. 117f

ausfallen, obgleich Gruppen von Menschen diagnostiziert werden, welche ähnliche Maßstäbe in der Beurteilung der Faktoren im Herkunfts- und Bestimmungsort der Wanderung setzen und darauf vergleichbar reagieren. Anzumerken bleibt allenfalls, dass die Urteilsfindung über die Herkunftsregion auf jahrelanger Erfahrung beruht und selten überstürzt erfolgt, während die Einschätzung der Faktoren in der Zielregion meist auf vagen Vermutungen und abstrakten Hoffnungen fußt. Dieses Moment der Unsicherheit wird demnach insofern kompensiert, als dass es als Gruppenurteil von den Mitgliedern der Sozietät gestützt wird. Eine Analyse im Hinblick auf diese beeinflussenden Größen erlaubt so eine Beschreibung des Phänomens der Migration, welche die Mikroebene überwindet und Tendenzen auf der Makroebene zulässt.[144]

Die Motivation zur Wanderung basiert also in einer Gegenüberstellung der positiv und negativ bewerteten Faktoren im Herkunfts- und Zielort, wobei in diese Überlegungen die dabei zu überwindenden Barrieren miteinbezogen werden. Diese Hindernisse können geostrategische Blockaden sein, aber ebenso Einwanderungsgesetze, welche oftmals erst im Laufe der Migrationsbewegung erkannt werden und den Prozess nachhaltig beeinflussen.

Und schließlich beeinflussen eine Reihe persönlicher Faktoren die Wanderung, abhängig von individuellen Dispositionen und lebenszyklisch spezifischen Determinanten. Individuelle Empfindungen und Wahrnehmungen, Kenntnisse und Kontakte, aber auch die allgemeine Haltung zu auftretenden oder erwünschten Veränderungen entscheiden über die Genese der Wanderungsbereitschaft.[145]

Lee stellt eine Reihe von Hypothesen auf, welche den Umfang, die Bedingungen und Charakteristika von Migrationsströmen und -gegenströmen aufzeigen. So korrespondiert der Umfang der Wanderung mit einem hohen Grad an Verschiedenartigkeiten zwischen der Herkunfts- und Zielregion, das heißt, dass die Beurteilung der Faktoren der betroffenen Regionen insofern zugunsten der Zielregion ausfallen, als dort eine Verbesserung der Le-

[144] Vgl.: Lee 1972: S. 119
[145] Vgl.: Lee 1972: S. 120

bensumstände erwartet wird. Des Weiteren korrespondiert der Umfang der Wanderung mit der Unterschiedlichkeit der sozialen Struktur. Je homogener die Sozietät in Bezug auf ethnische Herkunft, Erziehung, Einkommen oder Tradition gestaltet ist, desto niedriger ist die Tendenz zur Wanderung. Das Wanderungsvolumen selbst steht wiederum in Interdependenz zu den im Wanderungsprozess zu überwindenden Schwierigkeiten und zum ökonomischen Gefälle zwischen Aufnahme- und Herkunftsland. Das Wanderungsvolumen und die Wanderungsraten nehmen tendenziell zu, wenn Barrieren und Hindernisse unbedeutend erscheinen und stehen direkt proportional zum Grad des sozio-kulturellen und ökonomischen Aufstiegs einer Region.[146]

Ein Grundpfeiler von Lees Argumentation ist die Erkenntnis, dass Wanderungen immer den Prinzipien von Strom und Gegenstrom folgen, das heißt, dass Migrationsbewegungen überwiegend über ganz typische Routen zu bestimmten Destinationen stattfinden. Jeder Migrationsstrom entwickelt einen Gegenstrom, weil zum einen am Zielort die positiven und negativen Faktoren des Herkunftsortes sehr oft neu bewertet werden und so unter Umständen zu einer Rückkehr veranlassen, und zum anderen könnte ein Aufenthalt in der Ferne Optionen schaffen, unter aussichtsreicheren Konzessionen in die Herkunftsregion zurückzukehren. Weiters ist der Wirkungsgrad von Wanderungsströmen abhängig von den intervenierenden Hindernissen, welche man bei einer Rückkehr ein zweites Mal überwinden müsste sowie von den ökonomischen Gegebenheiten, wobei in Zeiten wirtschaftlicher Expansion die Attraktivität einer Zielregion steigt und bei Depression die Menschen dazu neigen, ins Herkunftsland zurückzukehren. Theoretisch könnte so eine Umkehrung von Strom und Gegenstrom stattfinden.[147]

Wanderung wird hier also als selektives Phänomen erachtet, weil persönliche Faktoren die Migrationsdynamik beeinflussen. Da Individuen die Plus- und Minusfaktoren, die sogenannten Push- und Pull-Faktoren im Herkunfts- und Bestimmungsort unterschiedlich beurteilen und unterschiedliche Kompetenzen in der Bewältigung von Barrieren besitzen, wird der Entschluss zur Migration als ein auf Abwägung beruhender Entscheidungsprozess erachtet.

[146] Vgl.: Lee 1972: S. 121ff
[147] Vgl.: Lee 1972: S. 125f

Ein weiteres Merkmal von Menschen, die eine Emigration in Erwägung ziehen, ist nach Lee, dass bestimmte Charakteristika der Bevölkerung am Bestimmungsort zum Teil schon vor der Migration übernommen werden, andere typische Charakteristika der Bevölkerung des Herkunftslandes aber dennoch stabil erhalten bleiben.[148]

> „Die Fruchtbarkeit von Wanderern zum Beispiel tendiert dazu, zwischen der der Bevölkerung am Ursprungsort und der der Bevölkerung am Bestimmungsort zu liegen, und die Schulbildung von Wanderern aus ländlichen Gebieten, obwohl höher als die von Nichtwanderern am Ursprungsort, ist geringer als die der Bevölkerung am Zielort. So besteht eines der Paradoxa der Wanderung darin, dass die Bevölkerungsbewegung dazu tendieren kann, die Qualität der Bevölkerung, ausgedrückt durch eine besondere Eigenschaft, sowohl am Ursprungsort als auch am Bestimmungsort zu vermindern.“[149]

Die hier vorgestellten Theorien der Migration haben Einblick in den komplexen Forschungsgegenstand gestattet und unterschiedliche Perspektiven der Thematik abgebildet. Die sich in zeitlicher und räumlicher Dimension rasch wandelnden Tendenzen transnationaler Wanderungsbewegungen erschweren die Erforschung und Festlegung sozialer Zusammenhänge und Bedingtheiten. Des Weiteren sind die mit Migration verbundenen Motive, Hoffnungen, Barrieren und Wege so mannigfaltig, dass sich die damit verbundenen Einzelschicksale kaum in Theorien objektivieren lassen. Auch wenn die Entscheidung auszuwandern ein Produkt mehrerer Komponenten - wie etwa die Abwägung positiver und negativer Faktoren im Herkunfts- und Bestimmungsort oder die Entscheidung zugunsten des vorhandenen sozialen Netzwerkes der eigenen Ethnie im Zielland - ist, wird vielen Menschen durch europäische Regelungen und Gesetze nach langwierigen Verfahren die Aufnahme in ihrem Wunschland verwehrt.

Migration als soziales Phänomen wird in den Theorien allzu oft als freiwillige, vernunftgemäße Entscheidung regionaler Mobilität und als individuelle, rationale Abwägung zukunftsweisender Lebensgestaltung verstanden. Dabei wird die Zahl der weltweit durch Konflikte, humanitäre Krisen oder

---

[148] Vgl.: Lee 1972: S. 127ff
[149] Lee 1972: S. 128

politische und ökonomische Gegebenheiten zur Migration getriebenen Menschen des Öfteren unterschätzt, nicht zuletzt aufgrund der Unberechenbarkeit und der Ohnmacht gegenüber den Flüchtlingsströmen. Laut Schätzungen des Hohen Flüchtlingskommissars der Vereinten Nationen (UNHCR) liegt die Gesamtzahl aller Flüchtlinge und Menschen in flüchtlingsähnlichen Situationen weltweit zur Zeit bei über 40 Millionen.[150] In diesen Ausnahmezuständen menschlicher Mobilität werden je nach wahrgenommener Bedrohung keine Alternativen geprüft, sondern lediglich jene Optionen ergriffen, die ein Entkommen aus den Krisenregionen versprechen. Die beinahe allen Migrationstheorien gemeinsame Annahme einer bewussten Entscheidung greift bei der Fluchtmigration eben nicht, da hier gewissermaßen eine Sogwirkung einer gemeinsamen Überlebensstrategie zum Tragen kommt. Es sind vor allem die Konsequenzen der weltweiten Fluchtmigration, welche besonders die westlichen Industriestaaten vor dem Hintergrund der Menschenrechte zu politischen und sozialen Lösungen zwingen.

3.3 Migration – was dann? Der Umgang mit neuen sozialen Bedingungen

Mit Migration verbunden ist für die Betroffenen die Herausforderung, in einem neuen Land, in einer neuen Region zu leben. So gilt es primär zu klären, wie Migranten der Umgang mit neuen sozialen Bedingtheiten und Rahmenbedingungen gelingt.

Gesellschaftliche Integration, ein so unterschiedlich definierter und diskutierter Begriff eines Prozesses sozialer Teilhabe, ist mit mannigfaltigen Assoziationen verknüpft. Im Kontext der Migrationskomplexität werden zwischen den Polen der Assimilation und Dissimilation graduell alle erdenklichen Möglichkeiten der sozialen Inklusion vorgeschlagen und vor allem im politischen Diskurs thematisiert.

[150] Vgl.: www.unhcr.de/uploads/media/AufEinenBlick2007.pdf (25.April 2008, 22:30 Uhr)

> „Das Aufnahmeersuchen von Einwanderergruppen“ so Güttler, „ist von spezifischen Erwartungen, Wünschen, Vorstellungen und Einstellungen zur Eingliederung motiviert, die sich insbesondere auf rechtliche, wirtschaftliche, sprachliche, politische und kulturelle Aspekte beziehen. Im Hinblick auf den kulturellen Bereich stehen die Einwanderer nicht nur vor der Entscheidung, ob sie ihre kulturellen Eigenheiten völlig oder nur partiell aufgeben oder weitgehendst beibehalten und pflegen wollen, sondern sie müssen auch eine neue soziale, ethnokulturelle Identität im Rahmen eines langwierigen interkulturellen Lern- und Akkulturationsprozesses aufbauen.“[151]

Das Resultat dieses Verhandlungsprozesses steht in Interdependenz zu den Vorstellungen und Orientierungen einer Akkulturation auf Seiten der Immigranten, ist geprägt von den Vorstellungen, Erwartungen und Partizipationszugeständnissen der Bevölkerungsmehrheit an die Einwanderer und wird durch die Modi der Interaktion von einheimischen und zugewanderten Gesellschaftsmitgliedern beeinflusst.

Nach Berry sind Akkulturationsprozesse durch die direkte Interaktion der Mitglieder zweier souveräner Kulturen bedingt, wobei diese dabei ihre Wahrnehmungs-, Einstellungs-, Verhaltens- und Handlungsstrukturen reziprok ausrichten. Sein Modell zur Akkulturation[152] beruht grundlegend auf zwei Entscheidungskomponenten für Immigranten: Einerseits die Frage, ob die eigene Kultur und die damit verbundenen Strategien aufrechterhalten werden sollen, und anderseits die Frage, ob Beziehungen zu anderen, vor allem einheimischen Gruppen eingegangen werden sollen. Aus den mit Zustimmung oder Verneinung beantworteten Fragenkomponenten ergeben sich so für ihn vier Dimensionen einer möglichen Akkulturationsstrategie.

Werden beide Entscheidungskomplexe bejaht, spricht Berry von der Dimension der Integration, wobei sowohl Aspekte der eigenen Kultur, als auch der des Aufnahmelandes als sinnvoll erachtet werden. In einem so gestalteten Interaktionsprozess kommt es zu einem regen Transfer von materiellen und immateriellen Kulturgütern, welcher dazu führen kann, dass mehrere ethni-

---

[151] Güttler 2003: S. 306

[152] Vgl.: Güttler 2003: S. 307-309

sche und kulturelle Sozietäten mit und in einer Mehrheitsgesellschaft konkurrenzlos leben.

> „Damit dies möglich ist, bedarf es eines gewissen Ausmaßes an struktureller Assimilation. Sowohl die Einwanderergruppen als auch die Aufnahmegesellschaft nähern sich einander und entwickeln gemeinsame Werte und Normen, jeweils unter Wahrung der eigenen kulturellen Identität. Der ideologische Kern dieser Akkulturationsvariante ist die reziproke Akzeptanz, Respektanz und eine politisch-gesellschaftliche Zusicherung, die jeweilige ethnokulturelle Identität zu bewahren und zu fördern.“[153]

Wird die Bewahrung der Heimatkultur zugunsten einer Anpassung und Übernahme aller kulturellen Aspekte des Aufnahmelandes verneint, spricht Berry von der Akkulturationsdimension der Assimilation. In diesem Prozess wird nicht nur im öffentlichen, sondern auch im privaten Bereich die Aufgabe ethnokultureller Muster und die totale Eingliederung und Absorption in die soziale und kulturelle Ordnung des Aufnahmelandes gefordert.

Wird die Beibehaltung der kulturellen Identität der sozialen Minderheit bejaht und gleichzeitig der Kontakt mit der Mehrheitskultur abgelehnt, spricht Berry von der Akkulturationsstrategie der Segretion beziehungsweise der Separation. Während die Begrifflichkeit der Segregation die absichtliche Distanziertheit der Mehrheitsgesellschaft von der ethnischen Minderheit meint, beschreibt der Begriff der Separation die gewünschte Unabhängigkeit und Autonomie der sozialen Minderheit gegenüber der Mehrheitsgesellschaft.

Die vierte Dimension in Berrys Modell beschreibt die Marginalisierung, wenn weder die Beibehaltung der Herkunftskultur noch der Kontakt mit der Mehrheitskultur des Aufnahmelandes angestrebt wird.

> „Mit dieser Akkulturationsoption gehen sehr wahrscheinlich eine kollektive und individuelle Konfusion und Angst, Entfremdungsgefühle, eine Identitätsverlust und ein hohes Ausmaß an Akkulturationsstress einher, da die betroffene Einwanderergruppe nicht nur die psychologischen Einbindungen zur eigenen Tradi-

[153] Güttler 2003: S. 308

> tion und Kultur ablehnt, sondern sich auch von der aufnehmenden Gesellschaft beziehungsmäßig abgrenzt und distanziert."[154]

Die Akkulturationsstrategien der Segretion, der Separation und Marginalisierung sind aufgrund ihrer abgrenzenden Tendenzen kritisch zu bewerten, da der Zusammenhalt sozialer Konstrukte auf soziale Beziehungen, deren interdependenten Interaktionen und wechselseitig abgestimmten Interaktions- und Kommunikationsmustern, zurück zu führen ist.[155] Die im Migrationskontext gemeinte Integration meint für Esser in erster Linie die Sozialintegration mit den Komponenten Interaktion und Identifikation. Während in Interaktionen Integration auf der gegenseitigen Orientierung und Abstimmung der Intentionen und Abläufe in den Beziehungen basiert, stellt die Identifikation eine gedankliche und emotionale Beziehung zwischen den Mitgliedern eines sozialen Systems her.[156] Diesen Annahmen folgend kann nach Esser Integration als Prozess nur dann gelingen, wenn beide, Einheimische und Migranten, aktiv an der Gestaltung desselben mitwirken.

Ebenso erkennt Süssmuth die Notwendigkeit, dass eine gelungene Integration von Zuwanderern ein Interesse aller Beteiligten darstelle, um soziale Spannungsfelder abflachen und lösen zu können.

> „Es geht um individuelle und gesellschaftliche Teilhabe und Zugehörigkeit. Leitbild ist eine plurale Gesellschaft, die auf der Grundlage einer für alle verbindlichen Werte- und Normenordnung ein Zusammenleben ohne Ausgrenzung anstrebt. Integration von Zuwanderern ist in der Regel ein mittel- bis langfristiger, mitunter sogar mehrere Generationen umfassender kultureller und sozialer Prozess. Dieser hat bei aller Planung eine ausgeprägte Eigendynamik. Er kann durch eine gute Integrationspolitik gefördert und begleitet werden. Integration liegt nicht nur im Interesse der Zugewanderten, sondern auch im Interesse der Mehrheitsbevölkerung."[157]

Dieser Forderung ist entgegenzuhalten, dass die Schaffung einer für alle verbindlichen Werte- und Normenordnung in pluralen Gesellschaften in ei-

---

154 Güttler 2003: S. 309
155 Esser 2001: S. 1
156 Vgl.: Esser 2001: S. 8ff
157 Süssmuth 2006: S. 138

ner so breit gefassten Definition unrealistisch erscheint. Tendenzen der Stärkung ethnischer Autonomie und vor allem die Fokussierung auf Unterschiedlichkeit und Abgrenzung wirken einer gemeinsamen Werte- und Normenordnung unweigerlich entgegen und können mitunter schon bei grundlegenden Einstellungen und Wahrnehmungen eklatante Diskrepanzen hervorrufen. Alleine die kulturell geprägten Werte und Normen des geschlechtsspezifischen Rollenverhaltens ist längst kein Thema mehr des privaten Aushandelns in Familien, sondern hat Einzug in die wissenschaftliche wie politische Diskussion gehalten. Die als Kopftuchstreit über die europäischen Grenzen hinweg diskutierte Agenda der Kopfbedeckung moslemischer Frauen im öffentlichen Leben kann hier die Hartnäckigkeit und Vielschichtigkeit von Normen und Werten aufzeigen. Ging es zu Beginn der Diskussion um die anscheinend von Männern induzierte Unterdrückung der Frauen und den Zwang zum Tragen einer Kopfbedeckung, scheint jetzt der Integrationswille von moslemischen Frauen angezweifelt, da viele Frauen dafür einstehen, freiwillig und aufgrund ihrer religiösen und kulturellen Identität eine Kopfbedeckung tragen zu wollen. Während die aus der Türkei stammende, in Deutschland lebende Juristin Seyran Ates in dieser Causa vor falscher Toleranz und der davon ausgehenden Gefahr der Bildung von Parallelgesellschaften warnt,[158] zeigt die Berliner Hip-Hop-Musikerin Sahira Awad als überzeugte Kopftuchträgerin, dass sich Integration und das Beibehalten traditionell-kultureller Werte keinesfalls gegeneinander aufheben.[159] So wird das Tragen einer Kopfbedeckung mittlerweile nicht mehr als ein Symbol religiöser und kultureller Normen und Wertigkeiten ausgehandelt, sondern entwickelt sich zu einer Kampfagenda unterschiedlicher Kulturen und politischer Meinungen.

> „Die potenzierte Schwierigkeit der Konstruktion eines neuen Ichs bei der Migration, " so Kürsat-Ahler, „liegt darin, dass diese Identitätsarbeit gleichzeitig mit der Bewältigung der Trennungs- und Trauerarbeit abläuft. Insofern verbindet sich stets eine Gefühlstriade von Trauer, Angst und Schuld mit der Migration."[160]

---

[158] Vgl.: www.derstandard.at/?url=/?id=3315316 (24. August 2008, 12:00 Uhr)
[159] Vgl.: www.n-tv.de/788147.html (24. August 2008, 12:00 Uhr)
[160] Kürsat-Ahler 2000: S. 46

Der mit regionaler Mobilität verbundene Objektverlust durch die Separationen von den bekannten sozialen, symbolischen und materiellen Bezugssystemen führt auch zu Verlusten spezifischer Komponenten der eigenen Identität. Die tiefgreifende Veränderung geht einher mit Gefühlen der Trauer und Entleerung. Weiters birgt der Prozess der Migration das Risiko des Verlustes der Kommunikations- und Handlungskompetenz, was unweigerlich eine Abwertung der Persönlichkeit und des Selbstbewusstseins nach sich zieht. So entstehen bei MigrantInnen Emotionen der Angst vor sozialer Geringschätzung und Ächtung und vor dem Versagen, die fremde Kultur-, Symbol- und Beziehungswelt adäquat entschlüsseln zu können. Schließlich entwickeln Migrantinnen und Migranten Schuldgefühle, einerseits, weil im Vergleich mit der dominanten Kultur kulturelle Defizite zugeschrieben und Asymmetrien erkennbar werden, und andererseits, weil der Eindruck der Illoyalität mit der Herkunftskultur Betroffene in Bedrängnis bringt.[161]

So dominieren nach Kürsat-Ahler zwei Reaktionsformen, um die Schwierigkeiten der neuen Situation im Aufnahmeland verarbeiten und kompensieren zu können. Zum einen kann eine unveränderliche Identifikation, zum Teil auch eine Überidentifikation und Glorifizierung mit der Herkunftskultur beobachtet werden, wobei diese Form des Widerstandes gegen die Mehrheitsgesellschaft als Methode der Angstbewältigung im Migrationsprozess vor allem bei ländlichen und unterprivilegierten Schichten vorzufinden ist. Zum anderen ist vor allem bei MigrantInnen der Mittelschicht eine beinahe selbstlose Assimilationsleistung an die Aufnahmegesellschaft erkennbar, eine totale Anpassung an die als überlegen eingeschätzte Kultur des Aufnahmelandes. Dieser Versuch, die bisherigen Identität stiftenden Komponenten zu verleugnen und zugunsten einer Neukonstruktion der eigenen Persönlichkeit den Bedingtheiten der Aufnahmekultur zu folgen, ist nicht minder unproblematisch, weil der Betroffene diesem Ideal selbst nur schwer gerecht wird.[162]

> „Erst durch eine gelungene Nähe-Distanz-Balancierung zwischen beiden Kulturen und Gesellschaften können sich die sublimatorischen Leistungen entprivati-

[161] Vgl.: Kürsat-Ahler 2000: S. 46-49
[162] Vgl.: Kürsat-Ahler 2000: S. 50f

> sieren und das gesellschaftliche Potential der gewachsenen Ich-Fähigkeiten genutzt werden."[163]

Der Migrationsprozess lässt sich demnach in verschiedene Phasen unterteilen, welche das jeweils typische Erleben einer Annäherung und Auseinandersetzung mit der Aufnahmegesellschaft beschreiben. In der ersten Phase dieses Prozesses, in der Phase der ersten Kontakte und Berührungen mit der Aufnahmekultur, dominieren Gefühle der Euphorie und Neugier, manchmal auch Tendenzen der Überidealisierung der Aufnahmegesellschaft. Die zweite Phase des Migrationsprozesses führt zu Verunsicherungen und zu einem nüchternen Erfassen der Lebenssituation, zumal hier die Konsequenzen der Migration und die Erfordernisse der Existenzsicherung erkannt werden. Die an die jeweilige Herkunftskultur gebundene Identität wird in dieser Phase des Migrationsprozesses in Frage gestellt und trotz eines verspürten Anpassungsdruckes an die Aufnahmekultur stellt diese noch ungenügend Optionen, Ressourcen und Anreize, eine neue bikulturelle Identität aufzubauen. Diese Phase wird als besonders vulnerabel erachtet, besonders wenn Anpassungsleistungen unbefriedigend oder nur unter schwierigen Bedingungen erlebt werden. Schlechte Wohnverhältnisse, die Erosion traditioneller Familienstrukturen durch Rollen- und Generationenkonflikte, sozialpolitische Gegebenheiten, gesetzliche Regelungen, schlechte Arbeitsbedingungen und vor allem individuell wahrgenommene Diskrepanzen zwischen Erwartungen und realen Bedingungen, zwischen Hoffnungen und Enttäuschungen, können diese Phase der kritischen Anpassung nachhaltig negativ beeinflussen. In diesem Sinne wird auch ein Trauerprozess um den zumindest teilweise wahrgenommenen Verlust der vertrauten Heimatkultur durchlebt. Die Anerkennung und Übernahme gewisser kultureller Gegebenheiten der Aufnahmegesellschaft zur Gestaltung und Sicherung der neuen Lebenssituation und die Verarbeitung des Verlustes von Segmenten der Herkunftskultur leiten die letzte Phase des Migrationsprozesses ein, in der es zur Ausbildung der neuen, bikulturellen Identität kommt. [164]

---

[163] Kürsat-Ahler 2000: S. 54
[164] Vgl.: Möller et al. 2007: S. 337f

Um die Gefühlsvielfalt des Migrationsprozesses zu erfassen, spricht Machleidt von der „Emotionslogik des Migrationsprozesses“. Zwischen den Polen der Ablösung von der Herkunftskultur und der Integration in die Aufnahmekultur schreibt er der ersten Phase der Migration Empfindungen wie Freude und Interesse, aber auch Angst, Schmerz und Trauer zu. In der zweiten Phase der kritischen Integration kommt es zu Gefühlen der Angst, zum Aushandeln mit dem Unbekannten und zu einer Trauer um Verluste, bis schließlich in der letzten Phase durch eine erfolgreich stattgefundene bikulturelle Identitätsbildung Gefühle des Erfolgs und der Befriedigung vorherrschen.

Gestring, Janßen und Polat versuchten in ihren Analysen die Prozesse der Integration und Ausgrenzung von türkischen Migrantinnen und Migranten anhand der Kategorien „soziale Netzwerke“, „Wohnen“ und „Arbeit“ aufzudecken. Ihren Ergebnissen zufolge führt die Familienzentriertheit türkischer Zuwanderer zu einer sozialen Ressourcenarmut und kontraproduktiven Integrationspraxis in die Mehrheitsgesellschaft. Als besonders bemerkenswert betonen die Autoren das Heiratsverhalten der befragten Migranten deswegen, weil Ehepartner nicht selten in der Türkei gesucht werden, eine Praxis, welche für so geschlossene Ehen einschneidende Konsequenzen nach sich zieht. In Deutschland lebende Frauen türkischer Herkunft haben oft die für den deutschen Arbeitsmarkt geeignetere Qualifikation als ihre in der Türkei gewählten Ehemänner, übernehmen aber mit der Heirat oft die Hausfrauen- und Mutterrolle, während die Ehemänner kaum in der Lage sind, der Versorger- und Ernährerrolle der Familie nachzukommen.

Weniger drastisch sieht die wirtschaftliche Lage von Familien aus, in denen die Frau zur Heirat nach Deutschland geholt wird, die Integration dieser Frauen wird allerdings durch traditionelle Rollenbilder erschwert, was wiederum die primäre Kulturation der Kinder beeinflusst.

> „Es ist anzunehmen, dass Kinder, deren Eltern beide in Deutschland aufgewachsen sind, weniger Schwierigkeiten haben als Kinder, deren Mutter oder Vater erst im Erwachsenenalter nach Deutschland gekommen ist. Die Strategie der Migranten, ihre Ehepartner aus der Türkei zu holen, trägt somit dazu bei, dass

die Netze klein und sozial wie ethnisch homogen bleiben, und sie erschwert die Integration der folgenden Generationen.“[165]

In der Kategorie der Wohnverhältnisse als Gradmesser für eine gelungene Integration im Sinne einer gleichberechtigten Partizipation an gesellschaftlichen Ressourcen kommen Gestring, Janßen und Polat zu dem Ergebnis, dass sich türkische Haushalte deutlich von deutschen unterscheiden: Türkische Haushalte verfügen *„im Durchschnitt über weniger und schlechter ausgestatteten Wohnraum, bezahlen aber einen höheren Mietpreis pro Quadratmeter Wohnfläche.“*[166] Als Gründe für diese defizitäre Integration auf dem Wohnungsmarkt nennen die Autoren rechtliche und sozialpolitische Rahmenbedingungen, örtliche Verteilungen, wirtschaftliche Gegebenheiten, sich wandelnde Bedingtheiten des Wohnungsmarktes, aber auch bewusste Diskriminierung.[167]

Die Teilhabe am Arbeitsmarkt als wichtige Dimension der sozialen Integration ermöglicht neben der finanziellen Unabhängigkeit vor allem die Lebensgestaltung nach eigenen Vorstellungen, die Eingliederung in soziale Netze und die Entwicklung eines positiven Selbstwertgefühles. Auch hier erkennen die Autoren zunehmende Tendenzen der Ausgrenzung und der schlechteren Positionierung von Migranten als Folge des Strukturwandels des Arbeitsmarktes selbst, der Qualifikationsdefizite und diskriminierender Verfahren aufseiten der Arbeitgeber.[168]

In ihren Studien zur Integration kommt Schramkowski zu dem Ergebnis, dass Integration von den Migranten als eine von der Mehrheitsgesellschaft geforderte Leistung wahrgenommen wird, wobei gleichzeitig wenig Bemühen und Engagement zur Förderung derselben von Seiten der Mehrheitsgesellschaft zu erkennen wären.

„Das Ziel der Integration scheint darin zu bestehen, dass ihre tendenziell als negativ bewertete ausländische Herkunft nicht mehr erkennbar ist. Gleichzeitig

---

[165] Gestring et. al.: 2006: S. 56f
[166] Vgl.: Gestring et. al. 2006: S. 83
[167] Vgl.: Gestring et. al. 2006: S. 83f
[168] Vgl.: Gestring et. al. 2006: S. 149

> werden sie von der Mehrheitsgesellschaft jedoch kontinuierlich auf diese reduziert."[169]

Die von Mannitz dokumentierte Langzeitstudie unter Adoleszenten aus Berliner Familien mit Migrationshintergrund beschreibt ebenfalls die Ambivalenz im Integrationsprozess, welche durch die Betonung kultureller Differenzen und Stereotypisierungen aufrecht erhalten wird. Sie stellt vor allem für Mädchen und heranwachsende Frauen in Migrantenfamilien fest, dass Eltern und beeinflussende Verwandte vermehrt auf eine traditionell-weiblich orientierte Lebensführung pochen und eine Geringschätzung der deutschen Lebensweise vermitteln. „Zu verdeutschen" wurde dieser Studie folgend als eine pädagogische und sozialisatorische Warnung und Mahnung begriffen, welche Jugendliche unweigerlich in ein integratives Dilemma führt, zumal vor allem in der schulischen Sozialisation die institutionelle Vermittlung westeuropäischer Werte- und Verhaltensstrategien erwünscht und gefördert wird.[170] Auch wenn Jugendliche die Identifikation mit der Herkunftskultur ablehnen und sich bewusst von einigen traditionellen und regelgebenden Komponenten distanzieren, wird eine völlige Identifikation mit dem Aufnahmeland nicht in Erwägung gezogen.

> „Wenn das positiv Nennenswerte am Leben in Deutschland auf die vergleichsweise günstigen materiellen und strukturellen Umstände zusammenschnurrt, liegt die Attraktivität der Zurechnung zu „den Deutschen" eindeutig nicht auf affektiver Ebene."[171]

Die in der Schweiz von Makarova durchgeführte Studie zur Akkulturation und kulturellen Identität bei Jugendlichen kam zum Ergebnis, dass Jugendliche der Mehrheitsgesellschaft für eine Übernahme der Majoritätskultur plädierten, Jugendliche aus ethnischen Minoritätsgruppen hingegen die Beibehaltung der Herkunftskultur favorisierten. Ebenso ist ein Zusammenhang des sozioökonomischen Status für die Akkulturation insofern erkennbar, als sozial schlecht gestellte Jugendliche mit Migrationshintergrund die Beibe-

---

[169] Schramkowski 2007: S. 153
[170] Vgl.: Mannitz 2006: S. 110ff
[171] Mannitz 2006: S. 168

haltung der Herkunftskultur stärker befürworten als jene der sozialen Mittel- oder Oberschicht.[172]

Die Forschungsergebnisse der von Tilkeridoy durchgeführten empirischen Untersuchung zur Identität von Migranten und Migrantinnen der zweiten Generation aus Griechenland bestätigen ebenfalls die Tendenz, dass die Sozialisation und identitätsstiftende Integration kompliziert und teilweise enttäuschend verläuft.

> „Die Sehnsucht der zweiten Generation nach Heimat und Verwurzelung bleibt von der deutschen Seite unerfüllt. ... Das Gefühl der Heimatlosigkeit kommt auf, wenn man sich von dem Land, in dem man geboren und aufgewachsen ist, nicht angenommen fühlt."[173]

Mittlerweile ist die Migrationspolitik zu einem der größten und wichtigsten innenpolitischen Themen europäischer Staaten avanciert, wenngleich die Gesetzeslage nationalstaatlich unterschiedlichste Modi und Procedere im Umgang mit Migranten vorsieht.[174]

3.4 Migration und Gesundheit

Wenn Forschungsergebnisse unter dem Überbegriff Migration und Gesundheit vorgestellt und diskutiert werden, sei schon vorweg auf die Problematik verwiesen, dass in vielen Studien Migranten und Migrantinnen als homogene Gruppe gesehen und die vielfältigen Biographien, Herkunftskulturen und heterogenen Lebensumstände zu wenig oder gar nicht operationalisiert wer-

[172] Vgl.: Makarova 2008: S. 128f

[173] Tilkeridoy 1998: S. 52

[174] In der Integrationsagende der Europäischen Union vom 1. September 2005 wurden in einem Katalog 11 Empfehlungen und Forderungen einer Integrationspolitik für alle Mitgliedschaften verfasst. Als wesentliche Punkte werden hier beispielsweise gegenseitiges Entgegenkommen, Achtung der Grundwerte, Beschäftigung, Grundkenntnisse der Sprache, aktive Teilhabe am Bildungswesen, gleichberechtigter Zugang zu Institutionen, Förderung der Begegnung der Menschen oder Achtung der Vielfalt der Kulturen thematisiert. (Süssmuth 2006: S. 171)

den. Dies wäre allerdings eine unabdingbare Notwendigkeit, damit geforderte Maßnahmen gezielt umgesetzt werden können.[175]

Eine Reihe von Untersuchungsergebnissen über die Lebensbedingungen von Migrantinnen und Migranten belegen, dass diese spezifischen Stressoren ausgesetzt sind. Lebensbedrohliche Situationen, identitätsdestabilisierende Erfahrungen und Erlebnisse, Traumata und Krisen infolge religiöser, kultureller und sozialer Diskrepanzen und unbefriedigender Integrationsprozesse sind nachweislich die den Migrationsprozess begleitenden physischen und psychischen Belastungsfaktoren.[176]

Schlechter sozioökonomischer Status und geringe Bildung korrelieren mit gesundheitlichen Beeinträchtigungen. Bewegungsmangel, unausgewogene Ernährung und Nikotinsucht sind bei Migrantinnen öfter als bei der einheimischen Bevölkerung anzutreffen, ebenso belegen empirische Befunde eine allgemein höhere Morbidität und Mortalität sowie die geringere Nutzung der Optionen zur Gesundheitsvorsorge und ein geringeres Bewusstsein über gesunde Lebensführung. Dazu kommen noch eine oftmals schlechte gesundheitliche Ausgangssituation aufgrund der Bedingungen des Herkunftslandes, häusliche körperliche und sexuelle Gewalt, hohe psychische Belastungen sowie unzureichende oder fehlende psychische und soziale Coping-Ressourcen.[177]

Inwieweit der Akkulturationsstress zu seelischen und körperlichen Belastungsstörungen oder krankhaften Manifestationen führt, steht der Studie von Zeiler und Zarifoglu zufolge in Abhängigkeit zu schwächenden oder stärkenden Einflusskomponenten. Neben den Erlebnissen und dem Verlauf der Migration nennen die Autoren in diesem Zusammenhang aufseiten der Aufnahmegesellschaft typische Merkmale wie Einwanderungspolitik beziehungsweise vorurteilsbehaftete und diskriminierende Praktiken. Weitere beeinflussende Komponenten betreffen die Zuwanderungsgruppe selbst in Bezug auf Tendenzen der Integration, Assimilation oder Marginalisierung und

[175] Vgl.: Faltermaier 2005: S. 93f
[176] Vgl.: Collatz 1998: S. 46
[177] Vgl.: Wiener Programm für Frauengesundheit. Jahresbericht 2007: S. 118

interne soziale Unterstützungsleistungen sowie die konkreten Lebensbedingungen in Bezug auf den rechtlichen und sozio-ökonomischen Status, die Familienbindung sowie subjektive Erfahrungswelten. Letztlich sind viele individuelle Charakteristika und Muster der Krisenbewältigung anzuführen, aber auch subjektiv gesetzte Erwartungen, Ambitionen und Motivationen an den Migrationsprozess.[178]

In mehreren Studien wird auf psychosomatische Befindlichkeitsstörungen, wie etwa Angstzustände, depressive und psychosexuelle Störungen bei Migranten hingewiesen. Zugleich zeigen die Ergebnisse, dass soziale, psychische und physische Stresssymptome und Überforderung somatisiert und als rein körperliche Manifestation, meist als Schmerzsymptomatik, beschrieben werden. Diagnosen im Bereich des Gastrointestinal-Traktes werden bei Migranten und Migrantinnen häufiger als bei der untersuchten Population der einheimischen Bevölkerung gestellt. Befunde belegen, dass Kinder ausländischer Familien häufiger unter Identitätsstörungen, Verhaltensstörungen, psychosomatischen Befindlichkeitsstörungen und existenziellen Angstformen leiden und anfälliger für Infektionskrankheiten sind.[179] Dass viele Migranten und Migrantinnen häufig und mit schweren gesundheitlichen Beschwerden stationär aufgenommen werden mussten, wurde in einigen Studien dahingehend erklärt, dass extramurale Versorgungs- und Präventionsstrukturen wenig bekannt sind und selten genutzt werden. Während Frauen- und Kinderärzte überrepräsentiert oft aufgesucht wurden, wiesen Fachärzte wie Internisten, Orthopäden oder Psychiater in der Inanspruchnahme von Migrantinnen und Migranten eine deutliche Unterrepräsentanz auf.[180]

Für den erschwerten Zugang zum Gesundheitswesen und die mangelnde Integration in Versorgungsstrukturen macht Safile Akbal eine Reihe von hinderlichen Aspekten verantwortlich. Sprachbarrieren, unterschiedliches Gesundheitsverhalten, Analphabetismus und mangelnde allgemeine Schulbildung, erschwerter Zugang zu Informationen und geringe Kenntnisse über das Gesundheitswesen sowie zu wenig Optionen der Partizipation führen zu

[178] Vgl.: David, Borde 2001: S. 234f
[179] Vgl.: Collatz 1998: S. 47 - 49
[180] Vgl.: Collatz 1998: S. 38f

einer nicht bedarfs- und situationsadäquaten Nutzung der Versorgungsstrukturen.

> „Wenn wir in Betracht ziehen, dass Migrant/Innen auch nach langer Aufenthaltsdauer in Wien noch sehr stark innerhalb ihrer ethnischen Grenzen leben (Wohnsituation, gesellschaftliche Kontakte), können wir annehmen, dass damit verbundene Probleme auch in Zukunft fortbestehen werden. Integration ist ohnehin ein lang andauernder Prozess, der gesellschaftspolitisch schrittweise und stetig mitgestaltet werden kann und muss."[181]

Kentenich et al.,[182] aber auch Borde, Braun und David[183] kommen in ihren Untersuchungen zu dem Ergebnis, dass Migrantinnen überproportional häufig die Notfallambulanzen, vor allem in den späten Abendstunden und am Wochenende, aufsuchen. Obwohl eine unzulängliche beziehungsweise lückenhafte anamnestische Erhebung zumeist aufgrund von Sprachbarrieren zu qualitativen Einbußen bei diagnostischen Erhebungen führt, wurden ausländischen Patientinnen dennoch öfter therapeutische Maßnahmen verordnet, *„eventuell um diagnostische Unsicherheiten mit therapeutischen „Overtreatment" zu kompensieren,"* so die Autoren. [184]

Ein Spezifikum der medizinischen Versorgung von Migranten und Migrantinnen liegt allen Befunden zufolge in der Schwierigkeit der richtigen Interpretation, also der richtigen Diagnosefindung der beschriebenen Symptomatik. Die Modi der Präsentation von Gesundheit und Krankheit ist eng verbunden mit der kulturell geprägten Körperwahrnehmung und der Bewertung derselben.[185] Beschreibungen und Darlegungen des körperlichen und seelischen Empfindens folgen einem gesellschaftlichen Kodex, welcher für Außenstehende oftmals schwer zugänglich ist. Zudem kann die Diagnosefindung vor allem dann schwierig werden, wenn eine gesellschaftliche Tabuisierung bestimmter Symptome, eine soziale Stigmatisierung gewisser

[181] Akbal 1998: S. 116
[182] Vgl.: Kentenich et al. 2003
[183] Vgl.: Borde, Braun, David: 2003
[184] Vgl.: Kentenich et. al. 2003: S. 132f
[185] Vgl.: Berg 1998: S. 85

Krankheitsbilder, aber auch als „Modeerscheinung" auftretende Syndrome den Ausdruck der Beschwerden verwässern.

Zusätzlich werden sämtliche diagnostische und therapeutische Prozesse sehr oft empfindlich durch fehlende beziehungsweise defizitäre Sprachkenntnisse der ausländischen Patientinnen und Patienten gestört. Der Einsatz von professionellen oder aus dem Familien- und Bekanntenkreis der Betroffenen stammenden Dolmetschern ist daher unumgänglich, damit Informationen in adäquater Form für den Pflege-, Betreuungs- und Behandlungsprozess ausgetauscht werden können. Aus mehreren Gründen wird dies allerdings als nicht unproblematisch erachtet. Die Aufgabe des Dolmetschers ist, Informationen zu übertragen, die Vermittlung der medizinisch-kulturellen Bezugssysteme sicherzustellen und die Sachverhalte dem Informationsniveau der Patientin beziehungsweise des Patienten anzupassen. Beim Einsatz professsioneller Dolmetscher besteht so die Gefahr, dass aufgrund einer fehlenden Beziehung wichtige Informationen aus Gründen der Scham verheimlicht werden.[186] Wenn allerdings Angehörige oder Bekannte als Dolmetscher herangezogen werden, kann aufgrund des möglichen fehlenden medizinischen Wissens eine Informationsreduktion zu beträchtlichen Problemen führen.[187]

> „Dazu kommt, daß Ausländer durch die negative Erfahrung ihrer unterprivilegierten Lage alle Situationen zu vermeiden trachten, die das ihnen gegenüber existierende Vorurteil der intellektuellen Minderbegabung und Ungebildetheit bestärken könnten. Auch wenn sie als Patienten den Ausführungen der aufklärenden Ärzte nicht folgen konnten, ziehen sie es doch meist vor, von anderer Seite die fehlende Information zu beschaffen, anstatt dies vor dem Arzt zuzugeben."[188]

Diese mangelhaften Verständigungs- und Kommunikationsmöglichkeiten - eventuell verbunden mit fehlender Sensibilität und Empathie von Ärzten, Hebammen und Pflegenden in der Interaktion mit Patientinnen und Patienten - erschweren neben einem vertrauensvollen Beziehungsaufbau vor allem

[186] Vgl.: Zimmermann 2000: S. 26
[187] Vgl.: David, Borde 2001: S. 309
[188] Zimmermann 2000: S. 23

die gesetzlich vorgeschriebene Aufklärungspflicht[189] über Diagnose, Verlauf, Therapie und Risiko, welche den Betroffenen zu einer eigenständigen Entscheidungsfindung verhelfen soll. Gültigen medizinischen Standards zufolge dürfen keine Therapien und Interventionen (nach eingehender Aufklärung) ohne Einverständnis der Betroffenen eingeleitet werden. Eine wichtige, in der Praxis jedoch nicht selten unproblematische Forderung, wie dieses Beispiel zeigt: Die Epiduralanästhesie während der Geburt ist eine der meist genützten Interventionen zur Schmerzerleichterung, wobei die Entscheidung über den konkreten Einsatz derselben oftmals erst während des Geburtsprozesses gefällt wird.[190] Als invasiver, jedoch aus medizinischer Sicht oft nicht unbedingt erforderlicher Eingriff, bedingt dieser eine Aufklärung durch den Anästhesisten über Vorzüge, mögliche Nebenwirkungen und Komplikationen in dem Ausmaß, als die Gebärende ausreichend Informationen erhält, um zu einem für eine Entscheidung nötigen Verständnis zu gelangen. Ist dies aufgrund mangelnder Deutschkenntnisse nicht möglich, beziehungsweise kann ein Dolmetscher dieses Verständnis zur Entscheidungsfindung nicht adäquat herstellen, kann der Eingriff mitunter nicht durchgeführt werden. Die Möglichkeiten zur Schmerzerleichterung sind so aufgrund forensi-

---

[189] Folgendes Beispiel soll die Bedeutung der medizinischen Aufklärung verdeutlichen: „Im OGH-Entscheid vom 7.3.2006 (5Ob 165/O5h) hatten die Eltern eines Mädchens, das mit einem Down-Syndrom, einem schweren Herzfehler und einem Darmverschluss auf die Welt gekommen war, recht bekommen. Sie hatten den behandelnden Gynäkologen geklagt, weil er sie nicht ausreichend über eine mögliche Behinderung ihrer Tochter aufgeklärt hätte. Der Gynäkologe hatte im vierten Monat der Schwangerschaft anlässlich einer Ultraschalluntersuchung „reichlich Fruchtwasser" und ein „Missverhältnis zwischen Kopf und Thorax" festgestellt und die Schwangere mit den Worten „Sie gehen mir jetzt in eine Risikoambulanz" an eine solche überwiesen. Die Frau kam der Aufforderung allerdings erst zwei Monate später nach (24. SSW). Bei der Untersuchung wurde Trisomie 21 diagnostiziert. Nach Angaben der Patientin war ein Schwangerschaftsabbruch in Österreich zu diesem Zeitpunkt nicht mehr möglich. In der 1. und 2. Instanz verloren die Eltern die Klage auf Unterhalt plus erhöhten Aufwand für eine Rund-um-die-Uhr-Pflege. In der Revision sprach der OHG den Eltern den gesamten Unterhalt in Höhe von 3.657 Euro im Monat zu. Zahlen muss der geklagte Gynäkologe."
http://www.aerztewoche.at/viewArticleDetails.do?articleId=5558
(5. Oktober 2008, 20:30 Uhr)

[190] Vgl.: http://www.springerlink.com/content/xqcw8vgybdjprf5j/fulltext.pfd?page=1
Aufklärung über Epidural-katheter im Kreissaal. Anaesthesist 2000, volume 49, Number 4 Springer Verlag, Peter, K. Redaktion

scher Gegebenheiten an die Sprachkompetenz der Migrantin oder Mitglieder ihres Familien- beziehungsweise Bekanntenkreises gebunden, vor allem weil professionelle Dolmetscher selten über die vielen Stunden der gesamten Geburtsdauer verfügbar sind. Während in der Organisation alltäglicher Handlungen fehlende Sprachkenntnisse leichter kompensiert werden können, bilden diese im medizinischen Kontext der diagnostischen und therapeutischen Beratung und Betreuung eine Schlüsselkomponente im Behandlungsprozess.

David und Borde haben in ihrer Studie „Kranksein in der Fremde“ über türkische Migrantinnen im Krankenhaus Defizite in der Aufklärung über Diagnose, Therapiemöglichkeiten, Risiken und Konsequenzen festgestellt und in Interdependenz zur Zufriedenheit mit den Behandlungsergebnissen gestellt. Ihr Ergebnis pointiert, dass Kommunikation in der medizinischen Betreuung, Pflege und Behandlung mehr als nur einen Informationstransport darstellt.

> „Während deutsche Patientinnen detailliertere und ausführlichere Informationen wünschten, nahmen die interviewten Immigrantinnen die als unzureichend erlebte Aufklärung als unverständlich, zu medizinisch und teilweise als „gar keine Aufklärung“ wahr, wodurch verstärkt ein Gefühl der Vernachlässigung, der Ausgrenzung und des Misstrauens hervorgerufen wurde, dass sich gewissermaßen auch auf die Unzufriedenheit mit einer „undurchschaubaren“ medizinischen Behandlung übertrug.“[191]

Ein weiteres Spezifikum in der Behandlung, Betreuung, Beratung und Pflege von Migranten und Migrantinnen betrifft die kulturell festgelegte Vorstellung der körperlichen Unversehrtheit. Während ein Händedruck in mitteleuropäischen Gesellschaften Aufrichtigkeit, Vertrauenswürdigkeit und Aufmerksamkeit symbolisiert, kann dieser bei muslimischen Patientinnen und Patienten als Aufdringlichkeit oder Peinlichkeit aufgefasst werden. Der dem islamischen Glauben entsprechende Schutz des Körpers vor Blicken und Kontakten anderer ist gleichsam eine überaus wichtige moralische Dimension und im Koran festgehalten:

---

[191] David, Borde 2001: S. 332

„Sowohl für Männer als auch für Frauen betont der Koran explizit, dass man sich gegenüber Fremden des anderen Geschlechts nicht nur von körperlichem Kontakt fernhalten soll, sondern es auch vermeiden solle, die Blöße anderer zu betrachten oder durch sein Verhalten die Blicke auf sich zu lenken.“[192]

Neben der stärkeren gesundheitlichen Belastung von Migranten und Migrantinnen zeigen sich vor allem auch ein unterschiedliches Gesundheitsbewusstsein und Gesundheitsverhalten sowie mangelhaftes Wissen über Einrichtungen des Gesundheitswesens im Aufnahmeland. Die mit dem Begriff der Gesundheitskompetenz oder Health Literacy gemeinte Fähigkeit, das Gesundheitssystem sowie sozial- und gesundheitsrechtliche Leistungen konkreter oder informativer Art adäquat nutzen zu können, ist bei Frauen mit geringer Bildung beziehungsweise ohne genügender Sprachkenntnisse nur unzureichend ausgeprägt.[193] Die von Wimmer-Puchinger et. al. im Auftrag des Bundesministeriums für Gesundheit und Frauen in Wien durchgeführte Studie gibt klare Hinweise darauf,

„dass derzeit für Migrantinnen nicht von einer Chancengleichheit beim Zugang zur Gesundheitsversorgung auszugehen ist. Ihre Unterversorgung bezieht sich hauptsächlich auf die Bereiche Prävention sowie Aufklärung, die Überversorgung auf die Verordnung nicht indizierter Medikamente, Überdosierung bzw. die Endlosdiagnostik. Insgesamt resultiert daraus eine Fehlversorgung, die auch im Lichte der Health Literacy zu verstehen ist.“[194]

Die in diesen Studien formulierte soziale Ungleichheit,[195] welche sich in einer Ungleichheit der Gesundheitsversorgung manifestiert, basiert auf mittel-

[192] Ilkilic 2002, S. 80

[193] Vgl.: Wimmer-Puchinger et. al. 2006: S. 885

[194] Wimmer-Puchinger et. A. 2006: S. 886

[195] „Ungleichheit, soziale, ist allgemein jede Art verschiedner Möglichkeiten der Teilhabe an Gesellschaft (der Verfügung über gesellschaftlich relevante Ressourcen). Üblicherweise wird aber vorwiegend dann von sozialer Ungleichheit gesprochen, wenn es sich um Ungleichheiten handelt, die jeweils größere Personengruppen betreffen und die als relativ dauerhaft gelten können.“ (Fuchs-Heinritz 1994: S. 967)
"Die Definition im Lexikon zur Soziologie, soziale Ungleichheit sei jede Art verschiedener Möglichkeiten der Teilhabe an Gesellschaft beziehungsweise der Verfügung über gesellschaftlich relevante Ressourcen., erfasst diese Mehrdimensionalität und Relativität

europäischen Werten und Maßstäben als Relationsgrößen und ist daher unter Einbeziehung von weiteren Aspekten zu reflektieren.

Die American Medical Student Association diagnostizierte eine Reihe von möglichen Unstimmigkeiten zwischen Patientinnen beziehungsweise Patienten und den Leistungsträgern des Gesundheitssystems, welche die Zusammenarbeit und vor allem den Outcome nachhaltig prägen. Erstens kann Misstrauen aufgrund von konkreten Erfahrungen oder überlieferten Gerüchten in die westliche Schulmedizin die Vertrauensbasis beträchtlich blockieren. Zweitens variieren sowohl die Interpretation als auch die subjektive Wahrnehmung und Einschätzung des Schweregrades einer körperlichen oder geistigen Beeinträchtigung in Abhängigkeit zu den kulturell geprägten Haltungen gegenüber den Beschwerden. Drittens führt die Nichtbeachtung der familiären Strukturen und Rollen, besonders Ignoranz gegenüber dem Familienoberhaupt in seiner Rolle als Verantwortlicher und Entscheidungsträger, zu bedeutendem Unmut. Viertens fallen die Wahrnehmung der Rolle und das Ansehen der verschiedenen Professionen des Gesundheitsbereiches kulturell unterschiedlich aus, was zu Missverständnissen in anamnestischen, diagnostischen und therapeutischen Prozessen führen kann. Fünftens indiziert die Inkompatibilität der Erklärungsmodelle von Krankheitsentstehung, begründet auf religiös-spirituellen oder evidenz-basierten, chemisch-biologischen Vorgängen, Unverstehen. Sechstens treffen Diagnosestellungen ohne Krankheitssymptome, wie bei Bluthochdruck oder auch hohen Cholesterinwerten, in einigen Gesellschaften auf Unverständnis und werden als keine wirkliche gesundheitliche Bedrohung eingeschätzt. Und siebtens kennt beinahe jede Gesellschaft typische Krankheitsbilder, bei denen die westliche Schulmedizin weder Diagnose noch Therapie kennt und so frustrane Behandlungsstrategien impliziert.[196]

Huisman verweist auf Ergebnisse der Geomedizin, in welchen die kulturell unterschiedlichen Wertigkeiten von Gesundheit beschrieben werden. So wurde in mediterranen Gesellschaften sowie in Sozietäten aus Afrika und

---

von Ungleichheit, denn was „gesellschaftlich relevant" ist, muss durchaus nicht konstant bleiben, ebenso wenig die Formen der gesellschaftlichen Teilhabe."(Burzan 2007: S. 7)

[196] Vgl.: Bonder et al 2002: S. 78

Südamerika beobachtet, dass Gesundheit erst an vierter oder fünfter Stelle einer Prioritätenreihung, nach Kinderreichtum, Viehbestand, Landbesitz und sozialem Status genannt wird.[197]

Gesundheitliche Integration ist demnach nicht nur ein funktionelles Organisationsproblem, vielmehr weisen die Befunde darauf hin, dass die durch Sozialisation einverleibten jeder Kultur typischen Werte und Normen im Aufnahmeland aufrecht bleiben und das Gesundheitsverhalten nachhaltig prägen. In diesem Zusammenhang steht auch die inkorporierte Einstellung zu Gesundheit und Krankheit, in diesem Sinne Krankheiten entweder schicksalhaft und gottgewollt erdulden zu müssen oder Verantwortung für das eigene körperliche und seelische Wohlbefinden zu tragen und seine Handlungs- und Haltungsstrategien danach auszurichten. Gesundheitliche Integration heißt demnach auch Aufklärungsarbeit über die Sinnhaftigkeit prophylaktischer, therapeutischer und rehabilitativer Maßnahmen, oftmals auch gegen religiöse und traditionelle Überzeugungen.

Eine in Wien durchgeführte Studie zur Frauengesundheit zeigte, dass Migrantinnen mit 24,5% signifikant häufiger eine Fehlgeburt erleiden als Österreicherinnen mit 14,4%.[198] In einer in Berlin durchgeführten Perinatalerhebung im Zeitraum von 1993 bis 1999 wurden die Qualitätskriterien der Geburtshilfe im Hinblick auf Einheimische und Migrantinnen (meist Türkinnen der zweiten Generation) vergleichend analysiert. Diesen Ergebnissen zufolge zeigten sich im Hinblick auf kindliche und mütterliche Mortalität sowie Frühgeburtlichkeit keine statistischen Differenzen. Da bei Neugeborenen von Müttern mit Migrationshintergrund allerdings unmittelbar nach der Geburt ein schlechterer Allgemeinzustand diagnostiziert wurde, bleibt diesen Befunden zufolge das Attribut des Risikos Migration aufrecht. Leistungen der pränatalen Überwachung wurden dieser Studie zufolge von Migrantinnen weniger genutzt als von deutschen Frauen. Die Dammschnittrate lag bei Migrantinnen unter der bei einheimischen Frauen, wobei die Faktoren, welche diese invasive Maßnahme indizierten, nicht näher erläutert wur-

[197] Vgl.: Huisman 1998: S. 22
[198] Vgl.: Akbal Safile 1998: S. 115

den. Ebenso war die Rate der Periduralanästhesien als Schmerztherapie bei Frauen mit Migrationshintergrund niedriger als bei einheimischen Frauen. Die nach wie vor hohe Anämierate besonders bei Frauen türkischer Herkunft lässt die Effizienz von Maßnahmen der Gesundheitsvorsorge und Gesundheitsfürsorge hinterfragen.[199]

Während in einigen Studien Qualitätskriterien der Schwangeren- und Gebärendenbetreuung anhand zählbarer Indikatoren analysiert wurden, thematisierten andere Studien den Modus der Schwangerenfürsorge und Geburtsbegleitung im Hinblick auf sozio-kulturelle Einflussgrößen. So kamen Wetering und Eskes in ihrer Studie zum Geburtsschmerz und über die Anwendung von schmerztherapeutischen Maßnahmen während des Geburtsprozesses zu dem Ergebnis, dass sozio-kulturell bedingte Einschätzungen, Wertungen und Erwartungen das Geburtsgeschehen nachhaltig beeinflussen.[200] Aus diesen Gründen scheint es schwierig, die Qualität der Betreuung an zählbaren Indikatoren wie Dammschnitt- oder Epiduralrate festzumachen beziehungsweise Unterschiede in der Betreuung von einheimischen Frauen und Frauen mit Migrationshintergrund zu erkennen.

3.5 Facit

In diesem Abschnitt wurde der Themenbereich Migration vor allem von zwei Perspektiven aus erörtert. Zum einen wurden die gesamtgesellschaftlichen Auswirkungen der weltweiten Mobilitätsbewegungen thematisiert und jene Faktoren aufgezeigt, welche die Gesellschaftsstrukturen der Herkunfts- und Aufnahmeländer nachhaltig prägen und beeinflussen. Zum anderen wurden die Konsequenzen für die Betroffenen, deren veränderte Lebenswelten und soziale Bedingungen aufgezeigt.

Wenn die vielfältigen Befunde zur Integration von Menschen mit Migrationshintergrund auf den ersten Blick darauf hinweisen, dass soziale Ethnien und Gruppierungen nebeneinander und voneinander abgegrenzt leben, soll

[199] Vgl.: David, Pachaly 2005: S. 26f
[200] Vgl.: Wetering, Eskes 1988: S. 544

an dieser Stelle nochmals Sozialisation als Prozess der Auseinandersetzung und Aneignung der objektiven Realität diskutiert werden.

So wie Bourdieu die kulturellen, symbolischen, ökonomischen und sozialen Kapitalformen als wichtige Ressource für die Partizipation an und Zugehörigkeit zu der Gesellschaft nennt, belegen die Forschungsergebnisse eindeutig, dass die durch Migration verlorenen Ressourcen im Aufnahmeland über Jahre hinweg nicht ersetzt oder nur bedingt kompensiert werden (können). Es ist daher vor allem im Migrationskontext wichtig, dass die zur sozialen Integration und Partizipation notwendigen Kapitalressourcen zur Verfügung stehen. Damit ist nicht nur eine materiell-existentielle Grundversorgung gemeint, sondern ebenso die als symbolische und soziale Formen definierten Ressourcen, wie zum Beispiel der Anerkennung von Bildungsabschlüssen. In diesem Zusammenhang ist allerdings zu bedenken, dass eine von der Mehrheitsgesellschaft als wichtig befundene Kapitalressource unter Umständen von den Mitgliedern der Minderheit eine andere Wertigkeit erfährt und so nicht als attraktiv erscheint.

Die Theorie des symbolischen Interaktionismus liefert wichtige Erklärungen für das Zusammenleben in multikulturell strukturierten Gesellschaften. Da über Sprache und Symbole das eigene Verhalten und das Verhalten des jeweiligen Gegenübers ausgelöst und beeinflusst wird, können integrationsrelevante Fragestellungen nur beantwortet werden, wenn man die Wahrnehmungs-, Einstellungs-, Denk-, Verhaltens- und Handlungsdispositionen aller an der Interaktion Beteiligten analysiert. So bedarf soziale Partizipation und Integration immer zweier Komponenten: einerseits die Motivation teilzuhaben, andererseits die Motivation teilhaben zu lassen, wobei beide Seiten diesen Prozess aktiv mitzugestalten haben.

Intention der Verfassung dieses Abschnittes war, die vielen Facetten von Migration und die damit verbundenen Auswirkungen zu erörtern. Es soll dahingehend sensibilisiert werden, dass die mit Mobilität verbundenen sozialen Auswirkungen immer an den Gestaltungswillen aller Gesellschaftsmitglieder gekoppelt sind und neben politischen vor allem auch individuelle

Verantwortlichkeiten den Prozess der Partizipation und Integration maßgeblich mitgestalten.

4. Kulturelle Kompetenz – Modelle und Standpunkte

Da in der Literatur die Begrifflichkeiten inter-, cross-, multi- oder transkulturelle Kompetenz zumeist synonym verwendet werden, sei an dieser Stelle auf Wolfgang Welschs Erklärungen verwiesen, welcher in seinem Konzept zur Transkulturalität vor allem die Nomenklatur des Kulturbegriffes schärft und die Wortbedeutungen voneinander abgrenzt.

Demnach impliziert das Konzept der Interkulturalität die klassische Bedeutung von Kultur als abgeschlossene Insel, wobei relativ unabhängige, nebeneinander agierende Systeme existieren. Ebenso wird mit dem Begriff der Multikulturalität auf geschlossene Kulturkreise verwiesen, welche in ihrer Differenziertheit voneinander abgegrenzt in sozialen Parallelen leben. So betonen die Konzeptionen der Inter- und Multikulturalität eher das Trennende und Unterschiedliche zwischen den Angehörigen der kulturellen Gruppierungen. [201]

Das Konzept der Transkulturalität beschreibt nach Welsch als Konsequenz innerer Differenziertheit und Komplexität moderner Gesellschaften die Verwobenheit, Verbundenheit und Hybridität kultureller Strukturen, welche sich sowohl auf gesamtgesellschaftlicher als auch individueller Ebene auswirkt.[202]

> „Transkulturalität dringt darüber hinaus nicht nur auf die Makroebene der Gesellschaft, sondern auch auf die Mikroebene der Individuen vor. Die meisten unter uns sind in ihrer kulturellen Formation durch mehrere kulturelle Herkünfte und Verbindungen bestimmt. ... Es gehört zu den muffigsten Annahmen, daß die kulturelle Formation eines Individuums schlicht durch seine Nationalität oder Staatsangehörigkeit bestimmt sein müsse."[203]

[201] Vgl.: Welsch 1999: S. 194ff, Welsch 1995
[202] Vgl.: Welsch 1999: S. 197
[203] Welsch 1998: S. 53

Inter- beziehungsweise transkulturelle Kompetenz wird mittlerweile als Schlüsselqualifikation im beruflichen Alltag erkannt und dementsprechend unterschiedlich definiert.

> „Interkulturelle Kompetenz im engeren Sinne ist also die Fähigkeit zum beidseitig zufrieden stellenden Umgang mit Menschen aus anderen Kulturen, im weiteren Sinne jedoch zum Umgang mit allen anderen Menschen.“[204]

> „Interkulturelle Kompetenz ist eine Form von sozialer Kompetenz, die über die für monokulturelle Interaktionen notwendigen Kompetenzen hinausgeht. Soziale Kompetenz ermöglicht adäquate Interaktionsfähigkeit im kultureigenen Umfeld. Interkulturelle Kompetenz ist sowohl die Sozialkompetenz im interkulturellen Kontext als auch die Interaktionsfähigkeit im kulturfremden Umfeld.“[205]

Beiden Definitionen ist gemein, dass inter- oder transkulturelle Kompetenz nicht von sozial-interaktiven Fähigkeiten und Fertigkeiten abkoppelbar gesehen, sondern als erweiterte Konzeption dieser verstanden wird. Thomas und Inkson sprechen in ihrem Entwurf von „Cultural intellegence“ und integrieren als Weiterentwicklung der typischen Kompetenzmodelle verstärkt die emotionale Komponente.

> “Cultural intelligence means being skilled and flexible about understanding a culture, learning more about it from your ongoing interactions with it, and gradually reshaping your thinking to be more sympathetic to the culture and your behavior to be more skilled and appropriate when interacting with others from culture.”[206]

Da in vernetzten, globalisierten Wirtschaftsräumen unserer Zeit inter- und transkulturelle Kompetenzen den Erfolg von Unternehmen maßgeblich beeinflussen, nahmen die Wirtschaftswissenschaften eine Vorreiterrolle in der Forschung ein, die Fähigkeiten und Fertigkeiten zum flexiblen Umgang mit unterschiedlichen Kulturen zu analysieren und definieren. Sich der Bedeutung der Thematik zwar bewusst, wurde in Europa Transkulturalität im Gesundheitswesen lange Zeit nur halbherzig thematisiert. Das steigende Interesse an der Implementierung kultursensibler Versorgungsstrukturen ist vermutlich

---

[204] Baumer 2002: S. 76
[205] Kumbruck, Derboven 2005: S. 6
[206] Thomas, Inkson 2004: S. 14

nicht allein auf die stetig zunehmende kulturelle Differenziertheit und Diversität europäischer Nationalstaaten zurückzuführen, sondern auch auf die öffentlich ausgetragenen juridischen und politischen Diskussionen zu Disparitäten im Gesundheitssystem.

4.1 Allgemeine Modelle und Auslegungen einer kulturellen Kompetenz

Folgend werden zwei theoretische Ansätze vorgestellt, welche die Komponenten und Aspekte kultureller Kompetenz und deren Zusammenwirken analysieren. Trotz des wirtschaftswissenschaftlichen Ausgangspunktes weisen die Konzeptionen von Graf und Bolten einen Grad an Allgemeingültigkeit auf, der weit über den Bereich von Wirtschaft und Ökonomie hinausreicht.

4.1.1 Interkulturelle Kompetenz als Grundfrage und Herausforderung

Die Ökonomin Andrea Graf erkennt im Hinblick auf interkulturelle Begegnungen sieben charakteristische Bedingungen, welche in kommunikativen und interaktiven Situationen wirksam werden. Als maßgebliche Einflussgrößen erkennt sie dabei kulturelle Überschneidungen, Attributsverzerrungen, Angstbelastungen, unterschiedliche (verbale und nonverbale) Kommunikationsformen, Stereotype und Vorurteile, geringere Anwendbarkeit gewohnter Verhaltensweisen und grundlegende kulturelle Unterschiede.[207] Interkulturelle Kompetenz wird so als Fähigkeit definiert, in interkulturellen Situationen adäquat agieren und reagieren zu können und umfasst die Dimensionen interkulturelle Kommunikationsfähigkeit, interkulturelle Sensibilität, interpersonale Kompetenz, soziale Problemlösefähigkeit sowie Self-Monitoring. [208]

Graf weist darauf hin, dass zwar gewisse Fähigkeiten der interkulturellen Kompetenz kurzfristig beziehungsweise mittelfristig entwickelt und gebildet

[207] Vgl.: Graf 2004: S. 38-41
[208] Vgl.: Graf 2004: S. 63-100

werden können (z.B. Fremdsprachenkompetenz, ...), andere Komponenten allerdings auf gefestigte Einstellungen und manifeste Haltungen treffen, welche

> „nur mit erheblichen Einschränkungen und nur mit einem hohen Zeitaufwand entwickelt werden. Nachdrücklich hingewiesen sei auf die sehr wichtige Interkulturelle Kompetenz „Respekt vor kulturellen Unterschieden“, die sich schwerlich modifizieren lässt und deren Erfassung in der Personalselektion für internationale Aufgabenstellungen vorrangige Bedeutung eingeräumt werden sollte. Ebenso sind die in ihrer praktischen Bedeutung bestätigten Eigenschaften wie „Freude an interkulturellen Interaktionen“ (Dimension der Interkulturellen Sensibilität) oder „Ursachenzuschreibung“ (Dimension der Interkulturellen Kommunikationsfähigkeit) nur im Ansatz und nur sehr langfristig zu verändern beziehungsweise zu entwickeln.“[209]

Damit werden die Grenzen in der Ausbildung kultureller Kompetenzen aufgezeigt, ein wichtiger Aspekt, welcher den Forderungen und didaktischen Modellen interkulturellen Lernens von Kindheit an besonderen Stellenwert zuweist. Interkulturelle Kompetenz scheint demnach keine einfach auszubildende und bei Bedarf abrufbare Fähigkeit zu sein, sondern ist unweigerlich mit individuellen, im Prozess der Sozialisation und Erziehung inkorporierten Einstellungen und Haltungen verbunden. Diese Annahmen decken sich mit Bourdieus Ausführungen, welcher die durch das jeweilige Umfeld vermittelten Wahrnehmungs-, Einstellungs- und Denkstrategien als dem Individuum einverleibte Persönlichkeitsstrukturen erachtet, welche nur bedingt modifizierbar sind. Je gefestigter ein Individuum in seinen Meinungen ist, je überzeugter ein Mensch in seinen Einstellungen und seinem Denken ist, desto schwieriger gelingt das Aufbrechen dieser Strukturen zugunsten neuer Interaktions- und Kommunikationsdispositionen. Ein Wandel dieser Strukturen kann nicht lediglich als Revidierung eines sachlichen Inhalts oder eines Erkenntniszugewinnes gesehen werden, sondern bedarf unter Umständen radikaler Änderungen identitätsbildender Konstrukte. So können alle Bemühungen um die Förderung kultureller Kompetenzen nur gelingen, wenn neben einer sachlich-inhaltlichen Wissensvermittlung auch ein großer Stellenwert auf die emotionalen und motivationalen Komponenten gelegt wird.

---

[209] Graf 2004: S. 274

4.1.2 Interkulturelle Kompetenz als synergetischer Prozessbegriff

In seinem Kompetenzmodell ordnet der in Deutschland lebende Professor für Interkulturelle Wirtschaftskommunikation Jürgen Bolten den vier Grundkomponenten, Fachkompetenz, strategische Kompetenz, individuelle Kompetenz und soziale Kompetenz eine Reihe von sich permanent wechselseitig beeinflussenden weiteren Teilkompetenzen zu. Seinen Überlegungen folgend kann ein Konzept interkultureller Kompetenz nicht als eigenständige Kompetenz angesehen werden, da diese in allen vier Grundkomponenten in interkulturellen Interaktionen gefordert sind:

> „Vor diesem Hintergrund erscheint es sinnvoll, interkulturelle Kompetenz nicht als einen eigenständigen Kompetenzbereich zu verstehen, sondern vielmehr als Fähigkeit, individuelle, soziale, fachliche und strategische Teilkompetenzen in ihrer bestmöglichen Verknüpfung auf interkulturelle Handlungskontexte beziehen zu können.“[210]

Dementsprechend versteht er interkulturelle Kompetenz als einen „synergetischen Prozessbegriff“,[211] in welchem individuelle, soziale, fachliche und strategische Aspekte wechselseitig und interdependent wirken und ausgehandelt werden und so zur Gestaltung der Interaktion beitragen. Bolten nennt eine Reihe von Kenntnissen, Fähigkeiten und Fertigkeiten, welche interkulturelle Interaktionsprozesse beeinflussen und gestalten: Ambiguitätstoleranz, Akkomodationsfähigkeit, Akkulturationsbereitschaft, Toleranz, Erkennen von Akzeptanzgrenzen, Dissensbewusstsein, Empathie, Flexibilität, Fremdsprachenkenntnis, Lernbereitschaft, (Meta)Kommunikations-fähigkeit, Kulturwissen, Offenheit, Rollendistanz und Synergiebewusstsein.[212]

Wichtig für das Gelingen interkultureller Interaktionen erscheinen in diesem Modell die Fähigkeiten des Erkennens von Akzeptanzgrenzen, also das Formulieren und Einhalten gemeinsamer Handlungsregeln und das Dissensbewusstsein, also das Eingestehen unterschiedlicher Haltungen und Einstellungen. Obgleich aufgrund der Internationalisierung des Gesundheitssektors

[210] Bolten 2001: S. 87
[211] Vgl.: Bolten 2007a: S. 25
[212] Vgl.: Bolten 2001: S. 85f

interkulturelle Kompetenzen in der medizinischen Praxis an Aktualität gewinnen, weist Bolten auf die Einhaltung kultureller Akzeptanzgrenzen hin:

> „Bei allem Engagement in der interkulturellen Personal- und Organisationsentwicklung gilt es allerdings zu bedenken, dass interkulturelle Prozesse am ehesten dann zur Zufriedenheit aller Beteiligten verlaufen, wenn unter Wahrung der jeweiligen Akzeptanzgrenzen gemeinsam Handlungsspielräume abgesteckt werden. Das bedeutet, dass man gerade nicht versuchen sollte, ausländischen Patienten eine komplett „heimatliche“ Umgebung zu schaffen, ... die in der Regel keinen „fit“ zum Gesamtkontext des Leistungsträger-Szenarios bieten und dementsprechend auch für die Zielgruppe wenn nicht fremd, so doch befremdlich wirken. Wichtiger ist es daher, auch mit dem Patienten so weit wie möglich zu kommunizieren, dass es sich um interkulturelle Prozesse handelt, in denen beide Seiten bewusst aufeinander zugehen sollten.“[213]

Wenn hier von interkulturellen Prozessen in Betreuungssituationen gesprochen wird, welche von beiden Seiten, also den Patientinnen und Patienten (beziehungsweise den Klientinnen und Klienten) und den medizinischen Professionen, gestaltet werden, muss darauf hingewiesen werden, die Betroffenen allein aufgrund ihrer Rolle als Hilfe Suchende in einem asymmetrischen Kommunikations- und Interaktionsszenario stehen. So liegt es mit Sicherheit an den betreuenden Personen, die Wünsche und Bedürfnisse der ihnen anvertrauten Menschen zu erfragen und gemeinsam nach Möglichkeiten und Lösungen in diesem Sinne zu suchen. Zum anderen erlauben Kranken- und Pflegeanstalten, abgesehen von elitären Privateinrichtungen, nur wenig Flexibilität in ihren Handlungsspielräumen, da sowohl räumliche als auch personale Ressourcen auf Routineabläufe eingerichtet sind und ökonomische Standardisierungen verlangen. Weiters wird die hier erwähnte Akzeptanzgrenze als problematisch erachtet, da durch jeweilige Definitionen dieser Grenzen die Gefahr echter Ungleichheiten entsteht. Die damit verbundene Frage, wer welche Grenzen nach welchen Kriterien wo setzen darf, ist an dieser Stelle kritisch zu werten.

[213] Bolten 2007b: S. 22

4.2 Kulturelle Kompetenz als erkannte Notwendigkeit im Kontext der medizinischen Betreuung

Folgend sollen Standpunkte und Modelle vorgestellt werden, welche kulturelle Kompetenz in der medizinischen und pflegerischen Betreuung thematisieren.

4.2.1 Die Notwendigkeit kultursensibler Versorgungsstrukturen

Wenngleich in den Vereinigten Staaten von Amerika aufgrund der sozialkulturellen Gegebenheiten schon in den 1950er Jahren, ausgehend von den Pflegewissenschaften mit starken ethnologischen Prägungen, interkulturelle Kompetenz im medizinischen Bereich thematisiert wurde, ist dieser Bereich in Europa noch verhältnismäßig jung. Lange Zeit wurde interkulturelle Kompetenz im Gesundheitssektor allein von der Perspektive der Patienten- und Klientenzufriedenheit aus diskutiert und nur wenige Studien verwiesen auf die wirtschaftliche Komponente kultursensibler Versorgungsstrukturen.

In ihrer 2002 durchgeführten Studie akzentuieren Betancourt et. al. die unabdingbare Notwendigkeit kultureller Kompetenzen im Gesundheitswesen und betonen einerseits die Verbesserung der Resultate und Erhöhung der Patientenzufriedenheit durch kulturell kompetente Strukturen und Strategien, andererseits die durch kulturelle Kompetenz möglichen effizienteren und effektiveren Versorgungsleistungen, welche wiederum zu einer Kostensenkung beitragen. Des Weiteren stellen Betancourt et. al. fest, dass die Förderung kultureller Kompetenzen zum Abbau sozio-kultureller Ungleichheiten beiträgt.[214]

> „Among these Perspectives from managed care, government, and academe, there was a strong sense that the field of cultural competence in health care is emerging and that organizational, systemic, and clinical facets are central to its advancement. The informants described a clear link between cultural competence, improving quality, and eliminating racial and ethnic disparities in health care."[215]

---

[214] Vgl.: Betancourt et. al. 2005: S. 500ff; Betancourt et al. 2003: S. 295ff
[215] Betancourt et. al. 2005: S. 503

So definieren die Autoren als Ziel kultureller Kompetenz im Gesundheitsbereich die Schaffung von Versorgungsstrukturen und die Förderung von Mitarbeiterfähigkeiten und -fertigkeiten, welche die beste Versorgungsqualität für alle Patientinnen und Patienten, ungeachtet von Kultur, Ethnizität und Sprachkenntnissen, gewährleisten.[216]

Den Pflegeprozess fokussierend und die kognitiven, affektiven und konativen Dimensionen des Interagierens berücksichtigend, erläutert Zielke-Nadkarni in drei Punkten das Wesentliche einer interkulturellen Kompetenz für Pflegehandlungen:

1. „die Wahrnehmung und Bewusstmachung der eigenkulturellen Norm- und Werthaltungen, die pflegerische Vorstellungen und Interventionen determinieren,
2. die Öffnung für andere Pflegekonzepte, -erwartungen und –praktiken sowie
3. das Hinterfragen und die Neugestaltung bisheriger professioneller Formen des Umgangs mit ausländischen Patienten und Kollegen.“[217]

Sehr ähnlich ist Domenigs Ansatz einer transkulturell kompetenten Interaktionsfähigkeit in der Pflege, welcher sich auf die Eckpfeiler Selbstreflexion, Wissen und Erfahrung sowie Empathie stützt:

> „Transkulturelle Kompetenz stellt nicht „Kulturen“ ins Zentrum, sondern die Interaktion zwischen Pflegenden und MigrantInnen. Interaktion beinhaltet das Aufeinandertreffen von unterschiedlichen Lebenswelten und Lebenserfahrungen. Pflegende müssen daher lernen, in einem ersten Schritt ihre eigene Lebenswelt und Lebenserfahrung in einem selbstreflexiven Prozess besser wahrzunehmen. Erst auf diesem Boden werden sie in einem nächsten Schritt befähigt, auch die Lebenswelt und Lebenserfahrung von MigrantInnen besser einzuordnen und zu verstehen. Dabei ist das Ziel nicht die ausschließliche Aneignung von Hintergrundwissen, sondern auch das Sammeln von Erfahrungen im Umgang mit MigrantInnen. Empathie als Voraussetzung für eine gute Pflegebeziehung mit MigrantInnen soll hier als Gegensatz zu der weitverbreiteten Haltung stehen, dass MigrantInnen vor allem den Routinealltag stören würden und betonen, wie groß gerade im Pflegebereich das Potential an transkulturellen Erfahrungen ist.“[218]

---

[216] Vgl.: Betancourt et. al. 2005: S. 499
[217] Zielke-Nadkarni 1997: S. 102
[218] Domenig 2001: S. 148

Im September 2005 wurde unter der österreichischen Bundesministerin für Gesundheit und Frauen Maria Rauch-Kallat die Projektstudie „Interkulturelle Kompetenz im Gesundheitswesen“ initiiert, welche Probleme und Defizite in der medizinischen Betreuung von Migrantinnen und Migranten im intra- und extramuralen Bereich analysieren und mögliche Lösungsansätze erarbeiten sollte. Die Ergebnisse dieser Forschung zeigen vor allem, dass sowohl im intra- als auch im extramuralen Bereich ungenügende Sensibilität und Akzeptanz für die Notwendigkeit kulturspezifischer Betreuungskompetenz vorherrscht. Fehlendes oder vielmehr unzureichendes Wissen um kulturspezifische Verhaltensstrategien im Umgang mit Patientinnen und Patienten und deren Angehörigen erschwert zusätzlich zu den Sprachbarrieren den diagnostischen und therapeutischen Prozess. Beklagt wird weiters, dass den Migrantinnen und Migranten zumeist relevante Informationen über das österreichische Gesundheitssystem und adäquates Wissen um Gesundheitsförderung und kurative Möglichkeiten fehlen.

Neben den Faktoren einer psychosozialen Betreuung wurde in dieser Studie vor allem der Bereich der Frauengesundheit spezifiziert:

> „Insbesondere im sensiblen Bereich der Gynäkologie und Geburtshilfe aber auch in anderen medizinischen Sonderfächern gibt es keine Hebammen, Pflegepersonal oder Ärzt/innen aus der 2. Generation von Migrant/innen. Der Zugang für Migrantinnen zur Hebammenausbildung oder zu anderen Gesundheitsberufen ist äußerst schwierig und findet auch unter den Migratinnen wenig Interesse.“[219]

Neben der Schaffung organisatorisch-strategischer Rahmenbedingungen für eine migrationssensible medizinische Betreuung und der flächendeckenden Implementierung kulturkompetenter Dolmetscherinnen und Dolmetscher (community interpreters) soll ein weiteres Hauptaugenmerk auf die Schaffung dichter Netzwerke zwischen den institutionellen intra- und extramuralen Einrichtungen mit den diversen Migrations(Integrations)vereinen sowie NGO´s gelegt werden.

---

[219] Interkulturelle Kompetenz im Gesundheitswesen 2005, S. 5; http://www.bmgfJ.gv.at/cms/site/attachments/6/5/0/CH0083/CMS112653889077/migrantinnenplan.pdf (2. Mai 2008, 19:40 Uhr)

Für besonders wesentlich wird die systematische Ausbildung einer interkulturellen Kompetenz erachtet, wobei laufende Fortbildungen die kulturellen Besonderheiten im diagnostischen und therapeutischen Betreuungsprozess von MigrantInnen vermitteln sollen. Überdies ist anzustreben, dass Migrantinnen und Migranten vermehrt für medizinische Berufe angeworben werden, da sie eine wichtige Vermittlerrolle im Gesundheitswesen einnehmen könnten.[220]

Aus dieser Erhebung resultiert die Forderung, strategische Ziele, kulturübergreifende Betreuungsstandards und Leistungen zu entwickeln, welche migrationsfreundliche Krankenanstalten und Gesundheitseinrichtungen auszeichnen. Die Forderung einer Sicherstellung der Vermittlung von interkultureller Kompetenz bei allen im medizinischen Bereich Tätigen ist zweifelsohne Indiz dafür, dass diese Notwendigkeit erkannt wurde, blendet jedoch jegliche finanziellen und sozialen Konsequenzen geforderter Maßnahmen im Gesundheitswesen aus. Ein für diese Arbeit wichtiger Aspekt ist die Betonung der außergewöhnlichen Situation in der Gynäkologie und Geburtshilfe, die als besonders sensibler Bereich in der Medizin hervorgehoben wurde. Dies unterstützt die Annahme, dass eine transkulturelle Kompetenz in der Geburtshilfe eine Sonderstellung in der Betreuung einnimmt und durch spezifische Faktoren und Bedingungen beeinflusst wird.

4.2.2 Modell der kulturellen Fürsorge – Das Sunrise-Modell

Die US-amerikanische Pflegetheoretikerin Madeleine M. Leininger begann schon in den 50er Jahren des letzten Jahrhunderts die kulturellen Unterschiede in der Sorge, Fürsorge und Pflege der Menschen zu thematisieren und Abweichungen des Pflegeverständnisses aus kulturanthropologischer Sichtweise zu analysieren. So war sie schon damals der Meinung:

> „dass dieses Wissen über die Unterschiede und Gemeinsamkeiten kulturspezifischer Fürsorge ein wichtiger Bestandteil der Kenntnisse in der Gesundheitspflege des 21. Jahrhunderts sein wird. Wenn das zur transkulturellen Fürsorge vorliegen-

[220] Vgl.: Interkulturelle Kompetenz im Gesundheitswesen 2005: S. 2-12; http://www.bmg.gv.at/cms/home/attachments/6/5/0/CH1108/CMS1126253889077/bericht_interkulturelle_kompetenz_im _gesundheitswesen.pdf (25. Februar 2011, 19:40 Uhr)

> de Wissen in den Unterricht, in die Lehrpläne, in das Management, in die stationäre und ambulante Pflege, in die Beratung und in die Pflegeforschung Einzug hält, würde dies fast revolutionäre Veränderungen zur Folge haben"[221]

Die Dialektik von Kultur und Fürsorge bildete den Schwerpunkt einer jahrzehntelangen Forschungstätigkeit, wobei die Theorien der kulturellen Fürsorgevielfalt und Fürsorgegemeinsamkeiten sowie das von Leininger entwickelte Sunrise-Modell bis heute Anwendung finden.

Ihre Theorie der kulturellen Fürsorge stützt Leininger auf mehrere Prämissen, wobei folgend die für die Thematik relevantesten angeführt werden: Pflege wird als Fürsorge für Menschen begriffen, wobei der Bedeutungsgehalt, die Ausdrucksformen, die Strukturen, Strategien und Prozesse pflegerischen Handelns in allen Kulturen sowohl verschiedene als auch ähnliche Merkmale aufweisen. Demzufolge verfügen Sozietäten über ein je spezifisches Wissen über diagnostische und therapeutische Praktiken. Die mit der menschlichen Fürsorge in Verbindung stehenden Werte, Dogmen und Methoden werden wiederum geprägt durch Faktoren der allgemeinen Wahrnehmung und Interpretation der jeweils vorherrschenden Realität (Weltanschauung, Sprache, Religion, spiritueller Kontext, Verwandtschaftsverhältnisse, Politik, Erziehung, Ökonomie, Technologie, ...). In diesem Sinne kann daher nur eine die kulturellen Gegebenheiten berücksichtigende Pflege das Gesundheitsergebnis von Gemeinschaften und deren Mitgliedern positiv beeinflussen. Eine Schlüsselprämisse stellt der Grundgedanke dar, dass Pflegehandlungen sich nur dann kulturell kongruent darstellen können, wenn kulturelle Besonderheiten und Bedürfnisse der Patientinnen und Patienten bekannt und die im medizinischen Bereich Tätigen in geeigneter Weise situations- und bedarfsorientiert darauf zu reagieren im Stande sind.[222] Davon ausgehend kommt Leininger zu folgender Definition:

> „Transcultural nursing is a substantive area of study and practice focused on comparative cultural care (caring) values, beliefs, and practices of individuals or groups of similar or different cultures with the goal of providing culture-specific and universal nursing care practices in promoting health or well-being or to help

[221] Leininger 1998: S. 67
[222] Vgl.: Leininger 2000, S. 287f

> people to face unfavourable human conditions, illness, or death in culturally meaningful ways."[223]

Das aus ihren theoretischen Annahmen entwickelte „Sunrise-Modell" bietet einen Gesamtüberblick über die interdependenten Faktoren und Dimensionen transkultureller Pflege und lässt sich

> „für sozial- und naturwissenschaftliche Fragestellungen als kognitiver Wegweiser benutzen, um die Zusammenhänge, Bestandteile, Aspekte und wichtigsten Begriffe der Theorie und seiner Dimensionen auf einen Blick zu erfassen."[224]

Leininger betont allerdings mehrmals, dass die Erforschung verschiedener Kulturen hinsichtlich ihrer Pflege- und Fürsorgetraditionen ein schwieriges Unterfangen darstellt, einerseits aufgrund der Komplexität der Einflussfaktoren selbst, andererseits aufgrund des hierarchisch subtilen Bedeutungsgehaltes von Gesundheit, Krankheit, Geburt, Tod, Diagnose und Therapie. In den 54 von ihr untersuchten Kulturen konnten mehr Unterschiedlichkeiten als Gemeinsamkeiten aufgedeckt werden.

Obgleich Leiningers Theorie wichtige Impulse für die Implementierung transkultureller Pflegekonzepte liefert, seien an dieser Stelle dennoch zwei wesentliche Schwachpunkte ihrer Ausführungen aufgezeigt. Zum einen geht Leininger von einem relativ unflexiblen, starren Kulturbegriff aus und vernachlässigt in Zeiten der Globalisierung und weltweiten Wanderungsbewegungen die sich gegenseitig beeinflussenden, weltweit wirksamen Prägungskräfte und die Entstehung hybrider Gesellschaftsstrukturen. Zum anderen ist ihre Theorie einer transkulturellen Pflegekompetenz vorrangig auf die Erforschung und Vermittlung kultureller Besonderheiten angelegt. Auf welche Weise die in der Fachkompetenz angesiedelten Komponenten in die soziale Kompetenz und Selbstkompetenz einmünden könnten, um in der direkten multikulturellen Interaktion Wirksamkeit zu finden, wird in ihren Ausführungen unzureichend thematisiert.

---

[223] Leininger 1995, S. 58
[224] Leininger 1998, S. 76

4.2.3 The Purnell Model for Cultural Competence

Das vom US-amerikanische Pflegewissenschaftler Larry Purnell vorgestellte "Model for Cultural Competence" wurde als breit gefasster, weitgehend allgemeingültiger Ansatz konzipiert und zeigt die Dimensionen und Komponenten kultureller Besonderheiten in der Gesundheitsversorgung auf. Kulturelle Kompetenz in diesem Sinne ist für Purnell *„the adaptation of care in a manner that is consistent with the culture of the client and is therefore a conscious process and nonlinear."*[225]

Das Wissen um kulturelle Vielfalt und eine vorurteilsfreie Haltung sind diesem Ansatz zufolge für alle im Gesundheitsbereich Tätigen unabdingbare Vorraussetzung für qualitativ einwandfreie Betreuung. Sich der kulturellen Unterschiedlichkeiten, aber auch der grundlegenden Gemeinsamkeiten bewusst, soll jeder Klient respektvoll und ungeachtet seiner kulturellen und ethnischen Herkunft in den Betreuungsprozess eingebunden werden. Durch allgemeines und spezifisches kulturelles Wissen kann eine sensible und kompetente Betreuung gelingen und die Versorgung von Menschen mit Migrationshintergrund verbessert werden. Kulturelle Kompetenz als laufender Prozess kulturellen Lernens und Verstehens hilft Missverständnisse und Vorurteile abzubauen. Eine kultursensible Gesundheitsversorgung muss unterschiedliche Wertigkeiten, Glaubensvorstellungen, Einstellungen, Lebensweisen und Lebensbedingungen reflektieren und zumindest in Standardsituationen zu berücksichtigen wissen.[226]

Ausgehend von diesen Grundprinzipien entwickelt Purnell ein Modell kultureller Kompetenz in der Betreuung, Beratung und Pflege von Menschen mit Migrationshintergrund, welches in Abhängigkeit von Gesellschaft, Gemeinschaft, Familie und Individuum zwölf sich gegenseitig beeinflussende Dimensionen der Gesundheitsversorgung beschreibt.[227] Anhand der Dimensionen Herkunftskultur, Kommunikation, Familien und Geschlechterrollen, Erwerbstätigkeit, biokulturelle Ökologie, Risikoverhalten, Ernährungsweise, Schwan-

[225] Purnell 2002: S. 193
[226] Vgl.: Purnell 2002: S. 193f
[227] Vgl.: Purnell 2002: S. 195

gerschaft und Geburt, Tod, Spiritualität, Versorgungspraxis und Gesundheitsberufe versucht Purnell ein möglichst vollständiges Bild der in der Gesundheitsversorgung wirksamen Komponenten darzustellen.[228] Dieses als Metaparadigma verstandene Modell soll demnach für alle Berufe des Gesundheitswesens Gültigkeit finden und eine Basis der Weiterentwicklung und Umsetzung von kultursensiblen und migrationsberücksichtigende Versorgungsstrukturen und -strategien bilden.[229]

4.2.4 Kulturelles Lernen als Kreislauf

Die in England lebenden Professorin für „Transcultural Health and Nursing" Irena Papadopoulos war es im Zuge ihrer Forschungsarbeiten vor allem ein Anliegen, transkulturelle Kompetenz in den Pflegeausbildungen curricular zu implementieren.

> „We defined cultural competence as the capacity to provide effective health care taking into consideration people's cultural beliefs, behaviours and needs. We argued that cultural competence is both a process and an output, and results from the synthesis of knowledge and skills which we acquire during our personal and professional lives and to which we are constantly adding."[230]

Ausgehend von den Grundprämissen Menschenrechte, sozialpolitische Rahmenbedingungen, interkulturelle Beziehungen und ethische Haltungen konstituiert die Autorin ein Kompetenzmodell innerhalb der Komponenten des Individuellen, der Kultur, Struktur, Gesundheit, Krankheit, Fürsorge und Pflege. Die Dimension des Individuellen meint die allen Individuen von Geburt an zustehenden Grundrechte wie Liebe, Freiheit, Gerechtigkeit, Entwicklungsmöglichkeit, Gesundheit und Sicherheit. Unter Kultur wird jenes Konstrukt verstanden, innerhalb dessen jeder Mensch durch die je gültigen Glaubensvorstellungen, Wertigkeiten, Ideologien und Interpretationen, Kommunikationsformen und habituellen Normen geprägt und in der Gestaltung des eigenen Lebensweges beeinflusst wird. Damit in Verbindung steht die soziale Struktur, also die institutionellen Organisationsformen des menschlichen Zusam-

[228] Vgl.: Purnell 2002: S. 196
[229] Vgl.: Purnell 2002: S. 196
[230] Papadopoulos 2006: S. 10

menlebens, die durch die verfügbaren Partizipations- und Exklusionsmechanismen die Gestaltung der individuellen Biographie nachhaltig lenken. Gesundheit und Krankheit stellen sozial definierte Zustände des Wohlbefindens beziehungsweise einer unerwünschten Konstitution, verbunden mit gesellschaftlich spezifischen Wertigkeiten, Erklärungen und Praktiken, dar. Durch Fürsorge und professionelle Pflegekonzepte soll Gesundheit erhalten beziehungsweise wieder hergestellt und Krankheit vermieden beziehungsweise geheilt werden.[231]

Das als Prozess gefasste Modell spiegelt durch die Dimensionen „Cultural awareness“, „Cultural knowledge“, „Cultural sensitivity“ und „Cultural competence“ den Kreislauf transkulturellen Lernens wieder. Beginnend mit der Dimension des kulturellen Bewusstseins, also der Wahrnehmung und Reflexion des Eigenen und Fremden unter Berücksichtigung von identitätsstiftenden Komponenten, Stereotypisierungen und historischen Bedingtheiten, gilt die Dimension des kulturellen Wissens und Verstehens als Voraussetzung für die darauf folgende Dimension der kulturellen Sensibilität, welche durch Empathie, kommunikative Fähigkeiten, Vertrauen, Respekt, Akzeptanz und Adäquanz gekennzeichnet ist. Die Synthese von Bewusstheit, Wissen und Sensibilität mündet schließlich in jene kulturelle Kompetenz, welche einerseits in interkulturellen Interaktionen personen- und situationsadäquates Agieren ermöglicht und andererseits rassistische und andere Formen von diskriminierenden Haltungen abzubauen hilft.[232] Kulturelle Kompetenz und die individuell und kultursensibel abgestimmte Versorgung werden als Selbstverständlichkeit im Gesundheitswesen des 21. Jahrhunderts betrachtet:

> „Culturally competent care is becoming a twenty-first century imperative for those responsible for providing healthcare services in multicultural societies. Being treated in a culturally competent manner is a reasonable expectation of all of us in the new millennium. It is no longer tenable to treat everyone in the same way, or to base the care we provide to individuals on norms drawn out of the majority culture.“[233]

---

[231] Vgl.: Papadopoulos 2006: S. 10f; Papadopoulos 2003: S. 88f
[232] Vgl.: Papadopoulos 2006: S. 11-21
[233] Papadopoulos 2006: S. 23

4.3 Facit

Den ersten Teil der Arbeit abschließend wurden unterschiedliche Modelle kultureller Kompetenz und die darin konzipierten Fähigkeiten, Einstellungen, Motivationen und Fertigkeiten im Umgang mit Menschen anderer Kulturen vorgestellt.

Diese vorgestellten Studien und Modelle liefern, stets begrenzt auf den jeweils gefassten Fokus, wichtige Erkenntnisse zur Entwicklung migrationssensibler Strukturen und Fähigkeiten im Gesundheitswesen. Obgleich sich alle Modelle dadurch auszeichnen, unterschiedliche Schwerpunkte zu wählen und die jeweiligen Konzeptionen danach auszurichten, liefern die Detailanalysen lediglich Nuancen einer Differenziertheit. Es scheint in der Wissenschaft doch ein relativ einheitlicher Konsens darüber zu bestehen, welche Fähigkeiten und Fertigkeiten kulturelle Begegnungen bedingen und positiv beeinflussen.

Relevante Ergebnisse der vorgestellten Theorien und Untersuchungen werden als Basis in die weitere Abhandlung miteinbezogen, da eine so angelegte analytische Synthese wichtige Impulse liefert, welche Faktoren und Komponenten transkulturelle Interaktionsprozesse in der Geburtshilfe fördern und hemmen können. Zwischen den je wirksamen Faktoren der strategischen Ziele auf der Strukturebene, der kulturellen Bedingtheiten und der direkten Interaktionsregeln auf der Mikroebene kann dann jene dynamische und interdependente Dialektik aufgezeigt werden, die der Komplexität der Thematik gerecht wird.

Teil II
Transkulturalität in der Geburtshilfe

Um dem formulierten Ziel der Analyse gerecht zu werden, gilt es die zwischenmenschlichen Besonderheiten in der Beratung, Betreuung und Pflege von Frauen mit Migrationshintergrund in der Geburtshilfe als transkulturelle Interaktion zu untersuchen. Es ist zu klären, welche Faktoren, Strategien und Verhaltensschemata in der peripartalen Betreuung transkulturelle Interaktionen beeinflussen und welche Komponenten eine transkulturelle Kompetenz in der Geburtshilfe charakterisieren.

5. Ergebnisdarstellung – Spezielle Aspekte

Die Synopse der im Theorieteil dargestellten und der durch die Beobachtungen und Interviews gewonnenen Erkenntnisse liefert die Ergebnisse zur Beantwortung der forschungsleitenden Fragestellungen.

Um die spezifischen Aspekte transkultureller Betreuungssituationen in der Geburtshilfe festmachen zu können, wurden die Einflussgrößen sowie deren Wechselwirkungen und Abhängigkeiten analysiert. Dabei ergaben sich vorrangig acht Dimensionen, welche die Beratung, Betreuung und Pflege von Migrantinnen beeinflussen.

1	Kommunikationsfähigkeit Wie aus den Befunden vorhandener Studien und aus den durch die Beobachtungen und die Interviews gewonnen Daten eindeutig ersichtlich ist, stellt die Fähigkeit der Verständigung eine Grundkomponente in transkulturellen Betreuungsprozessen dar. Dabei ist zu beachten, dass erstens Sprachkenntnisse mitunter ungenügend vorhanden sind, zweitens das medizinische Vokabular deutlich vom alltäglichen Sprachgebrauch abweicht und drittens in der Geburtshilfe intime, schambehaftete Bereiche thematisiert werden.
2	Rolle der Frau, Rolle der Mutter Davon ausgehend, dass die jeweiligen Wertemuster und Verhaltenserwartungen an

	Frauen und Mütter durch Sozialisationsprozesse als inkorporierte Strukturen nachhaltig Wirkung finden, müssen diese Aspekte im Kontext der peripartalen Betreuung von Migrantinnen thematisiert werden.
3	Gebärprozess Der Bedeutungsgehalt des Gebärens und die damit verbundenen Einstellungen und Werte des Gebärprozesses weisen individuell, aber auch sozial geprägt, mannigfaltige Facetten auf. Die zwischen Mythos und risikobehaftetem Ausnahmezustand, zwischen mit Schmerz verbundener Grenzerfahrung und unzeitgemäßem Lifestyle-Event angesiedelten Interventionen und Modi bei der Geburt eines Kindes sind somit schwer klassifizierbar und vergleichbar. Umso mehr müssen die individuellen Bedürfnisse der Frauen sowie ihre Lebenswelten und kulturell geprägten Vorstellungen in den Phasen Schwangerschaft, Geburt und Wochenbett beachtet werden.
4	Patientenrolle, Rolle des Arztes, der Hebamme, der Pflegeberufe Die Patientenrolle und die daran gebundenen sozialen Erwartungen unterliegen ebenfalls gesellschaftlichen Prägungen. Einige sich aus diesem Aspekt ergebende Überlegungen betreffen die Expression des Leidensdruckes, die Eigenverantwortung im Genesungsprozess oder die Unterstützungsleistungen des sozialen Umfeldes. Ebenso variieren die Erwartungen an die Rolle des Arztes, der Hebammen bzw. pflegenden Professionen im kulturellen Vergleich erheblich.
5	Familie und soziales Umfeld In vielen Kulturen stellen Familien und Verwandtschaft ein stabiles Geflecht gegenseitiger Unterstützungs- und Hilfeleistungen dar, indem wichtige Entscheidungen, traditionelle Riten, freudige Ereignisse, aber auch krisenhafte Lebensabschnitte gemeinsam gelebt und getragen werden. Die Trennung von Familie und Verwandtschaft, besonders bei unfreiwilliger Migration, führt zum Verlust dieser wichtigen Ressource und nicht selten zur sozialen Isolation im Einwanderungsland. So gilt es zu klären, wie sich der Verlust desselben durch Migration in den Phasen Schwangerschaft, Geburt und Wochenbett auswirkt und wie diesen Herausforderungen begegnet wird.
6	Ängste und Unsicherheiten Diese Aspekte erscheinen im Kontext der peripartalen Betreuung deswegen wichtig, weil die hinter diesen subtilen Emotionen steckenden Motive oft im Verborgenen bleiben.
7	Wissen um kulturelle Besonderheiten Um migrationssensibel interagieren zu können, ist das Wissen um kulturell spezifische Einstellungs-, Denk-, Verhaltens- und Handlungsstrukturen von großer Bedeutung. Nicht zu vernachlässigen sind in diesem Zusammenhang aber auch die soziokulturellen, ökonomischen, ökologischen und religiösen Rahmenbedingungen, welche wichtige identitätsstiftende Faktoren im Sozialisations- und Enkulturationsprozess darstellen.

8	Spezifische kulturelle Gepflogenheiten in der peripartalen Betreuung Schwangerenvorsorge, Geburtsvorbereitung, Aufklärung, Beratung, Umgang mit Schmerz, Umgang mit Zeit, Scham und Intimsphäre als einige der identifizierten Aspekte in der peripartalen Betreuung sind im Hinblick auf kulturelle Spezifika zu beachten.

Tabelle 1: Einflussgrößen des peripartalen Betreuungsprozesses

Diese Dimensionen berücksichtigend thematisiert die weitere Analyse den transkulturellen Dialog und Interaktionsprozess in der peripartalen Betreuung hinsichtlich ihrer interdependenten Mechanismen und Wirkungszusammenhänge, ohne die subtilen individuellen Wert- und Einstellungsstrategien sowie die damit verbundenen Aktionen und Reaktionen dabei zu vernachlässigen. Es geht darum, die Strukturdynamik dieser Transformationsprozesse zu ermitteln und Charakteristika sowie Gemeinsamkeiten einer transkulturellen Kompetenzentwicklung zu übertragen.

Um Vorurteile und Stereotypisierungen zu vermeiden, wurde in der Analyse des Datenmaterials das Merkmal „Herkunftsland" so weit wie möglich vernachlässigt. Vorrangiges Ziel war, das Gemeinsame der Frauen in den Phasen Schwangerschaft, Geburt und Wochenbett kulturübergreifend im Sinne eines konstruktiven Miteinanders zu ermitteln und nicht das Trennende und Unterschiedliche hervorzuheben.

5.1 Das Dilemma des Kulturbegriffes

Am Kulturbegriff per se haften ungeachtet der Prozesse der Globalisierung und Mobilisierung die ursprünglichen ethnologischen Paradigmen der Abgrenzung und Differenziertheit. Nach wie vor impliziert die Begrifflichkeit Kultur die Fokussierung auf pauschale Attributszuschreibungen, auf Stereotypisierung von Charakteristika sowie Akzentuierung von Unterschiedlichkeiten. Die semantische Paradoxie der verwendeten Termini inter-, multi- oder transkulturell entsteht dadurch, dass der Begriff der Kultur traditionsgemäß das Unterschiedliche zwischen Gesellschaftssystemen und weniger das Gemeinsame so pointiert, dass der Versuch, das Trennende mit den Vorsilben inter-, multi- oder trans- zu überwinden, unzureichend ausfällt.

Die Kategorisierung menschlicher Verhaltensweisen, entsprechend ihren vermeintlichen nationalstaatlichen Wurzeln, ist insofern problematisch, als durch diese in direkten Interaktionen die Aktio- und Reaktio-Komponenten schon im Vorhinein an Flexibilität verlieren. Diese gespeicherten Meinungen über Mitglieder einer Gesellschaft und die an sie geknüpften Erwartungen werden unreflektiert und diffus bestätigt und kommen großzügig in der alltäglichen Praxis zur Anwendung:

> „Innerhalb der Migrantinnen kommt mir vor, sind die aus dem ehemaligen Jugoslawien eher die, die bereit sind, das [Gebären] irgendwie hinzunehmen, denen ist das mehr egal. Und die Türkinnen sind da wirklich ganz was Besonderes. Die machen das anders.“[234]

Dieses Dilemma der kulturellen Pauschalisierung wird so lange bestehen bleiben, solange der Nationenbegriff mit dem Kulturbegriff synonym in Verwendung bleibt und die je unterschiedlichen regionalen Prägungskräfte und Geltungsbereiche nicht klarer differenziert werden. Vor allem müssen die Bedingungen, welche die Tradition mancher Strategien und Handlungsstrukturen erklärbar machen, aufgezeigt und die dahinter stehenden Motivationen aufgedeckt werden. Denn genau hier kann das Universelle menschlichen Handelns vermutet werden, indem von prinzipiell ähnlichen Bedürfnissen ausgegangen wird, welche zu ihrer Befriedigung, abhängig von den spezifischen Rahmenbedingungen, entsprechend organisiert werden.

Wie schwierig es ist, den traditionellen Kulturbegriff abzulösen und durch ein neues Paradigma differenzierter sozialanalytischer Denkweisen zu ersetzen, beweist ein Beitrag aus einem Sammelband der Arbeitsgemeinschaft Ethnomedizin. Eingedenk dessen, dass die Türkei mit einer Fläche von 774.814km^2 geschätzte 63 Millionen Einwohner[235] zählt und in sich eine beachtliche Bandbreite an sozialer, kultureller, traditioneller, ökologischer, ökonomischer, politischer und spiritueller Variabilität aufweist, schreibt

---

[234] Interview Experte 3

[235] www.turkdunya.de/de/tuerkei/geographie/; (21.Mai 2009, 18:21 Uhr) www.udhm.de/die_tuerkei/geographie_Demografie_tuerkei.html nennt 71 Millionen Einwohner (21.Mai 2009, 18:21 Uhr)

Kayankaya in einem Artikel über Vorstellungen und Konzepte türkischer Frauen für den Bereich der Geburtshilfe:

> „Türkische Frauen entbinden immer in der Hocke. Während der Wehentätigkeit bleiben sie immer in Bewegung. Bei der Entbindung in deutschen Kliniken klagen sie immer darüber, daß sie liegen sollen.“[236]

Obwohl die grundlegende ethnologische Perspektive die Regeln der Geburt dem jeweiligen Weltbild sowie den historischen, ökologischen, sozialen, technologischen und spirituellen Gegebenheiten der Menschen zuspricht,[237] werden bei diesem Beispiel beobachtete Verhaltensweisen als allgemein gültig deklariert, ohne die beeinflussenden Variablen näher zu berücksichtigen. Zum einen ist die aufrechte Gebärhaltung keine Anpassung an soziokulturelle, sondern an physiologische Determinanten, da man so mithilfe der Schwerkraft den Geburtsprozess positiv zu beeinflussen trachtet.[238] Zum anderen wird hier nicht aufgezeigt, dass der Einfluss westlicher Trends moderner Schulmedizin auch in der Türkei, vor allem in urbanen Regionen, schon längst Einzug gehalten hat: technologisierte Geburtsmedizin, um möglichst schmerzarm, schnell und sicher zu entbinden, sowie die Tendenz zur geplanten Sectio Ceasarea.[239]

---

236 Kayankaya 1995: S. 46

237 Vgl.:Jordan 1995: S. 27

238 Die vertikale Körperhaltung während des Gebärens war bis ca. 1840 auch im deutschsprachigen Raum üblich. Erst als man im 19. Jahrhundert den Geburtsmechanismus erforscht glaubte, plädierten Ärzte, vor allem auch unter Einfluss der französischen Geburtshilfe, für die Vorteile einer horizontalen Gebärhaltung. So ergab sich die Rückenlage als vorherrschende Entbindungslage, bis in den 70er Jahren des 20. Jahrhunderts empirische Untersuchungen zur Gebärhaltung und vor allem Forderungen der Frauen nach selbstbestimmten Gebärpositionen die Diskussion erneut ankurbelten. (Vgl.: Metz-Becker 1999: S. 62ff)

239 „The World Health Organization (WHO) has a recommended an upper limit for medically justified C-section births of around 15 percent in any country, and Turkey's current level is more than double this. The figures are even more astounding if looked at on a geographical, educational or financial basis. The highest levels in 2008 are in the more affluent and urbanized western and northern parts of Turkey – 48.1 percent on the Black Sea coast, 47.2 percent on the Aegean coast und 42.9 percent around the Sea of Marmara. ... Eastern Turkey, the relatively poorer part of the country, is still above the WHO recommendations but has the lowest national percentile, only 23.9 percent, followed by

Die oben angeführte ethnologisch geprägte Darstellung widerspricht auch der beobachteten Situation im Kreißzimmer, bei der eine junge türkische Gebärende über die Maßnahmen im Betreuungsprocedere diskutierte. Ihr erstes Kind entband sie in einem öffentlichen Krankenhaus in Istanbul, wo ihr nach kurzer Wehentätigkeit eine Infusion verabreicht wurde, welche einerseits die Schmerzen erleichterte, andererseits die Geburt beschleunigte. Sie versicherte, dass sie ihr erstes Kind in drei Stunden fast ohne Schmerzen geboren hätte und verstand nicht, warum in Österreich keinerlei Medikamente zur Schmerzerleichterung und Geburtsbeschleunigung verabreicht würden. Die Hebamme versuchte zu erklären, welche Optionen der Schmerztherapie zur Verfügung stehen, dass eine Beschleunigung des Geburtsfortschrittes aber nicht indiziert sei und ein derart forciertes Vorgehen negative Auswirkungen auf den weiteren Geburtsverlauf sowie auf den Outcome des Kindes haben könnte. Weiters schlug sie vor, alternativ zu medikamentösen Therapien ein Entspannungsbad oder aufrechte Positionen auszuprobieren. Dieses Vorgehen schlug die Gebärende aus und entschied sich für eine rasch und stark wirkende Schmerzinfusion.[240]

Und so konträr diese beiden Schilderungen über die Einstellung zur Geburt anmuten, machen sie doch die hinter dem Kulturbegriff existierende Vielfalt in den Einstellungen, den Handlungen und Haltungen ihrer Mitglieder augenscheinlich. Und dennoch sind es die mit den jeweiligen Kulturen assoziierten starren Bilder, basierend zum Teil auf Vorurteilen, aber auch auf konkreten Erfahrungen, welche Interaktionen prägen. Diese Zuschreibungen werden vor allem dann problematisch, wenn negativ behaftete Komponenten einer Kultur die Individualität der Interaktionspartner und die interpersonalen Charakteristika überschatten.

---

southeastern Anatolia at 26,1 percent. … The better educated you are in Turkey, the more likely you are to have a C-section despite being bright enough to absorb and analyze the information that makes it clear that natural birth is better for mother, child and national economy."
(Vgl.: http://www.sundayszaman.com/sunday/detaylar.do?load=deta&link=153801 11.Juni 2009, 11:33 Uhr)

[240] Vgl.: Beobachtungsprotokoll Migrantin 2

Es soll hier natürlich nicht die Bedeutsamkeit wissenschaftlicher Disziplinen wie der Ethnologie in Frage gestellt, sondern die Sensibilisierung dahingehend geschärft werden, dass der gewählte Fokus der kulturellen Assoziationen die Interaktion beeinflusst. Wenngleich die von Hall, Hofstede oder Trompenaars verfassten Theorien der Beschreibung und Kategorisierung kultureller Dimensionen und kultureller Differenzen wichtige Aspekte zum Verständnis und zur Verständigung in transkulturellen Interaktionen liefern, ist Vorsicht geboten, mithilfe dieser metasozialen Analysen kulturelle Pauschalzuschreibungen zu untermauern.

Ein weiteres Beispiel, welches die Vermeidung kultureller Verhaltenszuschreibungen betont, zeigt folgende Aussage. Auf die Frage, ob ein typisches reproduktives Verhalten einer Kohorte in einem bestimmten Land vorzufinden wäre, lautete die Antwort wie folgt:

> „Obwohl es im ländlichen Gebiet Fälle gegeben hat, so dass man von den Familien erwartet hat, sobald zwei geheiratet haben, dass dann Kinder kommen. ... In manchen ländlichen Gegenden war das eher traditionell. Natürlich kommt das darauf an, wie entwickelt das Gebiet war und das ist unterschiedlich, auch in den Familien. .... Ich habe viele Kusinen, die haben sehr spät geheiratet und das war keine Schande.“[241]

Sämtliche Befunde weisen darauf hin, dass kulturell-traditionelle Aspekte und die darauf gestützten Denk-, Einstellungs-, Haltungs- und Handlungsstrategien auch innerhalb einer vermeintlich homogenen sozialen Gruppe erheblich variieren. Stereotypisierungen von Charakteristika sollen daher vermieden werden.

Hier sei auch darauf hingewiesen, dass eine kulturelle Kompetenz nur innerhalb aller anderen geforderten Fähigkeiten und Fertigkeiten in sozialen Prozessen wirksam werden kann. Der Irrtum in den Curricula kulturellen Lernens beruht einerseits darauf, dass im Prozess des Kompetenzerwerbs nicht neue Komponenten erlernt werden müssen, sondern dass eine Modifizierung der Sichtweisen und eine Sensibilisierung einzelner Aspekte ohne-

---

[241] Interview Migrantin 7

hin schon vorhandener und geforderter Kompetenzen von allen an der Interaktion Beteiligten erreicht werden muss. Andererseits ist der Versuch, kulturelle Kompetenz den Kategorien der sozial-kommunikativen oder fachlich-methodischen Kompetenz, der Selbst- oder Handlungskompetenz voneinander isoliert zuzuordnen, nicht möglich, da situations-, personen-, bedarfs- und bedürfnisorientiert die unterschiedlichen Kompetenzen jeweils unterschiedlich gewichtet und bewertet werden müssen.

Ein weiteres Defizit im kulturellen Kompetenzbegriff besteht darin, dass dieser großteils von Einzelnen der Mehrheitsgesellschaft für Interaktionen mit Minderheiten definiert wurde und so ein einseitiges Verständnis desselben abbildet.

5.2 Verständigungsfähigkeit als primäres Merkmal der sozialen Partizipation

Missverständnisse in der geburtshilflichen Betreuung sind großteils kommunikativer Natur und weniger auf kulturelle Divergenzen zurückzuführen. Das Unvermögen adäquater Kommunikation stört den Betreuungsverlauf insofern, als Beschwerden, Empfindlichkeiten und Bedürfnisse unzureichend artikuliert werden:

> „Ja. Ich muss ehrlich sagen, damals noch im Krankenhaus, damals hatte ich eine schlimme Erfahrung. Ich habe ja nicht verstanden, damals, sie haben alles mit mir probiert, von Kreuzstich bis .... Bei mir waren beide Geburten so, dass Wasser zuerst, dann hab ich gesagt: ich habe drucken. Ich habe das von anderen Frauen so gehört und gedacht, das hat etwas mit Schmerzen zu tun. ... Und als ich das gesagt habe, auf einmal haben sie mich in diesen OP-Saal gebracht und das war ein dringender Kaiserschnitt.“[242]

Dieses Zitat bezeugt die Schwierigkeit der Sprachverständigung im medizinischen Kontext, da sich das Vokabular in diesem Bereich grundlegend von dem des alltäglichen Sprachgebrauchs unterscheidet. Und ein Spezifikum der Geburtshilfe wiederum ist, dass Indikationen zu einer invasiven thera-

[242] Interview Migrantin 4

peutischen Maßnahme, wie zum Beispiel zu einer Schnittentbindung, in Abhängigkeit zur Dimension der fetalen oder maternalen Bedrohung mitunter akut gestellt werden müssen und das Eintreffen eines Dolmetschers nicht abgewartet werden kann. Der Versuch, sprachliche Barrieren in der Geburtshilfe durch professionelle Dolmetscher abzubauen, wird als problematisch erachtet, weil die Hemmschwelle, fremde Personen beziehungsweise unbeteiligte Dritte an intimen Situationen teilhaben zu lassen, beträchtlich ist. Der durch Vorenthaltung wichtiger Informationen von Seiten der Klientin und der durch Übersetzungsleistung entstehende „blinde Fleck“ kann nicht nur für den Betreuungs- und Behandlungsprozess wichtige Informationen verwässern, sondern gleichsam Diagnose und Therapie gänzlich verfälschen.

> „Das Problem ist bei manchen, dass der Vater und die Mutter, dass beide nicht Deutsch können. Das ist das Problem dann. Es kommt dann ein Dritter hinzu, aber der ist unbekannt, da ist das Schamgefühl und eigentlich wollen sie das nicht, dass ein Übersetzer da ist. Weil Geburt wirklich, wie kann man sagen, geheim ist. Nur Familie und so. Es ist schwierig, weil es ist eine unbekannte Person ist. Es ist ein bisschen gefühlsmäßig schwierig.“[243]

Neben dem Unvermögen mancher Frauen, Bedürfnisse adäquat artikulieren zu können, kumuliert dieses Defizit aufgrund ungenügender Zeitressourcen des Personals im Hinblick auf Beratungs-, Informations- und Aufklärungsgespräche in intra- und extramuralen Betreuungsprozessen. Sprachbarrieren führen dazu, dass Indikationen und Therapien unzureichend besprochen und mangelhaft verstanden werden.

> „Aber jetzt bin ich nicht so zufrieden, denn ich wusste nicht, was für Probleme gehabt und wieso Kaiserschnitt gemacht. Mich hat niemand gefragt: willst du oder willst du nicht. ... Mein Mann war kurz einmal weg, ich weiß nicht, was für Probleme gehabt. Die haben einfach Kaiserschnitt gemacht, mich hat keiner gefragt: willst du oder nicht? Ist notwendig gewesen, ich weiß nicht. Aber ich möchte das erklären, besprechen mit Arzt.“[244]

---

[243] Interview Experte 2
[244] Interview Migrantin 5

Ebenso wie bei Akbal, Zimmermann und David[245] beschrieben, kann aus dem angeführten Interview abgeleitet werden, dass defizitäre Verständigungskompetenzen ernst zu nehmende Probleme in der geburtshilflichen Versorgung und Betreuung darstellen. Abgesehen von den juridischen Konsequenzen, welche durch eine unverständliche medizinische Aufklärung über notwendige diagnostische und therapeutische Maßnahmen aufgeworfen werden können, ist vor allem auch die psychische Situation der Betroffenen zu beachten, wenn diese in der Ungewissheit harren und nicht verstehen, aus welchen Gründen medizinische Eingriffe durchgeführt wurden.

Vermeintliche Kulturkonflikte entstehen bei genauer Betrachtung aufgrund von Fehlinterpretationen der verschiedenen Dimensionen im Kommunikationsprozess und Beeinflussungen durch Stereotypisierungen und Stigmatisierungen. Die von Hall[246] formulierten Grundpfeiler (Tempo, Kontext, Raum, Zeit, Richtung und Aktion) menschlicher Interaktion und Kommunikation, welche, geprägt von den jeweiligen kulturellen Gegebenheiten, sich in Modi und Procedere unterscheiden, liefern unbestritten wichtige Impulse für die alltägliche Praxis des transkulturellen sozialen Dialogs. So können bestimmte medizinisch-anamnestische Fragen in der einen Kultur als klare, nüchterne Informationsgewinnung gesehen und in anderen als distanzlose Anmaßung empfunden werden.

> „Wir haben auch im Rahmen unseres „Gesundheitstandem“[247] sehr viel über Gynäkologie usw. gesprochen. Und das, was da herauskam, war eben, dass die Ärzte manchmal sehr voyeuristisch sind, dass Frauen oft bei der Untersuchung das Gefühl haben, dass dieser voyeuristische Punkt vorhanden ist, dass unangenehme Fragen gestellt werden während der gynäkologischen Untersuchung. Wie beispielsweise: „Sind Sie beschnitten?“ oder „Gibt es Beschneidungen bei Ihnen?“ Und ich glaube, dieser unsensible Umgang mit solchen Fragen führt da-

---

245 Siehe auch Kapitel „Migration und Gesundheit“

246 Vgl.: Hall 1990: S. 4ff beziehungsweise siehe Kapitel „Kultursysteme als Kommunikationssysteme“

247 Anm.: Das „Gesundheitstandem“ ist eine Initiative in Wien, die gesundheitliche Versorgung von Migrantinnen durch gegenseitige Unterstützungsleistungen von Betroffenen zu optimieren.

> zu, dass Frauen irgendwie empfindlich reagieren. Dass sie auch nicht bereit sind, bestimmte Informationen weiterzugeben.“[248]

Bei diesem Beispiel handelt es sich eindeutig um eine Diskrepanz zwischen dem jeweilig unterschiedlich definierten persönlichen Abstand in zwischenmenschlichen Beziehungen im Zusammenhang einer unterschiedlichen Kontextbeurteilung, welche durch die Verletzung der jeweils gewünschten beziehungsweise erwarteten Distanz erfolgte. In dieser Aussage ist allenfalls klärungsbedürftig, warum das Gefühl der voyeuristischen Handlung während einer gynäkologischen Untersuchung mit der angesprochenen Thematik der weiblichen Genitalbeschneidung auftritt. Eine Betrachtung der Interpunktion der Arzt-Patientinnen-Beziehung lässt darauf schließen, dass die mit diesem Thema verbundenen Assoziationen[249] beachtlich voneinander abweichen. Der hier formulierte Vorwurf des Voyeurismus gegen die behandelnden Gynäkologen irritiert vor allem aufgrund zweier Bedingungen: zum einen steht die Anschuldigung voyeuristischer Hintergedanken in einer gefährlichen Relation zur Berufsausübung des Frauenarztes selbst, zumal genitale Untersuchungen standardisierte Routineabläufe darstellen; zum anderen muss hinterfragt werden, welche Rolle dem Arzt im Zuge gynäkologischer Untersuchungen zugeschrieben wird und welche Wertigkeiten dem Eingriff der genitalen Beschneidungspraxis anhaften. Einen entscheidenden Erklärungsansatz dazu liefert Friedemann Schulz von Thuns Kommunikationsquadrat,[250] in welchem jedem Informationsgehalt zwischen Sender und

---

[248] Interview Migrantin 9

[249] Obgleich spätestens seit dem Bestseller von Waris Dirie „Wüstenblume“ die Tragik der weiblichen Genitalbeschneidung und die sozialen und sexuellen Dimensionen dieses Eingriffes bekannt sind, ist laut einer in Deutschland durchgeführten Studie von UNICEF, TERRE DES FEMMES und dem Berufsverband der Frauenärzte „der Bedarf an Information rund um das Thema Beschneidung unter Gynäkologen und Gynäkologinnen in Deutschland immens.“ Die unsensible Übersetzung mit dem Begriff „weibliche Genitalverstümmelung“ weist auf die Unwissenheit und fehlende Sensibilität mit der Thematik im deutschsprachigen Raum hin. Zu Recht wurde aufgrund von Protesten betroffener Frauen die Begrifflichkeit der „Verstümmelung“ in „Beschneidung“ geändert. http://www.unicef.de/fileadmin/content_media/mediathek/I0038_Doku_Beschneidung_01.pdf (13.Juni 2009 20.00 Uhr)

[250] Vgl.: Schultz von Thun 2006: S. 12

Empfänger die Dimensionen Sachinhalt, Appell, Beziehung und Selbstkundgabe zugeordnet werden.

> „Jederzeit, auch innerhalb einer Kultur, kann es vorkommen, dass die vier Botschaften, die der Sender gemeint hat, und die vier Botschaften, die beim Empfänger ankommen, unterschiedlich sind, auch wenn die Verständigung akustisch einwandfrei ist. In der interkulturellen Kommunikation kommt die Schwierigkeit hinzu, dass verschiedene Kulturen die vier Seiten höchst unterschiedlich gestalten.“[251]

Der Arzt kann durch die Frage: „Sind Sie beschnitten?“ anamnestisch bedeutsame Informationen ermitteln, da mögliche Beschwerden auf Folgekomplikationen dieses Eingriffes zurückgeführt werden können. Der Informationsgehalt bewegt sich, Schulz von Thuns Modell entsprechend, auf der Ebene des Sachinhaltes.[252] Die betroffenen Frauen scheinen mit dieser Frage einerseits in ihren Werthaltungen verletzt und zeigen eine emotionale Assoziation zwischen weiblicher Genitalverstümmelung und Sexualität, wobei sie sich dem Modell nach auf der Beziehungsebene befinden. Dieses Beispiel zeigt, dass die Wahrnehmung, Interpretation und Deutung von Aussagen und deren Bedeutungsgehalten in interkulturellen Begegnungen sehr subtil und für Außenstehende oft nicht nachvollziehbar ablaufen und so auf den ersten Blick vermeintlich kulturell begründete Missverständnisse doch kommunikativ bedingt sind.

> „Nicht Kulturen begegnen einander, nicht Kulturen missverstehen und bekämpfen oder verstehen und wertschätzen sich. Es sind individuelle Menschen, und diese können sich – unter anderem – in ihrer Kulturzugehörigkeit unterscheiden. So beginnt auch unsere Reise bei Individuen und wird sich auf der ersten Etappe noch innerhalb der eigenen Kulturgrenzen bewegen. Schon dort stoßen wir aller-

---

[251] Schultz von Thun 2006: S. 13

[252] Als Folgekomplikationen weiblicher Genitalbeschneidung gelten: leichte bis schwerste Miktionsbehinderungen, Harnwegsinfektionen, Pyelonephritis, Menstruationsstauungen, Dysmenorrhoen, Infektionen, sekundäre Sterilität, psychische und sexuelle Beeinträchtigungen, geburtshilfliche Komplikationen, protrahierte Geburtsverläufe (Arbeitsgemeinschaft Frauengesundheit in der Entwicklungszusammenarbeit: Kampf gegen weibliche Genitalverstümmelung im In- und Ausland. 2001. www.afroport.de/intact/pdf/fgm_stellungnahme_ag_fide_0102.pdf; (15. Mai 2009, 22.10 Uhr)

> dings auf ein Phänomen, das uns später bei interkulturellen Kontakten noch ausgeprägter begegnen wird: Verzerrungen in Wahrnehmung und Deutung.“ [253]

Als Beispiel dazu sei die Beobachtung jener Situation angeführt, in welcher die Beratung zur Pflege des Neugeborenen von der Mutter als diskriminierende, arrogante Belehrung aufgefasst wurde. Eine eigentlich harmlose Routineberatung endete in einem empfindlichen Disput, welcher letztendlich auf der Beziehungsebene der an der Interaktion Beteiligten ausgetragen wurde.[254]

Da verbale Ausdrucks- und Verständigungsfähigkeit als primäres Merkmal der Partizipation und Integration in das soziale Umfeld gefasst wird, muss die Förderung dieser im Kontext weltweiter Mobilitäts- und Migrationsbestrebungen als Notwendigkeit erkannt und durch staatliche Interventionen unterstützt werden. Die Kompetenz, eigenen psychischen, physischen und emotionalen Befindlichkeiten Ausdruck zu verleihen, ist von entscheidender Bedeutung, vor allem bei der Diagnosefindung, Therapie- und Betreuungsplanung in der gesundheitlichen Versorgung.

> „Sich selbst artikulieren ist etwas Schwieriges, ist ja nicht etwas so Leichtes. Sie (Migrantinnen) können schlecht ihre Erkrankungen beschreiben, sie können auch organisch und psychisch nicht trennen, das geht ineinander über. Sie präsentieren ein rein psychisches Problem so, als wenn sie schwer krank wären. Ja. Das ist ja

[253] Rez et. al. 2006: S. 30f

[254] Vgl.: Beobachtungsprotokoll Migrantin 9: „Nachdem das Baby angezogen war, fragt die Hebamme, wie das Saugverhalten des Babys beim Stillen sei. Die Frau meint, sie hat das Baby noch nicht angelegt. Die Hebamme meint dann, das sei wichtig für den Milcheinschuss. Die Frau erklärt, sie hätte schon 3 Kinder gestillt, sie wisse, was zu tun ist. Die Hebamme erklärt nochmals, dass es wichtig ist, das Baby anzulegen, das wirkt sich positiv auf das Stillen aus. Daraufhin meint die Frau, die Hebamme wisse nicht, wie man ein afrikanisches Baby pflegt. Afrikanische Babys haben andere Bedürfnisse. Die Frau möchte sich nicht weiter belehren lassen, sie weiß, was zu tun ist. Sie hat selbst 3 Kinder und in Ghana als Hebamme gearbeitet - Die Weißen wissen nicht immer alles besser. Die Hebamme entschuldigt sich bei der Frau, sie wollte nicht ihr Können und Wissen in Frage stellen. Die Frau meint, das sei eine ganz unfreundliche Behandlung hier im Krankenhaus, schwarze Frauen lassen sich das nicht gefallen.“

auch eine Bildungsproblematik, weil sie ihre Probleme nicht richtig artikulieren können."[255]

Wenngleich durch eine plakative Offenlegung von vermeintlich kulturellen Missverständnissen die Unabdingbarkeit kultureller Kompetenz gerechtfertigt und untermauert wird, sind diese Konfusionen letztendlich doch auf kommunikative Fehlinterpretationen und selten auf echte kulturelle Divergenzen zurückzuführen.

An dieser Stelle sei nochmals an Meads Ausführungen zur Theorie des Symbolischen Interaktionismus erinnert, wenn er davon ausgeht, dass sich Individuen in einer sozialen Interaktion durch wechselseitige Abstimmung ihrer Gesten und Symbole zu arrangieren verstehen, vorausgesetzt die Bedeutung dieser Gesten und Symbole wird von allen Interaktionspartnern in gleicher Weise erkannt.[256] Da das Wissen um den Bedeutungsgehalt dieser Symbole und Gesten an die Integration in und Partizipation an die jeweiligen kulturellen Rahmenbedingungen geknüpft ist, kann sich in interkulturellen Begegnungen die Abstimmung der Gesten und Symbole schwierig und missverständlich gestalten. Mead geht davon aus, dass eine reziproke Adaption sozialer Verhaltens- und Handlungsstrukturen bei den an der Interaktion Beteiligten stattfindet,[257] womit sich die Genese von Missverständnissen insofern erklären lässt, dass diese einer subtilen Actio-Reactio-Dynamik unterliegen.

Dass Missverständnisse nicht unreflektiert der kulturellen Dimension zugesprochen werden können, deckt sich ebenso mit der Theorie der „Transnational Social Spaces" von Faist[258]. Diese besagt, dass durch Austauschbeziehung der Herkunfts- und Aufnahmeländer es de facto schon vor der tatsächlichen Migration zur Auseinandersetzung mit Aspekten der kulturellen Systeme der Aufnahmeländer und in gewisser Weise auch zu ihrer Übernahme

[255] Interview Experte 1
[256] Vgl.: Mead 1973: S. 112f beziehungsweise siehe Kapitel „Identitätsbildung als Symbolischer Interaktionionismus
[257] Vgl.: Mead 1969: S. 266
[258] Vgl.: Faist 2004 beziehungsweise siehe Kapitel „Transnational Social Spaces"

kommt. Den Befunden nach setzen sich Frauen sehr wohl mit den Bedingtheiten der peripartalen Betreuung im Aufnahmeland auseinander und versuchen, sich diesen anzupassen. Außerdem scheinen sich medizinische Geburtssysteme weltweit einander anzugleichen.

5.3 Die Bedeutung des Rollenverständnisses in der sozialen Kommunikation

Die Übernahme gesellschaftlicher Rollenzuschreibungen gilt als zentrale Begrifflichkeit in der sozialen Kommunikation und Interaktion, da durch die Erwartungen an die Rolle das Verhalten des Inhabers gesteuert und beeinflusst wird. Weiters führt rollenkonformes Verhalten zu einer Verinnerlichung dieser Rollenerwartung und beeinflusst unweigerlich die Persönlichkeit des Rollenträgers. Diese objektiven Komponenten jeder sozialen Rolle stehen in wechselseitiger Interdependenz mit subjektiven Bedingungen der konkreten Umsetzung und Gestaltung des Rollenverhaltens, wodurch umgekehrt wiederum durch Interpretations- und Emanzipationsleistungen des Rollenträgers die Erwartungen an die Rolle nachhaltig modifiziert werden können.[259] Die sozial kontrollierte Zuteilung von Rollen und die daran geknüpften Erwartungen vermitteln dem Einzelnen einerseits Orientierung in seinem Verhalten, andererseits machen sie soziale Interaktionen für die Beteiligten berechenbar und sorgen insofern für eine gewisse Entlastung, als Interaktionspartner nicht permanent neu eingeschätzt und beurteilt werden müssen. So werden die gegenseitigen Rollenzuschreibungen und die kulturell geprägten Erwartungen an eben diese Rollen zu maßgeblichen Faktoren, welche interaktive und kommunikative Prozesse leiten. In transkulturellen Begegnungen gewinnt die Rollentheorie wichtige Impulse, besonders weil hier die Rollenzuschreibungen und Verhaltenserwartungen an die Interaktionspartner nonkonform ausfallen können.

Die untersuchte Kategorie des Rollenverständnisses wurde anhand zweier Schwerpunkte angesetzt, der Frauen- und Mutterrolle einerseits, der Arzt-

[259] Vgl.: Fuchs-Heinritz 1994: S. 567

Hebammen-Patientin/Klientin-Rolle[260] andererseits. Während von manchen der befragten Frauen das Muttersein als Unabdingbarkeit in der weiblichen Biographie erachtet wurde, entweder als Privileg der Frau, verbunden mit einem besonderen sozialen Status,[261] oder aber auch als Bürde und Zeichen schicksalhafter Schlechterstellung,[262] verfolgten manche Frauen nach freier Entscheidungsfindung „den westlichen Weg" der Vereinbarkeit von Familie und Beruf.[263] Auch wenn die dahinter stehenden Einstellungen, Motivationen, Werte und Normen kein einheitliches Bild zulassen, weisen die Befunde durchwegs auf eine sehr hohe Wertigkeit der Mutterrolle hin.

> „Ja, ich wollte immer drei Kinder. Meine Mutter hatte nur eine Schwester und wir waren nur zwei Schwestern und ich habe mir gedacht, ich will eine große Familie mit mindestens 3 Kindern."[264]

> „Wo ich herkomme schon, da ist Muttersein einfach etwas Besonderes. Weil ein Kind auf die Welt bringen bedeutet das Leben weitergeben. Und das hängt auch mit der Namensgebung zusammen. Wenn man Kinder bekommt, gibt man denen den Namen von jemandem aus der Familie, der möglicherweise schon verstorben ist. Und dies bedeutet Leben, sie leben in diesem Kind weiter. Und deshalb ist Muttersein etwas ganz Besonderes, das auch gefeiert wird."[265]

Die Wertigkeit einer Frau ist in manchen Gesellschaften an die Mutterrolle gekoppelt, was wiederum bei Kinderlosigkeit zu einer schwierigen Situation für die Betroffene führt. So bejahte eine Mutter aus Äthiopien die Frage, ob

---

260 Da mit der Begrifflichkeit des Patienten beziehungsweise der Patientin gleichsam Kranksein assoziiert wird und somit gleichsam der Geburtshilfe die eigentlich physiologischen Prozesse abgesprochen werden, wird für Schwangere, Gebärende und Wöchnerinnen auch der neutrale Begriff der Klientin verwendet.

261 Interview Migrantin 8: „Aber ich denke mir, ein Kind ist sehr wichtig, für eine Frau überhaupt. Sie weiß dann, dass sie eine Frau ist, dass sie eine Mutter ist, dass sie etwas Wertvolles ist. So ist die Frau für mich also wertvoll. So hat auch eine Frau ihren Wert."

262 Interview Migrantin 5: „Ja. Für meine Familie, von Mann seine Familie ist sehr wichtig. Für mich auch, wenn mein Mann will, ich auch."

263 Interview Migrantin 7: „Ich habe studiert, mein Mann hat auch studiert und wir sind neugierige Menschen, wir haben vor gehabt herum zu reisen. … Also das war unter dem Motto, das Leben genießen. Also geplant habe ich zu diesem Zeitpunkt noch keine Kinder, später einmal auf jeden Fall."

264 Interview Migrantin 4

265 Interview Migrantin 9

das Muttersein für ihren sozialen Status eine Bedeutung habe mit der Begründung:

> „Because a woman without a kid is somehow not in a good deal with the society."[266]

Ähnlich fällt die Antwort einer Hebamme mit Migrationshintergrund aus:

> „Eine Frau ohne Kinder ist nicht akzeptabel, eigentlich. Jeder muss einmal heiraten und Kinder kriegen. Unsere Erziehung ist so."[267]

Diese Konzentration auf Kinder und Familie widerspricht oft dem mitteleuropäischen Frauenbild der Selbstverwirklichung und beruflichen Erfolgslaufbahn. Seit Ende der 60er Jahre des letzten Jahrhunderts die Frauenbewegung gegen eine Reduktion der Frauen auf ein Hausfrauen- und Mutter-Dasein eintrat und so bedeutende Impulse zur Entwicklung einer Gleichstellung der Geschlechter setzte, degradierten Kindersegen und Mutterglück zu einem unbeliebten Überbleibsel patriarchalischer Gesellschaftsstrukturen. Die Begegnung mit Frauen, welche ihren Kulturkreisen entsprechend die erwarteten Rollen als Frauen und Mütter annehmen und leben, wirkt unserem Verständnis zufolge mitunter irritierend. Da die Konzeptualisierung der Geschlechteridentität nur innerhalb des jeweiligen Kulturbegriffes vorstellbar ist, wird die Genderforschung zukünftig vermehrt den transkulturellen Aspekt zu berücksichtigen haben.

> „Gender ist eine Differenzsetzung und eine soziale und kulturelle Konstruktion. Beide, Differenzsetzung und Konstruktion, können ihre Bestimmungsmacht verlieren, wenn die ihnen zugrunde liegende nationsbezogene Kulturalität ihre Wirkungsmacht verliert."[268]

Michiko Mae sieht in der Geschlechteridentität der Frauen hauptsächlich die Funktionen der Repräsentanz und Weitergabe der kulturellen Wertigkeiten, vor allem in ihrer Rolle als Mutter, wobei Frauen als Hüterinnen der kultu-

---

[266] Interview Migrantin 2

[267] Interview Experte 2

[268] Mae 2007: S. 47

rellen Identität strengen Auslegungen des vorherrschenden Ehr- und Würdebegriffes unterstellt sind.[269] Dies führt unweigerlich zu einer prekären Situation, wenn nach der Migration die kulturellen Wertigkeiten des Herkunftslandes im Aufnahmeland keine Gültigkeit mehr haben, vielleicht sogar auf Ablehnung oder Verachtung stoßen. Migrantinnen aus traditionellen Gesellschaftsstrukturen haben sich so dem Druck der Ambivalenz zu stellen, zwischen den Genderkonzepten des Herkunftslandes mit denen des Aufnahmelandes in dem Sinne zu vermitteln, dass sie ihrer persönlichen Identität und ihrem eigenen Rollenverständnis gerecht werden. Hier finden sich die Prinzipien der Sozialisation wieder, welche die verinnerlichten Einstellungen und Haltungen als stabile Strukturen verstehen. Auch sei nochmals Bourdieus Ansatz in Erinnerung gerufen, welchem zufolge die Merkmale der Sozialisationsbedingungen Teil der individuellen Persönlichkeitsstruktur werden und den Habitus eines Menschen nachhaltig formen. Dieses von Bourdieu beschriebene Komplementärverhältnis zwischen den Anlagen des Habitus und dem sozialen Feld beeinflussen einerseits die Form von verinnerlichten Wahrnehmungs- Denk- und Handlungsstrukturen und andererseits die externen sozialen Strukturen im Vollzug der gesellschaftlichen Praxis. Wenn nun jedoch aufgrund geänderter Rahmenbedingungen die habituellen Erwartungsstrukturen systematisch enttäuscht und die eingelebten und altbewährten Wahrnehmungs- und Denkschemata in Frage gestellt werden, wird das Individuum vor eine große Herausforderung gestellt. Diese verinnerlichten, identitätsstiftenden Komponenten des Individuums können so nicht einfach zugunsten eines neuen Habitus ausgewechselt werden, da diese eben Sicherheit, Kontinuität und Authentizität im Wahrnehmen, Denken, Handeln und Verhalten schaffen.

Der zweite zu beleuchtende Schwerpunkt der Kategorie des Rollenverhältnisses betrifft die Arzt-Hebammen-Patientin/Klientin-Beziehung. Die Ergebnisse der Beobachtungen und Interviews weisen darauf hin, dass erstens die zugeschriebene Kompetenz geschlechtsneutral mit der vermuteten Berufserfahrung korreliert und zweitens durch die oftmalige Unmöglichkeit einer eindeutigen Berufsgruppenzuordnung hierarchische Strukturen und Auf-

[269] Vgl.: Mae 2007: S. 43

gabenverteilungen nicht möglich sind und daher auch keine Akzeptanzprobleme einzelner Berufsgruppen entstehen können. Erfahrung wird allerdings bei manchen Frauen nicht nur mit beruflicher Tätigkeit assoziiert, sondern auch damit, ob die Hebamme selbst schon Kinder geboren hat, also selbst schon erlebt hat, welche Strapazen eine Geburt mit sich bringt.

> „Ich habe nur schon auch die Erfahrung gemacht, dass, wenn eine Frau mehrere Kinder schon geboren hat und zur Geburt vom 4. oder 5. Kind kommt, dass die Frage dann schon immer wieder kommt, ob man schon Kinder hat. Und wenn man das dann verneint, dass man dann etwas in Frage gestellt wird. Es ist dann schon durchaus vorgekommen, dass ich gesagt habe, dass ich selbst schon Kinder habe, um in meinem Status als Hebamme ernst genommen zu werden. Ja, es macht ja für die Betreuung nicht wirklich einen Unterschied, ob man die Geburt begleiten kann oder nicht. Aber für die Frauen, indem wie sie sich aufgehoben fühlen, für manche schon einen Unterschied macht. Das Gefühl hätte ich bei Österreicherinnen noch nie gehabt, dass ich sagen muss, ich habe schon einmal geboren."[270]

Desgleichen bestätigte auch eine Expertin mit Migrationshintergrund die Tatsache, dass Erfahrungswissen sehr hoch geachtet und mit Handlungskompetenz assoziiert wird. Während in westlich orientierten Industrieländern die Halbwertszeit von Wissen, Fähigkeiten und Fertigkeiten immer kürzer und so die Wertigkeit beruflicher Erfahrung in Frage gestellt wird,[271] steht demgegenüber in nicht-westlichen Ländern die respektvolle Haltung vor Lebens- und Berufserfahrung, die Vertrauen und Verlässlichkeit zu vermitteln scheint. Der medizinische Fortschritt und die Potenziale westlicher Gesundheitsversorgung fordern neben einem Erfahrungslernen die Auseinandersetzung mit neuesten wissenschaftlichen Erkenntnissen im Sinne der Lifelong-Learning-Konzepte, um eine evidenzbasierte Betreuung zu gewährleisten.[272]

Der Beistand einer Ärztin/eines Arztes wird von den befragten Frauen bei auftretenden Problemen klar befürwortet, die Hebamme, welche den ganzen

[270] Interview Expertin 5
[271] Vgl.: Fischer 2007: S. 343
[272] Vgl.: Stahl 2005: S. 23

Geburtsprozess hindurch die Frau betreut, wird als wichtige Bezugsperson erkannt:

> „Die Hebamme ist die Nummer eins, das ist ganz, ganz wichtig.“[273]

Während den Angaben der befragten Migrantinnen zufolge die Schwangerenvorsorge und die Betreuung im Sinne einer Mutterschafts- und Säuglingsfürsorge in ärztlicher Verantwortung lag, wurde die Betreuung bei der Geburt der Hebamme zugeschrieben. Die Möglichkeiten, einer von den Krankenkassen bezahlten Hebammenbetreuung während Schwangerschaft, Geburt und Wochenbett zu Hause, nahm keine der Befragten in Anspruch. Dies bestätigt wiederum jene Forschungsergebnisse, welche aufzeigen, dass die extramurale Beratung, Betreuung und Versorgung von Frauen mit Migrationshintergrund schwierig ist und es mannigfacher Maßnahmen bedarf, Frauen mit Migrationshintergrund in der extramuralen Mutterschafts- und Säuglingsvorsorge besser zu erreichen. Wie auch die Ergebnisse von Akbal und Collatz zeigen,[274] führen eine Reihe von hinderlichen Aspekten wie Sprachbarrieren, unterschiedliches Gesundheitsverhalten, mangelnde allgemeine Schulbildung, erschwerter Zugang zu Informationen und geringe Kenntnisse über das Gesundheitswesen sowie zu wenig Optionen der Partizipation zu einer nicht bedarf- und situationsadäquaten Nutzung der Versorgungsstrukturen. Eine optimierte extramurale Versorgung von Frauen mit Migrationshintergrund in den Phasen der Schwangerschaft und des Wochenbettes stellt so einerseits im Sinne einer Gesundheitsförderung sowie andererseits in Bezug auf die partizipativen und integrativen Aspekte für die Familien eine wichtige Ressource dar. So gesehen wird nicht lediglich die Mutterschafts- und Säuglingsfürsorge angesprochen, sondern im weiteren Sinne ein Interaktionsprozess, welcher als wichtige Basis für das Zusammenleben mehrerer ethnischer und kultureller Sozietäten zu verstehen ist. Wenn es gelingt, junge Migrantenfamilien dafür zu gewinnen, an den unterschiedlichen Angeboten der institutionellen Gesundheitseinrichtungen, Eltern-Kind-Zentren oder Mutterberatungsstellen teilzunehmen, entspricht dies

---

[273] Interview Migrantin 7

[274] Siehe Kapitel „Migration und Gesundheit“

jener von Berry[275] formulierten strukturellen Assimiliation, die im Idealfall die gegenseitige Anerkennung und Achtung im multiethischen und multikulturellen Zusammenleben fördert.

5.4 Der Schutz der Intimsphäre – eine Notwendigkeit des physiologischen Gebärprozesses

Die Intimsphäre, also der innerste, persönliche Bereich eines Menschen, bedarf gerade im Kontext der Geburtshilfe eines besonderen Augenmerks. Es gilt zu beachten, dass einerseits die Intimsphäre sowie der damit verbundene Bedeutungsgehalt situationsadäquat zu definieren ist und andererseits die daran gekoppelten Emotionen erkannt und berücksichtigt werden müssen.

Michel Odent, einer der wichtigsten und einflussreichsten Geburtshelfer, welcher die invasive Geburtsmedizin kritisierte und für einen natürlich-physiologischen, behutsamen und respektvollen Umgang mit Gebärenden und Neugeborenen plädierte, schlug in diesem Zusammenhang vor, den Begriff der Intimsphäre durch „Privacy“ zu ersetzen. Der Schutz der Intimsphäre inkludiert demzufolge nicht nur die Bedeckung des weiblichen Genitale, sondern meint einen umfassenden Schutz der Gebärenden vor den den Geburtsprozess störend und negativ beeinflussenden Faktoren.

> „Da das Wort Privacy bedeutet, nicht beobachtet zu werden, beziehungsweise sich nicht beobachtet zu fühlen, ist es eine ganz zentrale Frage, von welchen Menschen die Frau während der Geburt umgeben ist.“[276]

Ebenso sieht der Gynäkologe und Geburtshelfer Alfred Rockenschaub den Schutz der Gebärenden vor störenden Einflüssen weniger kulturell, sondern vor allem anthropologisch, also im Menschlichen biologisch-physiologisch begründet:

---

[275] Vgl. Güttler 2003: S. 308 beziehungsweise siehe Kapitel „Migration – was dann? Der Umgang mit neuen sozialen Bedingungen“
[276] Odent 1995: S. 35

„Es ist schon lange bekannt, dass bei den Säugetieren ein Schock Wehen auslösen, aber auch zum Stillstand bringen kann. Ob ein Muttertier verwirft oder gängige Wehen unterbricht, hängt anscheinend davon ab, wie stark es sich im gegebenen Moment gefährdet fühlt. Panische Schrecken erzeugen Hemmung. Wenn die hemmende Phase vorüber ist, kommen die Tiere nur umso schneller nieder. Später hat sich herausgestellt, dass die entscheidenden Auslöser der beiden Spielarten chemisch sehr nahe verwandte Hormone sind, nämlich das wehenhemmende Adrenalin und das wehenfördernde Nor-Adrenalin. Die Umschaltung von Wehen auf Wehenhemmung und umgekehrt bedarf also nur einer ganz geringen chemischen Veränderung.“[277]

Michel Odent erklärt weiter, dass die Physiologie des Geburtsprozesses durch bestimmte, jedoch äußerst störanfällige Reglements beeinflusst wird.

„Jede Situation, die geeignet ist, die Ausschüttung von Hormonen auf der Adrenalinfamilie in Gang zu setzen, spricht den Neokortex an und hemmt und stört folglich den Geburtsvorgang. Das heißt, eine Frau in den Wehen braucht zuerst das Gefühl der Sicherheit. Es ist eine Voraussetzung für den Wechsel der Bewußtseinsebene, der für das Gebären typisch ist. In allen Epochen und überall auf der Welt haben Frauen ähnliche Strategien verfolgt, um sich beim Gebären sicher und geborgen zu fühlen und auf diese Weise den Adrenalinspiegel so lange wie möglich niedrig halten zu können.“[278]

Diese Beobachtung der physiologischen Notwendigkeit des Rückzugs der Gebärenden deckt sich auch mit Befunden aus ethnologischen Untersuchungen, wie z.B. von Ilter Kayankaya über anatolische Frauen,[279] von Florence Weiss über Frauen in Papua Neuguinea,[280] von Christine Binder Fritz über

[277] Rockenschaub 1998: S. 301

[278] Odent 2001: S. 53

[279] „Die Geburt findet zu Hause alleine, mit Hilfe einer ungelernten Hebamme oder der Nachbarin oder Schwiegermutter statt.“ (Kayankaya 1995: S. 45)

[280] „Die Iatmul-Frau gebiert in ihrem Wohnhaus, ein Teil wird mit einem Tuch, über eine gespannte Schnur gelegt, vor den neugierigen Blicken der Kinder und vor den Männern abgeschirmt. Setzen die Wehen ein, orientiert die Frau weitere Frauen. All jene, die in anderen Dorfteilen wohnen oder zum Fischen weg sind, werden mit Trommelsignalen herbeigerufen. Nach und nach versammelt sich eine Gruppe von vier bis acht Frauen. Von ihnen sind die Mutter, die Schwiegermutter und die Schwestern besonders wichtig, zu ihnen hat die Gebärende die intensivsten Beziehungen.“ (Weiss 1995: S. 52)

Frauen der Maori in Neuseeland,[281] von Lotte Schomerus-Gernböck über Frauen in Madagaskar[282] oder von Yali Lu über Frauen im alten China.[283]

Wenngleich nun der Schutz der Intimsphäre mitunter von muslimischen Frauen (beziehungsweise von deren Ehemännern und Angehörigen) eingefordert wird, kann dieser Aspekt nicht den migrationsspezifischen Themen zugeordnet werden. Dem Schutz der Privatsphäre und der Intimität im Gebärprozess wurde nach der Phase der invasiv-forcierten Geburtshilfe in den Krankenhäusern der 70er Jahre des letzten Jahrhunderts sowohl von Frauen, Hebammen als auch Geburtshelfern wieder mehr Aufmerksamkeit gewidmet und durch bauliche Maßnahmen und organisatorische Umstrukturierungen in der Betreuung Rechnung getragen. Auch wenn mitteleuropäische Frauen gelernt haben, Schamgefühle in manchen Situationen abzubauen und ihre Sexualität aufgeschlossener zu leben, ist der Schutz der Intimsphäre während der Geburt doch ein kulturübergreifendes, allen Frauen gemeinsames Thema. In der Geburtshilfe scheinen sich so die moralischen Vorstellungen über den Schutz des weiblichen Genitales vor fremden Blicken mit der Gewährleistung einer ungestörten Atmosphäre für Mutter und Kind insofern zu verbinden, als mütterliche Grundbedürfnisse des geschützten Rückzugs zu sozialen Kontrollverpflichtungen mit moralischem Hintergrund werden. Somit erklärt sich auch, warum Frauen einerseits mit der Frage „Ob die Intimsphäre während der Geburt in adäquater Weise geschützt wurde" die Ungestörtheit während der Geburt im Kreißzimmer assoziierten,

---

[281] „Daher zog sich die Gebärende einige Tage vor der Niederkunft aus der Dorfgemeinschaft in eine eigens errichtete Hütte zurück, in der sie etwas bis acht Tage nach der Geburt untergebracht war." (Binder-Fritz 1995: S. 97)

[282] „Heute müssen alle Frauen zur Entbindung ins Krankenhaus gehen. Früher fand die Entbindung im Wald statt, damit das Haus vom vielen Blut nicht verunreinigt würde. Kein Mann durfte seine Frau in den Wald zur Entbindung begleiten und auch heut noch ist es für ihn verboten, seine Frau im Krankenhaus in der Entbindungsstation zu besuchen. Nur weiblichen Familienmitgliedern ist dies gestattet." (Schomerus-Gernböck 1995: S. 117)

[283] „In der Mehrzahl der medizinischen Schriften wurde eine „natürliche" Geburt betont, bei der im richtigen Zeitpunkt eingegriffen wird. Die Gebärende sollte im Wesentlichen in Ruhe gelassen werden, um dann im entscheidenden Moment, die Kraft zu haben, mitzuwirken." (Lu 1995: S. 193)

> „[Die Intimsphäre] war geschützt. Bei der Geburt war ich sowieso allein im Kreißzimmer, die Türen waren eh zu, außerdem denkt man an etwas anderes. Mein Gott.“[284]

> „Ja, Ja. Das war schon sehr gut.“[285]

> „Ja, war gut.
> Wie ist das in Peru? Wird da auf den Schutz der Intimsphäre mehr geachtet?
> Nein, weniger. Da gibt es einen Raum, da sind sechs Frauen, alle schreien, es gibt so viele Leute und zu wenig Räume.“[286]

und andererseits die schamhaft besetzten Situationen im Zusammenhang mit der Anwesenheit von Männern ansprachen:

> „Da waren viele Männer und so, ich schäme mich schon, bei uns gibt es keine Männer in Frauenklinik, aber hier ist normal, gibt es viele Männer. ... Aber sowieso das ist Arbeit.“[287]

Eine einzige Frau beklagte die fehlende Sensibilität und vorherrschende Distanzlosigkeit des Krankenhauspersonals, indem Berührungen und Körperkontakte in Pflegehandlungen sehr selbstverständlich und unvermittelt stattfanden:

> „Ich hatte einen Milchstau und da kam die Krankenschwester und ich hatte erwartet, dass mir erklärt wird und sie hat mir an den Busen gegriffen. Ich empfand das als, wie sagt man, ... nicht als Belästigung. Aber ich habe mich gefragt, ob sie davon ausging, dass ich sie nicht verstehe. Aber ich habe ihr das dann gesagt, dass das so nicht geht. Das ist mein Körper und ich lasse mich nicht einfach so angreifen, ohne Vorwarnung. Und sie hat sich entsprechend dann entschuldigt.“[288]

Die Emotion der Scham, als Gefühl der Verlegenheit bei Bloßstellung oder Verletzung der Intimsphäre sowie die Beeinträchtigung des persönlichen

---

[284] Interview Migrantin 3
[285] Interview Migrantin 8
[286] Interview Migrantin 6
[287] Interview Migrantin 5
[288] Interview Migrantin 9

Distanzgefühles spielt in der individuellen Bearbeitung von interaktiven und kommunikativen Situationen eine wesentliche Rolle. Wenngleich alle Befunde (so wie z.B. bei Heller 1981, Lohauß 1995, Ulich und Kapfhammer 2002) davon ausgehen, dass die menschliche Gefühlswelt als Komponente sozialen Handelns ein Produkt individueller Verarbeitungsstrategien und sozialer Norm darstellt, muss bedacht werden, dass sich jede Frau während des Gebärens in einer Ausnahmesituation befindet, in welcher mitunter soziale Regelements des Gefühllebens außer Kraft treten können.

Das vorhandene Datenmaterial aus den Interviews mit den Migrantinnen lässt den Rückschluss zu, dass Frauen einer bestimmten Religion oder einer spezifischen Kulturzugehörigkeit keine typischen Ansprüche oder Bedürfnisse zum Schutz ihrer Intimsphäre während der Geburt stellen. Alles deutet darauf hin, dass Frauen mit Migrationshintergrund mit den gegebenen Bedingungen in den Krankenhäusern und Kliniken in Österreich gut zurecht zu kommen scheinen.

Unterschiedliche Hinweise dagegen liefert dazu die Analyse der Experteninterviews. So berichtete eine Hebamme mit Migrationshintergrund sehr wohl über die Unzufriedenheit von Gebärenden im Hinblick auf die Gewährleistung einer geschützten Intim- und Privatsphäre in den Kreißzimmern:

> „Die Frauen jammern z.B. oft, sie wollen eigentlich immer zugedeckt haben. Sie wollen nicht so offenes Hemd haben, das hinten offen ist. Sie beachten eigentlich immer sich zu schützen und zuzudecken. Und die Hebammen beachten das nicht. Es ist so schlimm, wenn kommt jemand rein. Das stört sie irrsinnig. Auf das muss man aufpassen, dass sie immer zugedeckt ist, dass kein Fremder reinkommt.“[289]

Ebenfalls unterschiedlich wurde die Anwesenheit männlicher Ärzte bei der Geburt erfahren. So divergieren die Antworten auf die Fragen, inwieweit männliche Ärzte bei geburtshilflichen diagnostischen und therapeutischen Maßnahmen akzeptiert seien, wie folgt:

---

[289] Interview Experte 2

„Nein, nein. Also entweder ist das meine Ignoranz. Nein, nein, es ist in der Tat so, dass dann, wenn es notwendig ist, dass ein Arzt dabei ist. Man zieht sich mehr zurück, von haus aus, man versucht, respektvoll zu sein. Immer. Und wenn man schon weiß, dass die ein bisserl mehr Problem haben mit einem Mann, dann tut man sich auch ein bisserl zurücknehmen, noch mehr zurücknehmen. Und wenn man das einigermaßen schafft, dann akzeptieren die das auch."[290]

„Der Wunsch, nur von Frauen untersucht zu werden, kommt sehr häufig. Gerade in der Geburtshilfe ist das ein Problem, denn der Diensthabende ist der, der Dienst hat. Und das ist nicht zu ändern. Und wenn der Diensthabende männlich ist, dann ist er männlich."[291]

An dieser Stelle sei allerdings auch die Frage zu stellen, inwieweit der Wunsch nach Fachärztinnen der Gynäkologie und Geburtshilfe nicht auch für Österreicherinnen zutrifft. Nicht zuletzt kann die seit den 1990er Jahren steigende Anzahl an Gynäkologinnen in Österreich als Reaktion auf die Forderungen der Vorsorge- und Versorgungsmaßnahmen im Rahmen der Frauengesundheit gelten. So stieg der Frauenanteil unter Österreichs Fachärzten und Fachärztinnen der Gynäkologie und Geburtshilfe vom Jahre 1990 mit 13% auf 29% im Jahre 2005, bis sogar 36% im Jahre 2009. Während im Zeitraum der Jahre 1988 bis 2008 Ärztinnen mit einer Fachausbildung ein Plus von 8,4% verzeichnen konnten, konnte im selben Zeitraum die Zahl der Gynäkologinnen ein Plus von 22,2% verzeichnen.[292] Der Frauenanteil der Fachrichtung Gynäkologie und Geburtshilfe verbuchte so im Vergleich zu den anderen Fachrichtungen den größten Zuwachs, eine Tatsache, welche nicht nur auf bildungs- finanz- und frauenpolitische Komponenten zurückzuführen, sondern sicher auch als Antwort auf den Wunsch vieler Frauen zu sehen ist, welche in der gynäkologischen und geburtshilflichen Behandlung von Ärztinnen betreut werden wollen.

Bei genauerer Betrachtung entpuppen sich Probleme und Divergenzen zur Thematik über die Anwesenheit von Ärzten beziehungsweise der Behandlung durch diese in der Gynäkologie und Geburtshilfe als Dilemmata kommunikativer Natur. So berichtet eine in der Schwangerenvorsorge tätige Ex-

[290] Interview Experte 3
[291] Interview Experte 4
[292] Auskunft Ärztekammer Österreich, Herr Sinabell Anton 28. Juli 2009

pertin, dass nicht der Wunsch nach einer weiblichen Ärztin an sich das Problem sei, sondern oftmals die Art und Weise der Forderung.

> „Wenn jemand unhöflich ist, lass ich es mir nicht gefallen. Wenn jemand total unhöflich ist. Letztes Mal war jemand da, der wollte nicht, dass ein Mann bei seiner Frau das Blut abnimmt. Ist eh klar, muss ja eh nicht sein. Aber er war so unfreundlich, alles lässt man sich auch nicht gefallen. Der Mann hat dann einen Arzt in das Zimmer seiner Frau gehen sehen und ist dann gleich hereingestürzt: „Was ist da los?“ Es war ja gar nichts! Ja. – aber das sind Einzelfälle.“[293]

In ähnlicher Weise schilderte eine Migrantin, dass mitunter die Formulierung der Wünsche und Bedürfnisse, die Haltung dem Kommunikationspartner gegenüber und das Verhalten im Kommunikationsprozess selbst dazu führen, dass in Form einer Aktio-Reaktio-Dynamik sich alle Beteiligten verärgert und in weiterer Folge intolerant begegnen.

> „Für mich war es immer sehr wichtig, auch bei den Untersuchungen hier im Krankenhaus, ich wollte nämlich immer eine Ärztin. Auch wenn ich zur Untersuchung gekommen bin. Ich habe dann immer einfach freundlich gegrüßt und gefragt, ob es eine Ärztin gibt, denn ich weiß, dass es da oft Probleme gibt, aber bis jetzt, hat es nie etwas gegeben. Drei- oder viermal war ich da, unten in der Ambulanz, und es hat nie irgendwer geschimpft mit mir oder gesagt: „Nein, das geht nicht. Wie sollen wir jetzt eine Ärztin für Sie finden?“ Das höre ich eigentlich. Wenn meine Freundinnen sagen: „Mein Gott, die haben keine Ärztinnen da“, dann sage ich: „Wie habt ihr eigentlich nachgefragt? Was habt ihr gesagt? Ok, du hast eh nicht reden können, das war sicher dein Mann: Habt ihr keine Ärztin?“ Irgendwie so beschimpfen, auf die Art. Aber du hast ja kein Recht dafür.“[294]

Es soll und kann an dieser Stelle nicht geklärt werden, ob die Strukturen der österreichischen Gesundheitssysteme entsprechend den individuellen Wünschen, Bedürfnissen und Traditionen der Patientinnen und Patienten (beziehungsweise der Klientinnen und Klienten) adäquat konzeptualisiert sind, wobei die Unmöglichkeit der Berücksichtigung in vielen Fällen weniger der Wille des Personals ist, sondern wahrscheinlich auf ein personelles Ressourcenproblem zurückzuführen ist. Besonders kleine geburtshilfliche Abteilun-

---

[293] Interview Experte 6

[294] Interview Migrantin 8

gen können, wie in den Experteninterviews darauf hingewiesen wird, der Dienstregelung entsprechend nicht jederzeit auf Fachärztinnen zurückgreifen. So erscheint es unabdingbar, dass Migrantinnen bei der Wahl des Geburtsortes schon im Vorfeld Erkundigungen einholen, ob weiblicher fachärztlicher Beistand jederzeit konsultiert werden kann.

5.5 Die Bedeutung des familiären Netzwerkes

Der familiäre Kontext wird von Frauen während Schwangerschaft, Geburt und Wochenbett des ersten Kindes als besonders wichtig erachtet und die womöglich durch Migration entstandene Trennung von derselben als besonders schmerzhaft empfunden. Dieses soziale Netzwerk von Familie und Verwandtschaft im weiteren Sinne dient nicht nur dem Austausch konkreter Hilfeleistungen, sondern ist ebenso emotionales Auffangnetz in den ersten Wochen nach der Geburt für die junge Familie.

> „Ich habe zwar zu Hause nicht entbunden, aber ich weiß, dass man da ganz bestimmte Speisen bekommt und dass viele Leute und Verwandte um einen sind, und vor allem, dass in den ersten Wochen alles um einen organisiert wird. Man muss nichts anrühren, man muss nicht putzen, man muss nicht kochen, alles, was ich brauche, wird einfach geliefert. In Österreich ist das natürlich anders, man steht da und überlegt, wie soll ich das alles machen, besonders beim ersten Kind. Da fehlt einfach die Unterstützung, und der Umgang im Krankenhaus ist auch meistens sehr unpersönlich. Das ist einfach anders."[295]

Frauen, welche bei der Geburt des Kindes noch nicht lange genug im Aufnahmeland verweilen, noch wenig soziale Kontakte schließen konnten und die ersten Wochen mit dem Kind sehr isoliert verbrachten, beschreiben diese Zeit als besonders belastend.

> „Was aber anders ist, das muss ich sagen, ist dieser Besuch von den Verwandten, nicht nur den engen Familienmitgliedern, sondern den Verwandten und Bekannten und Nachbarn in den ersten Tagen die junge Mutter und das Baby zu besuchen, denn jeder wollte das Baby sehen. Und das ist zum Beispiel ganz anders als hier. Ich habe mich sehr allein gefühlt. Ist sicher phasenweise gut gewesen,

[295] Interview Migrantin 9

dass ich eine Ruhe habe, denn manchmal wird das andere zu viel, wenn ständig Besuch kommt. Und hier war ich sehr alleine. Weil die Verwandten nicht da sind, die Großeltern sind nicht da, mein Mann ist arbeiten gegangen. Ich habe körperlich alles schaffen können, das war kein Problem, aber ich habe ein Gespräch gebraucht, ich habe jemanden gebraucht, der mir zuhören konnte, wo ich über Wäsche waschen rede, über irgendwas, und da war keiner. Diese Seite war keine schöne Erfahrung.“[296]

Unvorhergesehene Ereignisse können in Migration lebende Familien vor gravierende Probleme stellen. Eine Frau erzählt, dass sie erst wenige Wochen vor der Geburt ihres zweiten Kindes mit ihrem Mann und ihrem ersten Sohn nach Österreich gekommen war. Als sie aufgrund einer Komplikation nach der Geburt anstatt der sonst üblichen vier Tage mehrere Wochen im Krankenhaus bleiben musste, stellte sich für die Familie die Situation ausgesprochen schwierig dar. Zu den körperlichen Beschwerden der Frau kamen zusätzlich noch Gefühle der Hilflosigkeit und zum Teil irrational anmutende Ängste und Sorgen um das ältere Kind.

„Natürlich musste jemand auf meinen Sohn aufpassen, mein Mann hat gerade einen neuen Job hier gefunden, weil wir gesehen haben, dass da wird eine lange Geschichte, (und wir können) nicht gleich zurück. Und dann hatten wir niemanden. ... Und wir waren in dieser kleinen Gemeinde ..., da gab es keine Tagesmutter oder so. Mein Mann hat zufällig auf der Gemeinde gefragt, ob es so etwas gibt und da war eine Frau, die hat das gehört. Die hat da gesagt: „Ja, ich hab da mitgehört, ich stehe zur Verfügung, ich kann ihnen helfen.“ Und sie hat das übernommen. Und sie hat dann auf meinen Sohn aufgepasst, ich war noch einen ganzen Monat im Krankenhaus. Und so war sie, sie ist immer noch so etwas wie eine Ersatzoma für meine Kinder. ... Und ich habe mir im Krankenhaus gedacht, was wird mit meinem Sohn? Weil wir damals aus diesen kommunistischen Ländern gekommen sind, wo im Westen alles schlecht ist, wo sie Nieren von Kindern nehmen. Also, diese Propaganda habe ich damals erlebt. Und ich dachte, die nehmen Nieren von Kindern und verkaufen, wer weiß, wo mein Kind jetzt ist. Mein Mann konnte mich nicht jeden Tag besuchen, weil er den ganzen Tag gearbeitet hat und meinen Sohn abgeholt hat... Das war eine ganz schlimme Erfahrung für mich. ... Ich hatte einfach niemand.“[297]

[296] Interview Migrantin 7
[297] Interview Migrantin 4

Der Ethnologe Laurence D. Kruckman hat in seinen cross-cultural studies festgestellt, dass die Geburt eines Kindes beinahe in allen Kulturen als hochsensible Lebensphase in der weiblichen Biographie gilt. In diesem Übergang zur Mutterschaft erkennt er in allen Kulturen jeweils typische Verhaltensstrategien, welchen drei Motive zugeordnet werden können:

> „1. Patterns of structural change in standard life activities.
> 2. Patterns that regard the new mother as vulnerable or polluted.
> 3. Patterns that recognize a chance of status of the new mother."[298]

Gleichzeitig erkennt Kruckman in westlichen Kulturen einen Mangel an diesen Unterstützungsleistungen und diesen besonderen Hilfestellungen, welcher seiner Ansicht zufolge nicht nur zu postpartalen Verstimmungen, sondern sogar zu depressiven Stimmungsbildern führen kann. Diese These deckt sich mit der in aktuellen Lehrbüchern von Hebammen thematisierten Problematik:

> „Mutter zu werden bedeutet, dass sich ein Großteil des Alltages und des sozialen Umfeldes vorübergehend, aber radikal verändert. ... Dazu gehört auch das Abschiednehmen von alten Gewohnheiten, damit genügend Raum und Zeit für das neue Familienmitglied geschaffen wird. Leider haben wir im sozialen Umfeld heute nur wenige Rituale, die den Umbruch begleiten und dadurch deutlicher sichtbar machen."[299]

Mit dem sozialen Wandel hin zu Klein- und Kleinstfamilien in mittel- und westeuropäischen Kulturen wurde die Bewältigung des Wochenbettes in die kleinstrukturelle Isolation verlegt. Der Ausbau des Gesundheitssystems täuscht eine institutionelle Rundumversorgung von Mutter und Kind vor, obwohl die gängige Praxis nach der Geburt durchschnittlich lediglich einen dreitägigen Klinikaufenthalt vorsieht und extramurale Versorgungsstrukturen vor allem im ländlichen Raum unzureichend ausgebaut sind. Bis zur Geburt des ersten Kindes genießen Frauen und Familienmitglieder die Unabhängigkeit und Selbstverwirklichung in ihrem Leben, nach der Geburt wird sehr oft die Notwendigkeit eines funktionierenden familiären und sozialen

---

[298] Kruckman 1992: S. 141

[299] Kirchner 2005: S. 8

Netzwerkes zur gegenseitigen Unterstützung, Entlastung und Hilfestellung erkannt. Manche Frauen berichten, dass nach Möglichkeit in den ersten Wochen nach der Geburt des Kindes weibliche Verwandte zu der in Migration lebenden Familie „nachgeholt“ werden, um die junge Mutter zu unterstützen und vor allem bei alltäglichen Hausarbeiten zu entlasten.

> „Meine Mutter war zwei Wochen bei mir und hat mich unterstützt und mir alles gezeigt, vor allem das Baden. Und auch im Haushalt, sie hat gekocht.“[300]

> „Ich bin allein hier. Gott sei Dank jetzt meine Mutter hier, die ist extra aus Peru gekommen, aber sie bleibt nur einen Monat. Und dann muss ich wieder alleine alles machen.“[301]

Als Indikator für individualistisch und kollektivistisch gestaltete Sozietäten kann die Tradition des Beistandes für Angehörige während eines Krankenhausaufenthaltes gesehen werden. Angehörige im Krankenhaus zu besuchen ist nicht nur eine Geste der Anteilnahme, sondern umfasst in vielen Ländern aufgrund schlechter Gesundheitsversorgungssysteme auch die Notwendigkeit von pflegerischen Tätigkeiten und Versorgungsverpflichtungen rund um die Uhr. Dies widerspricht grundlegend den Vorgehensweisen österreichischer geburtshilflicher Abteilungen, die bemüht sind, aus Rücksichtnahme auf Mutter und Kind möglichst viel Ruhe durch strenge Einhaltung der Besuchszeiten herzustellen. Besucheranstürme sind vor allem in Mehrbettzimmern daher von Seiten des Krankenhauspersonals nicht willkommen und treffen auch auf Unverständnis bei Zimmerkolleginnen. [302]

> „Bei einer Geburt bei Frauen aus anderen Kulturen kommt meistens die gesamte Verwandtschaft mit ins Kreißzimmer. Sie warten dann meist draußen, da nur eine Begleitperson mit ins Zimmer darf. Dadurch kommt es zu einem ständigen Wechsel der Begleitpersonen, da jede weibliche Person zur Gebärenden möchte. Sie haben für unsere Regelung, dass im Kreißzimmer kein Besuchsbereich ist, kein Verständnis. Selbst bei langer Geburtsdauer sind sehr viele Menschen mit, auch wenn man sie nach Hause schickt, reagieren sie nicht, sie schlafen oft auf

---

[300] Interview Migrantin 1
[301] Interview Migrantin 6
[302] Vgl.: Zimmermann 2000: S. 65

den Sesseln im Wartebereich. Andere Leute, die zur Aufnahme kommen, sind manchmal ganz erschreckt, weil so viel los ist, und auch so ein Lärm ist.“[303]

Während die Ergebnisse der Interviews klar zeigen, dass Migrantinnen das im Herkunftsland übliche familiäre und soziale Netzwerk im Aufnahmeland missen und Strategien entwickeln, die mangelnde Unterstützung zu kompensieren, wird gleichzeitig deutlich, dass Migrantinnen institutionell organisierte Leistungen sehr unterschiedlich in Anspruch nehmen.

Die Mutter-Kind-Pass-Untersuchungen, welche in Österreich auch Voraussetzung für den Bezug des Betreuungsgeldes darstellen, wurden durchwegs verlässlich und fristengerecht durchgeführt und als präventive Notwendigkeit erkannt. Von Angeboten wie Mutterberatung, Babymassagekurse, Babyschwimmkurse, Hebammensprechstunden, Mutter-Kind-Turnen oder Stillgruppen wird kaum Gebrauch gemacht. Fehlende Informationen oder fehlende Zeitressourcen wurden als häufigste Gründe dafür genannt. Die Schwierigkeit, Migrantinnen in der extramuralen Betreuung zu erreichen, ist neben den sprachlichen Schwierigkeiten und den mobilen Einschränkungen aber auch durch finanzielle Defizite erklärbar:

> „Es ist eigentlich so, sie können sich das nicht leisten. Oft arbeitet nur der Mann, sie sind zu Hause. Es geht nicht, dass man für die Schwangerschaft so viel ausgibt. Geburtsvorbereitungskurs, Schwangerengymnastik - deshalb ist es auch schwierig.“[304]

So wie schon bei Bourdieu[305] über die Bedeutung der unterschiedlichen Kapitalressourcen erläutert, gewährt die Einbettung in dauerhaft strukturierte und mehr oder weniger institutionalisierte Beziehungen dem Einzelnen oder auch Gruppen sozialen Rückhalt und Sicherheit. Eine Reproduktion von Sozialkapital setzt eine unaufhörliche Beziehungsarbeit in Form von ständigen Austauschakten voraus, durch die die gegenseitige Anerkennung immer wieder neu bestätigt werden soll.

---

[303] Interview Experte 7

[304] Interview Experte 2

[305] Vgl.: Bourdieu 1997: S. 203 beziehungsweise siehe Kapitel „Identität durch Habitualisierung”

Wenn nun, abgesehen natürlich von der gesundheitspräventiven Wirkung, die Teilnahme an Angeboten institutionalisierter Gesundheitseinrichtungen, Eltern-Kind-Zentren, etc. als Parizipation an der Gesellschaft und erste wichtige Integrationsmaßnahme für Mutter und Kind erachtet wird, müssen die Optionen und Motivationen zur Teilnahme gefördert werden. Wenn aktive Integration erst mit dem Schuleintritt beziehungsweise neueren Diskussion in Österreich zufolge mit einem verpflichtenden Kindergarten- oder Vorschuljahr forciert wird, sind erste prägende Jahre in der Entwicklung des Kindes im Sinne einer spielerischen interkulturellen Sozialisation und Erziehung verstrichen. Das Kennenlernen von anderen Müttern und Kindern, der Erfahrungsaustausch, konkrete Hilfestellungen, emotionaler Beistand und der Aufbau von Freundschaften sind nur einige der überaus wichtigen Komponenten, die die junge Familie vor Überlastung und den Gefahren einer sozialen Deprivation und Isolation schützen.

5.6 Zur Universalität des Gebärens

Befunde der ethnologischen Forschung weisen auf ein sehr großes Repertoire an Ritualen, Bräuchen und Traditionen während des Gebärprozesses in den unterschiedlichen Kulturen hin, wobei die verschiedenen Bräuche und Rituale nicht unabhängig von den Vorstellungen und spirituellen Überzeugungen praktiziert werden.[306] So werden verschiedenste Optionen der Schmerzverarbeitung[307] sowie unterschiedlichste Modi an Gebärstellungen und Gebärpositionen beschrieben.[308]

[306] „Nach der Verabreichung einer Kräutermedizin an eine Baribe-Frau in der Volksrepublik Benin wirft die Hebamme den Behälter sofort auf den Boden, so wie das Kind hoffentlich bald herausgeworfen wird. Wenn wir uns Sorgen machen, erschöpft sind und uns fragen, wie es weitergehen soll, können solche magischen Symbolhandlungen unsere Ängste mildern und uns daran erinnern, daß unser Körper sich nun bald für unser Kind öffnen wird. Im pakistanischen Chittagong werden alle Türen und Fenster geöffnet, alle Knoten gelöst, Flaschen entkorkt, Kühe und Schafe losgebunden. In Malaysia werden die Haare der gebärenden Frau, die ihr zur Erleichterung im Nacken zusammengebunden wurden, gelöst." (Dunham et al. 1992: S. 99)

[307] „Bei den Huichol-Indianern saß der Vater während der Geburt im Dachgebälk der Geburtshütte über seiner Frau. Er hatte ein Seil um seine Hoden geschlungen, und jedes

Die Ethnologin Lieselotte Kuntner wurde als Wissenschaftlerin in den 80er Jahren des letzten Jahrhunderts vor allem dadurch bekannt, dass sie sich mit dem Gebärverhalten von Frauen traditioneller Gesellschaften beschäftigte. Ihren Erkenntnissen zufolge entwickelt jede Gesellschaft in Abhängigkeit zu den kulturellen Strukturen je typische Geburtssysteme mit spezifischen Praktiken, Riten und Vorstellungen.

> „Unter einem Geburtssystem, wie auch unter einem Schutzsystem, verstehen wir einen Komplex von Ideen und Praktiken, von Wissen und Erfahrungen, von Regeln, Vorschriften und Maßnahmen, alle auf Schwangerschaft, Geburt und postpartale Phase bezogen. Jedes Geburtssystem ist eingebettet in die Kultur der jeweiligen Gesellschaft und wird durch viele Faktoren geprägt.“[309]

Beeinflusst von den ökologischen, sozialen, religiösen, historischen und medizinischen Parametern nannte Kuntner eine Liste von Faktoren, die in den jeweiligen Geburtssystemen subsumiert werden. Die soziale Rolle von Frauen und Männern, die Rolle und der Status der Hebamme, die bei der Geburt anwesenden Personen, die Ernährung, die magisch-suggestiven Bräuche und die religiösen Rituale, die Anwendung traditioneller Heilpflanzen, Verlauf der Nachgeburtsphase oder die Versorgung des Kindes nach der Geburt sind nur einige Faktoren, welche in ihren Analysen berücksichtigt werden.[310] Wenngleich auch wichtige Impulse für die Geburtsmedizin

---

Mal, wenn die Frau den Wehenschmerz fühlte, zog sie an dem Seil, damit auch er den Schmerz empfand, der das neue Leben bringen wird.“(Dunham et al. 1992: S. 74)

[308] „Die brasilianische Tapirape-Frau liegt rücklings in einer Hängematte und läßt die Beine links und rechts über den Rand baumeln, so daß ihr Rücken in einer sanften C-Stellung gewiegt wird. Wenn die Preßwehen beginnen, wird ein Schlitz in die Hängematte geschnitten, durch den das Kind geholt wird. ... Einige Frauen des Mbuti-Stammes in Zaire sitzen einer Freundin gegenüber, pressen die Füße gegen ihre und halten einander die Hände. ... die Kanuri-Frauen auf Borneo sitzen auf einer angewärmten Holzschüssel. Die Wärme soll Mutter und Kind gut tun.“ (Dunham et al. 1992:. S. 102)

[309] Kuntner 1995: S. 128

[310] Ausgelöst durch ethnologische Beschreibungen von Geburtsbeobachtungen, vor allem in Südamerika und Zentralafrika, in denen von Frauen berichtet wurde, welche ohne Schmerzen entbunden haben, hält sich bis heute sehr hartnäckig die Annahme, der Geburtsschmerz sei der Preis der in der Zivilisation üblichen Geburtsmedizin. „Wehen schieben das Kind langsam unserer Welt entgegen; anfangs sanft, zum Schluss mit Power. Erst die Angst vor dem Schmerz lässt ihn überhaupt entstehen; Angst verspannt

der damaligen Zeit setzend, trennt sie in ihren Ausführungen zu den Geburtssystemen unzureichend zwischen objektiven Rahmenbedingungen und subjektivem Verhalten während Schwangerschaft, Geburt und Wochenbett – eine Unterscheidung, die vor allem in Hinblick auf transkulturelle Vergleiche wichtig erscheint. Während die externen Einflüsse immer in einem Kontinuum der je vorherrschenden Wissensbestände und Möglichkeiten anzusiedeln sind, immer mit dem Ziel der Risikooptimierung und Erleichterung des Geburtsprozesses selbst, ist das Gebärverhalten relativ determiniert durch unveränderbare physiologische Prozesse und individuell-intuitive Verarbeitungswege. Soziale Kontrollprozesse trachten auf das Gebärverhalten einzuwirken und das Gebaren und Verhalten der Frauen im Geburtsprozess scheint vorgeschrieben zu sein. Trotzdem weisen die Wünsche, Ängste, Bedürfnisse und Bewältigungsstrategien von gebärenden Frauen weltweit kulturübergreifend Affinitäten und Analogien auf.

Auch in den westlichen Industrieländern weist die Geburtshilfe trotz Standardisierungsprozesse unterschiedliche Traditionen und Tendenzen auf, welche wiederum aufgrund länderspezifischer ökonomischer, gesundheitspolitischer und/oder sozio-kultureller Prägungskräfte entstanden sind. So ist Holland dafür bekannt, eine hebammenorientierte peripartale Betreuung anzubieten und mit über 30% die in Europa höchste Hausgeburtsrate zu verzeichnen.[311] Frankreich wird aufgrund seiner hoch medikalisierten Geburtshilfe kritisiert und weist, gemeinsam mit einige Staaten der USA, mit 70 bis

---

uns in dem Moment, in dem wir größte Entspannung brauchten. ... Wehen sind ein natürlicher Prozess und von der Zivilisation unberührte Naturvölker nehmen diesen Prozess so an, wie er ist." (http://www.babyfluesterin-doula.de/hypnob.htm 1.August 2009, 18:34 Uhr)
Mittlerweile gilt als erwiesen, dass 7% bis 14% der Frauen in westlichen Ländern beinahe schmerzfrei entbinden, ausgelöst durch einen Zustand der mehr oder weniger beabsichtigten Bewusstseinsveränderung, einer Art Trance-Zustand. „Untersuchungen zur Geburt in einigen Naturvölkern ... berichten von schmerzlosen Geburten als ein Ergebnis intensiver Bewusstseinsarbeit und dem Üben der Fähigkeit, sich in einen mediativen Zustand zu versetzen."(Schmid 2005: S. 9)

[311] Vgl.: http://www.hebammenzentrum.at/neu/index.php?option=com_content&view=article&id=74%3Adas-fest-der-hausgeburt-oesterreich&catid=10&Idemid=71
In Österreich werden ca. 1% aller Kinder zu Hause geboren.

80% weltweit die höchste Rate an Periduralanästhesien während des Gebärprozesses auf.[312] Nicht minder uneinheitlich stellen sich die Zahlen durchgeführter Kaiserschnitte dar, wobei Italien europaweit mit 37,8% den höchsten und Slowenien mit 14,4% den niedrigsten Prozentsatz aufweist.[313]

Bemerkenswert ist, dass in diesem Wechselspiel von externen und internen Einflussfaktoren sich im individuellen Verhalten von Frauen derselben kulturellen Zugehörigkeit in den Phasen der Schwangerschaft, Geburt und des Wochenbettes mindestens so viele Divergenzen wie zwischen Frauen unterschiedlicher Kulturen finden.

> „Das Gebärverhalten ist völlig ident. Die Begleitmusik ist eine andere. Das Gebärverhalten verläuft meines Erachtens nach einem uralten Programm ab, das, wenn es nicht gestört wird, immer schon abgelaufen ist und immer noch abläuft. Je nach dem, wie die Begleitumstände sind, d.h. die Lautstärke hat damit nichts zu tun, die Geburt verläuft gleich. Da gibt es diese interindividuelle Variabilität, aber keine interkulturelle."[314]

Auf die Frage, wie Frauen in den jeweiligen Herkunftsländern gebären würden, konnten keine generellen Antworten ermittelt werden:

> „Das ist schwierig zu sagen, weil das Leben sehr unterschiedlich ist. Es kommt darauf an, ob man das Kind zu Hause entbindet oder im Krankenhaus. Zu Hause, das ist so wie hier, dass sie mit einer Hebamme gebären oder mit erfahrenen Verwandten. Aber wie gesagt, das ist ganz unterschiedlich, ich kann nicht sagen, was die Regel ist." [315]
>
> „Ich habe nichts anderes gesehen, was ich nicht schon vorher gesehen habe. ... Also ich habe hier nicht Sachen erlebt, weder im Krankenhaus noch nachher, was ich nicht schon gekannt habe. Was die Art der Erziehung betrifft oder den Umgang mit dem Säugling oder irgendwelche Hygienevorschriften oder Kom-

---

[312]Vgl.: http://www.velb.org/docs/ls-1_2009-periduralanaesthesie-fuer-alle.pdf
Ritsch 2009: Periduralanästhesie für alle? Risiken und Nebenwirkungen der geburtshilflichen Periduralanästhesie. (19. Dezember 2009, 17:00 Uhr)
[313] Vgl.: http://www.europeristat.com/european-perinatal-health-report-pdf.
European Perinatal Health Report 2004: S. 66f
[314] Interview Experte 4
[315] Interview Migrantin 9

munikation mit dem Personal im Krankenhaus, das war für mich nichts Neues, also ich kann nicht sagen, dass es um zwei Welten gegangen ist."[316]

Ebenso geht aus den Experteninterviews kein Hinweis hervor, dass kulturelle Unterschiede im Gebärverhalten selbst beobachtet wurden, allerdings wurde der Umgang mit dem Geburtsschmerz immer wieder als kulturelles Unterscheidungsmerkmal genannt.

„Ja, die Schmerzschwelle der Migrantinnen ist niedriger."[317]

„Sie [Migrantinnen] sind ein bisserl lauter. Sie zeigen wirklich, dass sie Wehentätigkeit haben, sie schreien ein bisserl mehr, sie jammern ein bisserl mehr – das kann von der Kultur abhängen."[318]

„Aber vom Entbinden her, finde ich, weil sie eben temperamentvoller sind, es fast besser. Klingt oberflächlich jetzt, aber ich glaube, dass sie einfach gut entbinden können, weil sie zeigen, dass es ihnen weh tut."[319]

„Die Migrantinnen sind sicher die, die noch mehr nach außen gehen, also lautstärker, den Schmerz mehr zeigen. Die Österreicherinnen sind sicher so, dass sie den Schmerz verbeißen, schon auch, aber dieses lautstarke nach außen Gehen und Jammern ist sicher bei den Migrantinnen eher der Fall."[320]

Während jede Schmerzsymptomatik als Alarmzeichen auf eine somatische Fehlfunktion hinweist, stellt der Geburtsschmerz insofern eine Besonderheit dar, als er als Begleiterscheinung eines physiologischen Prozesses zu einer der intensivsten neuro-sensorischen Empfindungen zählt. Die Interpretationen über den Sinn des Geburtsschmerzes reichen von religiös geprägten Erklärungsmustern wie vor allem im Christentum als Strafe Gottes für Evas Vergehen - „Unter Schmerzen sollst du gebären" (Genesis 3, 16) bis hin zu heroischen Leistungsbeweisen als „der Krieg der Frauen"[321]. Die Verarbeitung des Geburtsschmerzes ist in seiner Ausdrucksweise ein Konglomerat

[316] Interview Migrantin 7
[317] Interview Experte 1
[318] Interview Experte 2
[319] Interview Experte 6
[320] Interview Experte 5
[321] Vgl.: Schmid 2005: S. 2

aus seiner jeweilig typischen Auslegung, aus der typischen sozialen Erwartung der Expression, aus dem Rollenverständnis von Frauen und Müttern und der Einstellung dem Geburtsprozess gegenüber. Da in aktuellen Studien lediglich die bioneurologischen Ungleichheiten von Schmerz untersucht werden, können diese der Komplexität der Thematik kaum gerecht werden.

Demzufolge fielen auch die Antworten auf die Frage über die Einstellungen zum Geburtsschmerz selbst vielfältig aus. Zum einen konnte eine demütig-erduldende Haltung festgemacht werden:

> "Es ist wirklich nicht leicht, eine Frau zu sein, wirklich."[322]

> „Es ist normal. Natürlich tut weh, aber alle sagen, das muss so sein."[323]

Zum anderen zählte das bewusste Erleben der Geburt und des Wehenschmerzes selbst als wichtige Erfahrung:

> „Beim ersten (Kind) habe ich einen Kreuzstich bekommen. Dieses Kind habe ich ohne Schmerzmittel bekommen und es war eigentlich eine schöne Erfahrung. Irgendwie ist es wichtig zu wissen, wie es wirklich ist."[324]

> „A normal birth would be very important, because she wants to feel it"[325]

Für eine Frau stellte das Hinterfragen des Geburtsschmerzes eine beinahe lächerliche Absurdität dar:

> „Das ist ganz normal, das gehört zur Geburt dazu. Da muss ich jetzt lachen."[326]

Das Leiden der Frauen während der Geburt und die Demonstration des Schmerzes vor den Ehemännern scheinen in manchen Gesellschaften zu einer Anhebung der Wertigkeit der Frau in der Partnerbeziehung beizutragen. Die in den Interviews getroffenen Aussagen weisen darauf hin, dass durch

[322] Interview Migrantin 3
[323] Interview Migrantin 6
[324] Interview Migrantin 1
[325] Interview Migrantin 2
[326] Interview Migrantin 9

die Erfahrung des Gebärens die Geltung der Frauen gesteigert und der vom Ehemann entgegengebrachte Respekt wesentlich erhöht wird.

> „Ja, das kann man nie vergessen. Und man sollte auf jeden Fall den Mann mit in die Entbindung hinein nehmen. Das ist das Beste. Er war nämlich immer dabei, er muss immer die Nabelschnur durchschneiden. Ich entbinde nämlich nur eines, und er kriegt, glaube ich, gleich neun, so fix und fertig ist er.“[327]

Dies konnte auch durch die Aussagen der Experten bestätigt werden, einerseits durch die Aussage einer Hebamme, welche die Komponente der Anleitung zur Schmerzverarbeitung als schwierig bezeichnete, solange die Ehemänner anwesend waren,[328] und andererseits durch die Beobachtung eines Gynäkologen, der das Verhalten der Frauen folgend interpretierte:

> „Zum anderen bin ich x-mal Zeuge geworden, wie Frauen in Anwesenheit ihrer Männer denen viel mehr zu spüren geben, was die ihnen angetan haben. So nach dem Motto: Wegen dir muss ich jetzt hier leiden. Wegen dir habe ich das alles zu erdulden.“[329]

Hier bestätigen sich die Ausführungen von Ulich und Kapfhammer,[330] deren zufolge individuelle Gemütszustände nicht ausschließlich von der inneren Konstitution, der Persönlichkeitsstruktur beziehungsweise der jeweiligen Biographie abhängen, sondern ebenso von den von sozialem Feld und Kultur ausgehenden Prägungskräften. Wenn Heller[331] aufzeigt, dass in einer Situation die zulässige Intensität der Gefühlsregung an die damit verbundene Wertbindung gekoppelt ist und so gleichsam Wertorientierungskategorien gebildet werden, lässt sich auch die Beobachtung des Experten erklären, wenn Gebärende ihren Männern zeigen, wie stark die Schmerzen während der Geburt sind. Diese Wertorientierungskategorien regeln die zulässige Expression des Geburtsschmerzes, die Wertigkeit der Gebärenden sowie die

---

[327] Interview Migrantin 8
[328] Vgl.: Interview Experte 6
[329] Interview Experte 3
[330] Vgl.: Ulich, Kapfhammer 2002: S. 551 beziehungsweise siehe Kapitel „Emotionen als Resultat sozialer Prägung“
[331] Vgl.: Heller 1981: S. 188 beziehungsweise siehe Kapitel „Emotionen als Resultat sozialer Prägung“

Wertigkeit des Gebärvorganges selbst. Wenn in einer Gesellschaft ein intensiver Geburtsschmerz, entsprechend expressiv ausgedrückt, mit hohem Ansehen sanktioniert und belohnt wird, gilt es, diesen vor Zeugen (Ehemann) adäquat zu zeigen.

Trotz der sozialen Prägungsmomente des Geburtsgeschehens darf jedoch nicht vernachlässigt werden, dass in Situationen dieser Intensität individuelle Verarbeitungsstrategien und –ressourcen wahrscheinlicher zu Tage treten, als in anderen Situationen. In Migration lebende Frauen werden möglicher Weise zusätzlich durch Sprachbarrieren und unbekannte Versorgungsstrukturen verunsichert, was sich wiederum auf ihr Verhalten und Handeln während der Geburt und den Gebärprozess auswirkt.

Den Geburtsmodus betreffend wurden von den interviewten Migrantinnen vaginale Geburten als positiver beurteilt. Durchwegs alle Interviewpartnerinnen, bei welchen ein Kaiserschnitt medizinisch indiziert war, hätten eine vaginale Geburt bevorzugt. Lediglich bei einer Frau aus dem Iran konnte beobachtet werden, dass sie mit dem diensthabenden Arzt um einen Wunschkaiserschnitt verhandelte. Von einer westlichen Strömung ausgehend, breitet sich der Wunsch nach einem Kaiserschnitt unter dem Motto „Too posh to push"[332] mittlerweile weltweit aus. So erklärte die schwangere Frau, dass es wichtig für ihr Image sei, das Kind mit Kaiserschnitt zu entbinden, denn nur arme Frauen würden ihre Kinder vaginal gebären.[333] Die Reflexion über Optionen einer aktiven Prozessgestaltung sowie über Alternativen im Betreuungsprozess während Schwangerschaft, Geburt und Wochenbett korrelieren mit dem Bildungsstand der Frauen, mit dem medizinischen Versorgungsstandard der Herkunftsländer und dem sozialen Status. So erörterten jene Interviewpartnerinnen, welche in Österreich stabil situiert

[332] „Actress Elizabeth Hurley had one. So did supermodel Claudia Schiffer. Ex-Spice Girl Victoria Beckham and singer Toni Braxton hat two each. TV mom Patricia Heaton had four. They´re so popular amon the upper class in Brazil that the only way you won´t get one in Rio de Janeiro, as the joke goes, is if your doctor gets stuck in traffic." (http://www.time.com/time/magazine/article/0,9171,993857,00.html 8. August 2009, 10:09 Uhr)

[333] Vgl.: Beobachtungsprotokoll Migrantin 5

waren und einen höheren Schulabschluss absolviert hatten, dass sie sich sehr wohl im Vorfeld darüber informierten, welche Optionen im Hinblick auf den Geburtsort und den Geburtsmodus zur Auswahl standen. Bei jenen Frauen mit niedrigem Bildungsabschluss und/oder niedrigem sozialen Status scheint die Auseinandersetzung mit dem Geburtsgeschehen selbst nur eine periphere Rolle zu spielen, zu stark dominieren rechtliche und existentielle Sorgen. Darüber hinaus ist es nur natürlich, dass Frauen aus Herkunftsländern mit schlechter Gesundheitsversorgung weniger ein Geburtserlebnis fokussieren, sondern primär um das Wohl des Kindes und den eigenen Gesundheitsstatus besorgt sind: *„Ich muss einfach mein Kind gesund auf die Welt bringen."*[334]

[334] Interview Migrantin 9

6. Transkulturelle Betreuungskompetenz in der Geburtshilfe

Wenn eine transkulturelle Kompetenz beschrieben werden soll, wird damit *„die Fähigkeit zum beidseitig zufrieden stellenden Umgang mit Menschen aus anderen Kulturen“*[335] thematisiert. Wie bei Welsch konzipiert, wird im Sinne von Transkulturalität die Verwobenheit, Verbundenheit und Hybridität unterschiedlichster kultureller Strukturen beachtet, da die kulturellen Formationen der Individuen durch vielfältige kulturelle Einflüsse und Beziehungen beeinflusst werden.[336] Weiters wird Boltens Verständnis folgend transkulturelle Kompetenz als Zusammenspiel von sich permanent wechselseitig beeinflussenden Komponenten unterschiedlichsten Charakters verstanden:

> „Vor diesem Hintergrund erscheint es sinnvoll, interkulturelle Kompetenz nicht als einen eigenständigen Kompetenzbereich zu verstehen, sondern vielmehr als Fähigkeit, individuelle, soziale, fachliche und strategische Teilkompetenzen in ihrer bestmöglichen Verknüpfung auf interkulturelle Handlungskontexte beziehen zu können.“[337]

Um die Komponenten einer transkulturellen Betreuungskompetenz festmachen zu können, muss der Kompetenzbegriff selbst als Triade von Fertigkeiten, Fähigkeiten und Motivationsmomenten analysiert werden.[338] Während unter Fähigkeiten die psychischen und physischen Voraussetzungen für die Durchführung einer bestimmten Leistung verstanden werden, sind Fertigkeiten als bestimmte, ziel- und zweckgebundene Verhaltensanteile zu deuten, wobei die definitorischen Grenzen in der Praxis nicht immer standhalten. In

---

[335] Baumer 2002: S. 76

[336] Vgl:. Welsch 1999: S. 194ff beziehungsweise siehe Kapitel „Kulturelle Kompetenz – Modelle und Standpunkte“

[337] Bolten 2001: S. 87 beziehungsweise siehe Kapitel „Interkulturelle Kompetenz als synergetischer Prozessbegriff“

[338] Vgl.: Weinert 2001: S. 27f

diesem Sinne werden in den weiteren Erläuterungen die Begrifflichkeiten so verwendet, dass die Förderung bestimmter Fähigkeiten als Voraussetzung für die Ausbildung bestimmter Fertigkeiten erfasst wird. Wichtig für das Verständnis des Kompetenzbegriffes ist ebenfalls, dass Kompetenzen nicht im herkömmlichen Sinn abprüfbar sind und immer in Interdependenz zu den individuellen Persönlichkeitsmerkmalen stehen:

> „Kompetenzen sind nicht direkt prüfbar, sondern nur aus der Realisierung der Fähigkeiten, aus der Handlungsausführung erschließbar und bewertbar. Kompetenzen umfassen immer auch notwendiges Wissen. Sie umfassen aber wesentlich mehr als dieses, schließen es in verfügungs- und handlungsentscheidende Beziehungen ein. Sie bringen eben im Unterschied zu anderen Konstrukten wie z.B. Qualifikationen stets die Selbstorganisationsfähigkeit konkreter Persönlichkeiten ins Spiel."[339]

6.1 Die Komponenten und deren Bedeutungsgehalte

In Anlehnung an Heyse und Erpenbeck´s Kompetenzatlas[340] werden die Ergebnisse der Beobachtungen und der Interviews sowie die im Theorieteil behandelten Kompetenzmodelle synoptisch analysiert, diskutiert und die für eine migrationssensible Betreuung in der Geburtshilfe relevanten Faktoren definiert. In Anbetracht der Grundpfeiler sozial-kommunikative und personale Kompetenz, Fach- und Methodenkompetenz sowie Aktivitäts- und Handlungskompetenz werden die als notwendig erkannten Faktoren zugeordnet, der Thematik entsprechend dargelegt und im Sinne einer praxisorientierten Relevanz näher erläutert.

Transkulturelle Kompetenz wird außerdem in seiner Komplexität als Summe der Fähigkeiten, Fertigkeiten und Motivationen für alle an der Interaktion Beteiligten erachtet, also einerseits für die in der Geburtshilfe tätigen Fachkräfte im Umgang mit Frauen unterschiedlichster Kulturen und Lebenswelten, aber auch für Frauen mit Migrationshintergrund im Umgang mit Ärzten, Hebammen und Pflegepersonen in der extra- und intramuralen ge-

---

[339] Heyse Erpenbeck 2004: S. XVI
[340] Vgl.: Heyse, Erpenbeck 2004

burtshilflichen Versorgung. Weiters sei darauf hingewiesen, dass die Kompetenzen und die damit verbundenen Fähigkeiten, Fertigkeiten und Motivationen in sozialen Prozessen immer als interdependente und sich wechselseitig beeinflussende Komponenten wirken. Zu beachten ist allerdings, dass manche Komponenten von allen Beteiligten einzubringen sind (z.B. Anpassungsfähigkeit, Verständnisbereitschaft oder Lernbereitschaft), andere wiederum vorrangig die professionelle Betreuungskompetenz betreffen (z.B. Beratungsfähigkeit).

Eine transkulturelle Kompetenz in der Geburtshilfe muss so begriffen werden, dass die Würde jedes Menschen, die Identität jedes Individuums geachtet wird. An dieser Stelle sei wiederholt Eriksons Konzeption von Identität erwähnt. Für ihn stellt Identität das Band dar, *„das den einzelnen Menschen mit den von seiner einzigartigen Geschichte geprägten Werten seines Volkes verbindet.“*[341] Ebenso formuliert Abels,[342] dass die Herstellung einer positiven Identität als Ziel der Sozialisation im Zuge der Vermittlung von Individuum und Gesellschaft zu erkennen ist. Die Identität des Menschen zu achten heißt in diesem Zusammenhang auch, die Komponenten seiner Lebenswelt zu berücksichtigen und zu verstehen.

Dieses Komplementärverhältnis von sozialem Feld und Habitus, um Bourdieus[343] Verständnis einzuflechten, bleibt in einem Zustand der Verinnerlichung und Inkorporation als dauerhafte Disposition im Individuum erhalten und stabilisiert seinen Handlungsspielraum innerhalb der sozialen Felder. Somit wird erklärbar, dass die sozial beeinflussten Komponenten der Persönlichkeitsstruktur im Falle von Migration auch im Aufnahmeland wirksam bleiben. *„In der Gesellschaft sein,“* so erklären Berger und Luckmann, *„heißt ... an ihrer Dialektik teilhaben.“*[344] Wenn nun Menschen durch Migration die sozialen Felder wechseln, sich ihre sozial fundierten Kapitalressourcen ändern, weil die ökonomischen, kulturellen und sozialen Bedingt-

[341] Erikson 1989: S. 124
[342] Vgl.: Abels, Stenger 1984: S. 96
[343] Vgl.: Bourdieu 1997: S. 30ff beziehungsweise siehe Kapitel „Identität durch Habitualisierung“
[344] Berger, Luckmann 1970: S. 139

heiten der Kapitalformen des Aufnahmelandes nicht mit denen des Herkunftslandes kompatibel sind, werden auch die Praxisformen der Betroffenen erschüttert und verunsichert. Eine erfolgreiche Integration in einem fremden Land kann in diesem Sinne nur durch die soziale Partizipation gelingen, welche daher für alle Gesellschaftsmitglieder ermöglicht werden muss.

So wie die Interdependenz subjektiver und objektiver Realitäten in allen kommunikativen und interaktiven Prozessen wirksam wird, bilden sich diese Wechselwirkungen ebenso in den Komponenten einer transkulturellen Kompetenz ab. Dabei wird transkulturelle Kompetenz als Konglomerat unterschiedlicher Fertigkeiten, Fähigkeiten und Motivationen sozial-kommunikativer und personaler, fachlich-methodischer sowie aktivitäts- und handlungsrelevanter Aspekte erkannt, welche personen- und situationsspezifisch adäquat eingesetzt werden. Die Reflexivität der Interaktions- und Kommunikationsprozesse und die reziproke Adaption der Agierenden - wie bei Mead beschrieben - werden in der Transkulturalität durch Einflussfaktoren des Unbekannten und Fremden erschwert. So ist die Grundhaltung der Beteiligten im Sinne eines respektvollen, empathischen Umganges entscheidend für den Verlauf der Kommunikation und Interaktion.

Die Komponenten einer transkulturellen Kompetenz in der Geburtshilfe beziehungsweise deren Komplexität, Bedingtheiten und Wechselwirkungen werden in Abbildung 4 graphisch dargestellt.

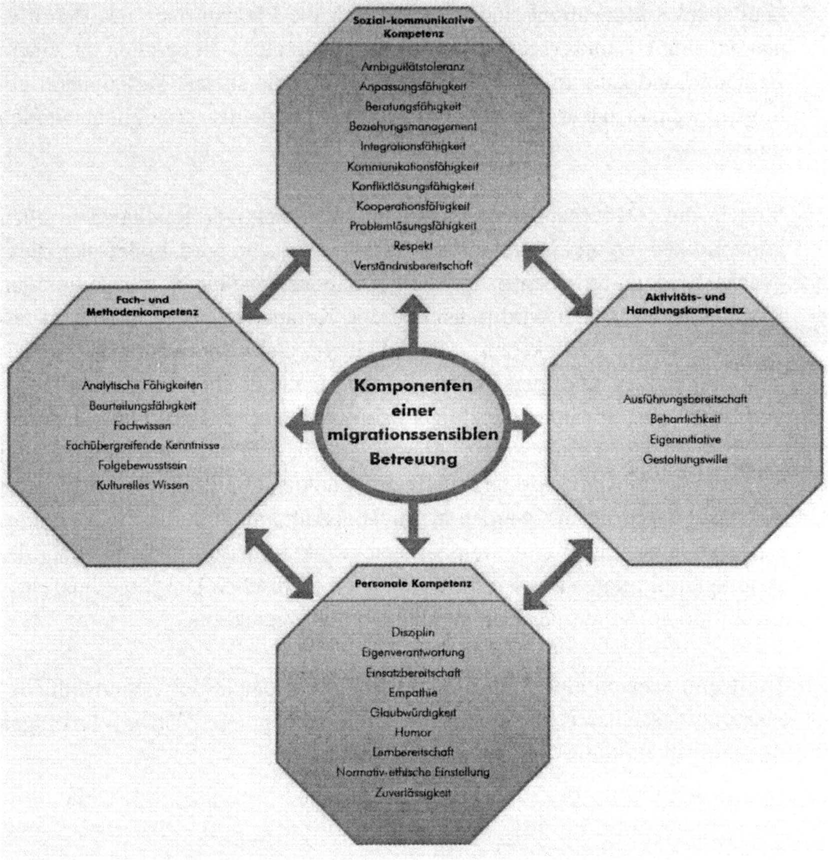
Sozial-kommunikative Kompetenz
Ambiguitätstoleranz
Anpassungsfähigkeit
Beratungsfähigkeit
Beziehungsmanagement
Integrationsfähigkeit
Kommunikationsfähigkeit
Konfliktlösungsfähigkeit
Kooperationsfähigkeit
Problemlösungsfähigkeit
Respekt
Verständnisbereitschaft
Fach- und Methodenkompetenz
Analytische Fähigkeiten
Beurteilungsfähigkeit
Fachwissen
Fachübergreifende Kenntnisse
Folgebewusstsein
Kulturelles Wissen
Komponenten einer migrationssensiblen Betreuung
Aktivitäts- und Handlungskompetenz
Ausführungsbereitschaft
Beharrlichkeit
Eigeninitiative
Gestaltungswille
Personale Kompetenz
Disziplin
Eigenverantwortung
Einsatzbereitschaft
Empathie
Glaubwürdigkeit
Humor
Lernbereitschaft
Normativ-ethische Einstellung
Zuverlässigkeit

Abbildung 4: Komponenten einer migrationssensiblen Betreuung

6.1.1 Komponenten der sozial-kommunikativen Dimension einer transkulturellen Kompetenz

Die sozial-kommunikative Komponente einer transkulturellen Kompetenz in der Geburtshilfe meint alle Faktoren und Dispositionen, die in interaktiven und kommunikativen Prozessen auf die Sach- und Beziehungsebene förderlich und steuernd einwirken können und dabei die sozial erlernten Wahrnehmungs-, Denk-, Einstellungs-, Verhaltens- und Handlungsstrategien der an dem Prozess Beteiligten berücksichtigen. Folgend werden die in transkulturellen Begegnungen als besonders wichtig erachteten Faktoren erörtert, welche, wie schon erwähnt, in wechselseitiger Beeinflussung zueinander stehen und in der praktischen Umsetzung nicht isoliert, sondern gleichzeitig gefordert werden.

Als unabdingbar in transkulturellen Begegnungen wird das Vermögen der Anpassungsfähigkeit erachtet, also Verhaltensweisen situations- und personenbezogen, dem Zweck entsprechend sinnhaft vorübergehend oder dauerhaft den Bedingungen adäquat angleichen zu können. Obwohl weder Graf, noch Bolten[345] in ihren Konzepten interkultureller Kompetenzmodelle Anpassungsfähigkeit explizit hervorheben, erscheint diese zu erbringende Leistung im Kontext der Geburtshilfe von mehreren Perspektiven her betrachtenswert. Einerseits ist die Anpassung an die Gesundheitsstrukturen des Aufnahmelandes für Frauen mit Migrationshintergrund ein intensiver Prozess im Sinne eines „Sich-darauf-Einlassens", der Mut und Vertrauen verlangt. Als Beispiel dafür sei nochmals die Antwort jener Migrantin auf die Frage im Zusammenhang mit der Anwesenheit von Männern während der Geburt angeführt: *„Da waren viele Männer und so, ich schäme mich schon, bei uns gibt es keine Männer in Frauenklinik, aber hier ist normal."*[346]

Andererseits stellt für die betreuenden Fachpersonen Anpassung vor allem jene Herausforderung dar, dass Frauen unterschiedlichster Kultur- und Nationenzugehörigkeit in einer qualitativ neuen Dimension zu betreuen sind,

---

[345] Siehe Kapitel „Allgemeine Modelle und Auslegungen einer kulturellen Kompetenz"
[346] Interview Migrantin 5

wobei es gilt, sich auf deren individuelle Bedürfnisse und Interessen immer wieder aufs Neue einzustellen.

In direktem Zusammenhang damit steht die Fähigkeit eines erfolgreichen Beziehungsmanagements, also interaktive und kommunikative Prozesse, abhängig von den Situationen und Personen, möglichst störungsfrei und zweckdienlich zu arrangieren. Besonders in den sensiblen Phasen von Schwangerschaft, Geburt und Wochenbett ist ein erfolgreicher Beziehungsaufbau zwischen den betreuenden Personen und den Klientinnen und ihren Angehörigen von besonderer Bedeutung. Auch hier bedarf es der Motivation zur Beziehungsgestaltung aller an dem Prozess Beteiligten. Das mit Beziehungsmanagement in Abhängigkeit stehende Rollenverständnis, welches wiederum kulturell geprägt ist, wird als grundlegende Einflussgröße dabei erkannt.

So wie in den Theorien des symbolischen Interaktionismus[347] vertreten, sind jegliche Interaktionsprozesse dadurch charakterisiert, dass dem Gegenüber ein erwartetes Verhalten angezeigt und umgekehrt das Angezeigte des Gegenübers interpretiert wird. So wird die zwischenmenschliche Beziehungsqualität unter anderem durch die im Prozess der Sozialisation gewonnenen Wahrnehmungs-, Einstellungs-, Denk-, Haltungs- und Handlungsstrukturen bedingt und stabilisiert, was in interkulturellen Begegnungen die an der Interaktion Beteiligten vor eine besondere Herausforderung stellt, da kulturell unterschiedliche Erfahrungsräume unterschiedliche Handlungskompetenzen hervorbringen. In diesem Fall ist es für einen erfolgreichen Beziehungsaufbau unabdingbar, die jeweiligen Lebensräume und Erfahrungswelten zu berücksichtigen und mit Interesse, Sensibilität, Flexibilität, Toleranz, und Empathie die interaktiven und kommunikativen Prozesse zu steuern.

Weiters wird Beratungsfähigkeit als professionelle Leistung in der geburtshilflichen Betreuung erkannt, welche eine qualifizierte Hilfestellung, Begleitung und Informationsvermittlung über Zustände und Situationen, Handlungs- und Verhaltensoptionen meint, die den Beratenden zu einer Entschei-

---

[347] Siehe Kapitel „Identitätsbildung als Symbolischer Interaktionismus“

dungsfindung führen soll, ohne zu beeinflussen und zu manipulieren. Aufklärung, Informationsvermittlung und Hilfe zur Entscheidungsfindung stellen im Kontext der Transkulturalität im Tätigkeitsbereich medizinischer und sozialer Berufe eine große Herausforderung dar, da einerseits Sprachschwierigkeiten und ein unzureichendes Wissen über und Verständnis für anatomische und physiologische Gegebenheiten sowie andererseits unterschiedliche Vorstellungen über Gesundheit und Krankheit Beratungsprozesse irritieren. Empathie, Geduld und Respekt und vor allem die Überwindung der sprachlichen Barriere tragen maßgeblich zum Erfolg von Beratungsprozessen bei. Sowohl die Ergebnisse der Beobachtungen,[348] als auch der Interviews[349] sowie die Forschungsergebnisse von Berg, Zimmermann und David[350] verweisen auf die besondere Bedeutung effizienter Beratung. So wie David nachweisen konnte, korreliert die Qualität des Beratungsgespräches mit der Zufriedenheit der Patientinnen und Patienten und führt bei nicht positiv erlebten Gesprächen zu Gefühlen der Vernachlässigung, der Ausgrenzung und des Misstrauens[351].

Als bedeutend für eine transkulturelle Kompetenz in der geburtshilflichen Betreuung wird Integrationsfähigkeit als jenes Vermögen definiert, unterschiedliche Einstellungs-, Denk-, Wahrnehmungs-, Verhaltens- und Haltungsstrategien aufgabenorientiert und lösungsorientiert einer Einigung zuzuführen. Wichtige dabei zu berücksichtigende Impulse geben dazu die Theorien über die kulturellen Unterschiede der Charakteristik interaktiver und kommunikativer, Prozesse. Die von Hall beschriebenen Unterschiedlichkeiten in Geschwindigkeit, Kontext, Raum, Zeit, Informationsfluss und Aktion liefern grundlegende Ansatzpunkte zur Analyse transkultureller Be-

---

[348] So wie in der beobachteten Situation, in welcher ein Mann gegen das Anraten des Arztes die stationäre Aufnahme seiner Frau nach einem Sturz verweigerte (Vgl.: Beobachtungsprotokoll 6) oder als eine Frau aus Ghana ein Beratungsgespräch mit einer Hebamme als unfreundlich, belehrend empfand. (Vgl.: Beobachtungsprotokoll Migrantin 9)

[349] Eine Frau aus Tschetschenien gab an: „Es war Kaiserschnitt, weil der Kopf war oben und Füße waren unten und ich habe Fruchtwasser verloren. Ist so komisch gewesen, diese Schwangerschaft, weil ich kann nicht so gut verstehen deutsch und sprechen, das ist Problem bei mir gewesen." (Interview Migrantin 5)

[350] Siehe Kapitel „Migration und Gesundheit"

[351] Vgl.: David, Borde 2001: S. 332

gegnungen. Um seinen Ausführungen weiter zu folgen, weisen kulturelle Schnittstellen bestimmte Merkmale auf. Je tiefer der Informationsgehalt, je komplexer die Thematik, je größer die wahrgenommenen kulturellen Unterschiede und je mehr definierte Wirkungsebenen, umso störanfälliger werden kommunikative und interaktive Prozesse.[352]

Hofstede erkannte in seinen Studien der Kulturdimensionen charakteristische Unterschiede in den Kategorien Machtdistanz, Unsicherheitsvermeidung, soziale Integration, Geschlechterverhältnisse und Zeitorientierung.[353] Die spezifischen kommunikativen und interaktiven Modalitäten innerhalb dieser Kategorien weisen eine orientierungsweisende und sinnstiftende Stabilität auf und werden von den Gesellschaftsmitgliedern zum Teil sehr subtil internalisiert. Im Falle von Migration bleiben diese Kulturdimensionen in den Wahrnehmungs-; Denk-, Einstellungs-, Verhaltens- und Handlungsstrukturen aufrecht und können im Aufnahmeland nicht einfach modifiziert werden.

Integrationsfähigkeit in der geburtshilflichen Praxis heißt demnach einerseits, den individuellen, kulturell geprägten Bedürfnissen und Interessen der Frauen nach Möglichkeit nachzukommen und in die Arbeitsabläufe und Organisationsstrukturen zu integrieren. Andererseits bedürfen manche Maßnahmen, vor allem wenn diese für die Klientin neu sind, erst intensiver Überzeugungsarbeit und kontinuierlicher Entwicklungsimpulse, damit die Sinnhaftigkeit und der Bedeutungsgehalt der Maßnahme verdeutlicht werden. Erfahrungswerte und bewährte Strategien prägen das Denken, Wahrnehmen und Verhalten nachhaltig. Darauf lässt auch die Beobachtung jener Migrantin[354] schließen, die ihr erstes Kind in der Türkei beinahe schmerzfrei und innerhalb von drei Stunden geboren hatte und bei der Geburt des zweiten Kindes in Österreich nicht verstehen konnte, warum bei der Gabe von Schmerzmittel und Wehen fördernden Mittel Zurückhaltung gezeigt wurde.

---

[352] Vgl.: Hall 1990: S. 26ff beziehungsweise siehe Kapitel „Kulturen – Differenzen und Gemeinsamkeiten"

[353] Vgl.: Hofstede 2001: S. 12f beziehungsweise siehe Kapitel „Kulturen – Differenzen und Gemeinsamkeiten"

[354] Vgl.: Beobachtungsprotokoll Migrantin 2

In diesen Fällen gilt es, diese zugrunde liegenden Einstellungen und Haltungen, die Wünsche und Bedürfnisse von Frauen im Hinblick auf ihre möglichen kulturell geprägten Unterschiedlichkeiten, aber auch im Hinblick auf individuelle Besonderheiten hin zu analysieren und in die Betreuungs- und Behandlungskonzepte zu integrieren. Dieses Zulassen und Integrieren von anderen Meinungen und Einstellungen bedarf einer empathischen und respektvollen Haltung, aber auch analytischer und beurteilender Fähigkeiten und fachübergreifende Kenntnisse im Sinne eines kulturellen Wissens.

Davon abgeleitet wird Kommunikationsfähigkeit als Bündel von Fähigkeiten und Fertigkeiten begriffen, durch welche Individuen in verbalen und nonverbalen Kommunikationsprozessen personen- und situationsorientiert formelle und informelle, offensichtliche und suggestive Informationen verlässlich zu deuten und zu vermitteln in der Lage sind. Die Unabdingbarkeit kommunikativer Fähigkeiten avanciert besonders in transkulturellen Betreuungsprozessen zu Anteilen jener Schlüsselkompetenz, durch welche diagnostische und therapeutische Betreuungsprozesse nachhaltig beeinflusst werden. Neben der Bedeutung eines sprachlichen Ausdrucks- und Verständigungsvermögens gelten aktives Zuhören, adäquate Informationsverarbeitung, Empathie, passendes Nähe- und Distanzgespür und holistisches Erfassen der Konnexe als weitere wichtige Aspekte. Eine transkulturelle Kommunikationskompetenz weiß die sozialisatorisch bedingten Einflussgrößen der Beteiligen zu berücksichtigen und die jeweiligen Bedingtheiten im Sinne einer rezidiven Anpassung (wie in den Theorien des symbolischen Interaktionismus beschrieben) in den Kommunikationsprozess zu integrieren. Zum Tragen kommt in kulturellen Begegnungen ebenso der Grad der Integration, also das Erleben, die Annäherung und Auseinandersetzung mit der Kultur der Aufnahmegesellschaft. Nach Güttler steht das Resultat des Verhandlungsprozesses mit der Aufnahmekultur in Interdependenz zu den Vorstellungen und Orientierungen einer Akkulturation auf Seiten der Immigranten, ist geprägt von den Vorstellungen, Erwartungen und Partizipationszugeständnissen der Bevölkerungsmehrheit an die Einwanderer und wird durch die Modi der Interaktion von einheimischen und zugewanderten Gesellschaftsmitgliedern beeinflusst.[355] Die unterschiedlichen Vorstellungen, Erwartungen und Orientierungen bedürfen in transkulturellen Kommunikationsprozessen einer empathischen und sensiblen Verhandlung, um Missverständnisse und Konflikte zu vermeiden. Vor allem aber ist zu vermeiden, dass Kommunikationsschwierigkeiten unter dem Deckmantel kultureller Schnittstellen diskutiert, subjektiv wahrgenommene Integrationsleistungen nach eignen Maßstäben beurteilt und in professionellen Betreuungssituationen thematisiert werden.

Um diesen Ansprüchen gerecht zu werden bedarf es von allen Beteiligten einer Bereitschaft zur Kooperation, wobei Kooperationsfähigkeit die Motivation zur aktiven Zusammenarbeit von den an Interaktions- und Kommunikationsprozessen Beteiligten meint, mit dem Ziel, aufgaben- und lösungsorientiert partnerschaftlich zu agieren. Das Bemühen, Klientinnen und Klienten (sowie Patientinnen und Patienten) im Betreuungsprozess als gleichberechtigte Partner anzuerkennen, ist gekoppelt an eine respektvolle und wertschätzende Haltung und bedarf der Fähigkeit des selbst bestimmten Handelns und Verhaltens. Da in vielen Ländern komplementäre Beziehungen in Betreuungsverhältnissen normal und selbstverständlich sind, kann die geforderte Selbstbestimmung die Betroffenen irritieren und bedarf einer behutsamen und geduldigen Hilfestellung im Sinne von Empowerment.

Nicht abgekoppelt von den beziehungsgestaltenden und kommunikativen Kompetenzen werden unter Problemlösungsfähigkeit jene Eignungen und Fertigkeiten subsumiert, welche Einzelne dazu befähigen, nach Identifikation eines fachlichen, sachlichen oder interpersonalen Problemfeldes dieses aufzuzeigen und zu diskutieren, aktive Lösungswege zu erarbeiten und Lösungsprozesse einzuleiten, durchzuführen und zu gestalten. Wenn, wie in der Beobachtung der Betreuung und Untersuchung jener Frau aus Tschetschenien beschrieben,[356] neben medizinisch fachlichen Problemstellungen

[355] Vgl.: Güttler 2003: S. 306 beziehungsweise siehe Kapitel „Migration – was dann? Der Umgang mit neuen sozialen Bedingungen“

[356] So wie im Beobachtungsprotokoll 10 festgehalten, war die Situation für die betreuenden Personen höchst irritierend, da das Paar nicht entsprechend der Erwartung reagierte. Der Arzt stellte im Zuge einer Ultraschalluntersuchung mehrere Auffälligkeiten beim

zusätzlich noch Verständigungsschwierigkeiten auftreten, bedarf es umfangreicher Strategien zur Erarbeitung und Einleitung passender Lösungswege. Die Konsultation eines Dolmetschers, welcher in adäquater Form zu einer Verständigung und Klärung des Sachverhaltes beiträgt, wird in diesem Fall nur als erster Schritt der Hilfestellung erachtet. Um der Familie in dieser schwierigen Lage adäquate Unterstützung zukommen zu lassen, müssen mannigfaltige, ineinander greifende Ressourcen zur Verfügung stehen.

Probleme, welche hier als Aufgaben begriffen werden sollen und einer besonderen Lösung bedürfen, können in der Geburtshilfe einerseits medizinische Herausforderungen oder aber auch individuelle Besonderheiten infolge der Bedürfnis- und Bedarfserhebung darstellen. Da die Begrifflichkeit „Problem" negativ behaftet ist, sei darauf hingewiesen, dass dahingehend ein sprachliches Umdenken stattzufinden hat, indem Situationen mit speziellem, nicht routiniertem Handlungsbedarf als positive Herausforderung und nicht als Problem zu fassen sind.

Ebenso wird der Konfliktlösungsfähigkeit in transkulturellen Betreuungsprozessen eine große Bedeutung zugeschrieben. In Anbetracht der im Beobachtungsprotokoll 6[357] beschriebenen Situation, in welcher einer Frau nach einem Sturz zur Beobachtung des Ungeborenen zu einer stationären Aufnahme geraten wurde, ihr Ehemann diese allerdings verweigerte und mit seiner Frau das Krankenhaus gegen den Rat des behandelnden Arztes verließ, wird erkennbar, wie unterschiedliche Interessen und Wertigkeiten den Betreuungsprozess empfindlich stören können. Der Definition nach bedeutet Konfliktlösungsfähigkeit das Erkennen von Interessengegensätzen, von unterschiedlich bewerteten Einstellungen und Haltungen, welche in der direkten Interaktion und Kommunikation zur Beschneidung der Interessen oder Wertigkeiten eines oder mehrerer Beteiligten führen, und meint die Fähig-

Ungeborenen fest, welche auf Organfehlbildungen hinwiesen. Das Interesse des Paares lag aber lediglich an der Feststellung des Geschlechtes beim Kind. Da die Kommunikation über einen Dolmetscher ablaufen musste, konnte von den betreuenden Personen nicht festgestellt werden, inwiefern richtig übersetzt beziehungsweise ob der vermittelte Sachverhalt verstanden wurde.

[357] Vgl.: Beobachtungsprotokoll Migrantin 6

keit, durch faire Diskussion, durch Darlegung der Sinnhaftigkeit und des Zwecks der jeweiligen Standpunkte, durch Überzeugungsfähigkeit aber auch durch Toleranz einen Ausgleich der Gegensätze herzustellen. Wie in der beschriebenen Situation dargestellt, fällt es in Folge von Verständigungsschwierigkeiten schwer, die Sinnhaftigkeit des vorgeschlagenen Procedere darzulegen und vor allem die Familien von der Notwendigkeit desselben zu überzeugen.

Werden Missverständnisse in einem frühen Stadium aufgespürt und aufgeklärt, kann mitunter die Entwicklung hin zu einem Konflikt verhindert werden. Eine adäquate Sensibilität, Wachsamkeit und Reflexionsfähigkeit den Interaktions- und Kommunikationsprozessen gegenüber stellen eine Unabdingbarkeit zur Identifikation möglicher Probleme dar, ebenso sind professionelle Distanz, Objektivität und umfassendes Wissen zur Erarbeitung und Initiierung von Lösungsstrategien unerlässlich.

Schwierigkeiten in der diagnostischen und therapeutischen Betreuung in der Geburtshilfe spitzen sich vor allem dann zu, wenn Akut- oder Notfallsituationen schnelle Entscheidungen und vor allem einer schnellen Zustimmung von Seiten der Patientin bedürfen. Es muss zum Wohle von Mutter und Kind genau unterschieden werden, ob der Anlass des Konfliktes durch Diskussion gelöst werden kann oder eine klare Entscheidung fordert. Außerdem muss bei Auftreten von Konflikten geklärt werden, ob diese auf der Sach- oder Beziehungsebene gelöst werden können.

Manche Frauen verlangen den betreuenden Personen besonderes Verständnis in der geburtshilflichen Betreuung ab. Nicht immer fällt es allerdings so leicht, Verständnis für andere aufzubringen, wie bei jenem unbegleiteten Flüchtlingsmädchen aus Senegal,[358] welches minderjährig und hochschwanger nach einer traumatischen Flucht in einem fremden Land in einer ungewissen Zukunft Zuflucht sucht. In der beruflichen Umsetzung bedeutet Verständnisbereitschaft, immer wieder das Bewusstsein darüber herzustellen, dass Frauen mit Migrationshintergrund aufgrund ihrer Biographien und Le-

[358] Vgl.: Beobachtungsprotokoll Migrantin 7

bensumstände mitunter besonderer Betreuung bedürfen, die neben den medizinischen Standards und routinierten Arbeitsabläufen berücksichtigt werden sollen. Umgekehrt soll aber auch Verständnis dafür aufgebracht werden, dass die Strukturen und Arbeitsabläufe in der medizinischen Versorgung sowie die personalen Ressourcen und Kapazitäten den geforderten individuellen Aspekt in der Betreuung nicht unbegrenzt zulassen.

Verständnisbereitschaft wird so als Motivation begriffen, neue Informationen aufzunehmen, adäquat zu reflektieren und aktiv in die kognitiven, emotionalen und habituellen Strukturen zu integrieren, Zusammenhänge verstehen zu wollen und empathische Haltungen zuzulassen.

Damit in engem Zusammenhang steht Ambiguitätstoleranz als die Fähigkeit, kulturell bedingte Differenzen und unterschiedliche Bedingtheiten der Wahrnehmungs-, Denk-, Handlungs- und Haltungsstrategien werturteilsfrei annehmen zu können. Da jedes Wertesystem, an welchem sich letztendlich unsere interaktiven und kommunikativen Prozesse orientieren, von seiner Wortbedeutung her eine hierarchische Ordnung im Sinne von „gut und böse“ entwickelt hat, fällt es schwer, andere Wertesysteme, ohne zu urteilen, anzunehmen. Insofern ist bei allen diagnostischen und therapeutischen Entscheidungen und Maßnahmen im Betreuungsprozess eine gegenseitige respektvolle und tolerante Haltung sowie die Fähigkeit, eigene und fremde Wertesysteme analysieren und reflektieren zu können, entscheidend. Die Bedeutung dieser reziproken Grundhaltung für alle an der Interaktion und Kommunikation Beteiligten belegt folgendes Zitat einer in Österreich lebenden Migrantin:

> „Man soll es verstehen, … weil ich lebe hier in einem anderen Land, obwohl ich seit ein paar Jahren österreichische Staatbürgerin bin, aber das bringt noch gar nichts. … Andere Länder, andere Kulturen und so, das muss man einfach einsehen können. Und so große Unterschiede habe ich nicht entdeckt.“[359]

Wie aus den Ergebnissen der Beobachtungen und Interviews hervorgeht, stellt Respekt eine grundlegend notwendige Haltung in transkulturellen Be-

---

[359] Interview Migrantin 8

gegnungen dar. Respekt meint jene Haltung, Personen und deren Lebenswelten wertschätzend und wohlwollend zu begegnen, ohne dabei vorab Leistungen oder Bedingungen einzufordern. Die Achtung dem menschlichen Leben gegenüber, eine würdevolle Betreuung von Mutter und Kind sowie eine unvoreingenommene Haltung gegenüber allen Frauen, ungeachtet ihrer Herkunft, ihrer Religion, Spiritualität, politischen Haltung oder sozialen Lage, stellt eine Grundforderung der Geburtshilfe dar. Respektvolle Haltungen in Interaktionen bedürfen eines kongruenten Gegenübers, ansonsten würde auf längere Sicht die komplementäre Situation insofern ausgeglichen, als die respektvolle Haltung abgeschwächt werden würde in ein einfaches Tolerieren. Ebenso muss betont werden, dass Respekt in diesem Sinne nicht an eine Leistung geknüpft sein darf, sondern allein aufgrund der Würde gegenüber der menschlichen Existenz allen Individuen entgegengebracht wird.

6.1.2 Komponenten der personalen Dimension einer transkulturellen Kompetenz

Unter personaler Kompetenz werden allgemein jene Fähigkeiten und Fertigkeiten subsumiert, welche dem Einzelnen ermöglichen, gestellte soziale Forderungen und Erwartungen eigenständig abzuwägen und zu überprüfen, Strategien und Maßnahmen dementsprechend zu planen und durchzuführen und die Konsequenz eigener Reaktionen reflektorisch zu analysieren. Auch folgend werden jene Komponenten personaler Kompetenz definiert und erläutert, welche in transkulturellen Betreuungsprozessen in der Geburtshilfe als besonders wichtig erachtet werden. In diesem Zusammenhang gewinnt Disziplin als selbstverantwortliche konsequente Einhaltung oder Umsetzung persönlicher und/oder sozialer Werte, Normen und Standards an Bedeutung. Während diszipliniertes Verhalten in der beruflichen Tätigkeit die Einhaltung von Standards und Leit- und Richtlinien meint, ist Disziplin in zwischenmenschlichen Interaktionen gekoppelt an Komponenten der Höflichkeit und des gegenseitigen Respekts. Wenn in interkulturellen Begegnungen viele Unsicherheitsmomente bestehen, gewinnt diszipliniertes Verhalten besondere Bedeutung. Die Vermittlung und Erklärung der gültigen Ordnung kann nur wirken, wenn die Beachtung dieses Regelwerkes konsequent vorgelebt wird und so Kontinuität und Verlässlichkeit widerspiegelt. Ein so

„auf Ordnung bedachtes Verhalten“[360] verlangt ebenso die Zurücknahme subjektiver Gefühle und Neigungen im Kommunikations- und Interaktionsprozess um, so wie in den Theorien des Symbolischen Interaktionismus vertreten, durch verlässliche Symbole und Gesten den Bedeutungsgehalt der Situation erkennen zu können.[361] Ähnlich kommt Hall im Zuge seiner Ausführungen zu Kulturdynamiken zu der Ansicht, dass der Erfolg transkultureller Kommunikationsprozesse maßgeblich von den erhaltenen Rückmeldungen, und weniger von den gesendeten Botschaften abzuhängen scheint:

> „The essence of effective cross-cultural communication has more to do with releasing the right responses than with sending the right messages."[362]

Demzufolge ist die Kontinuität und Verlässlichkeit der Bedeutungsgehalte von Signalen, Gesten und Botschaften vor allem in kulturellen Dialogen bedeutsam, damit der Kommunikationspartner diese in adäquater Weise zu interpretieren vermag.

So wie Disziplin schafft auch Zuverlässigkeit in kommunikativen und interaktiven Prozessen absehbare und einschätzbare Abläufe und entlastet die Beteiligten, so dass die Sequenzen in den Handlungsverläufen nicht unentwegt neu eingeschätzt und ausgehandelt werden müssen. Zuverlässiges Verhalten ist so einerseits in allen Beratungs-, Betreuungs- und Pflegeprozessen eine Grundvoraussetzung professioneller Berufsausübung. Andererseits ist zuverlässiges Verhalten auch von Seiten der Klientinnen gefordert, damit, dem ausgehandelten Betreuungs- und Behandlungsplan entsprechend, auch der gewünschte Erfolg erreicht wird. Zuverlässigkeit ist demzufolge definiert durch die Einhaltung und Befolgung von vereinbarten Zielen, Regeln und Standards und führt bei den sozialen Interaktionspartnern zu gegenseitigem Vertrauen und kontinuierlicher Sicherheit.

[360] Duden 2001: S. 236
[361] Siehe Kapitel „Identitätsbildung als Symbolischer Interaktionismus“
[362] Hall 1990: S. 4 beziehungsweise siehe Kapitel „Kulturen – Differenzen und Gemeinsamkeiten“

Neben einer so gemeinten disziplinierten Grundhaltung bedarf es dazu zusätzlich eines hohen Maßes an Eigenverantwortung, wobei darunter die selbständige Planung, Initiierung und Umsetzung von Handlungs- und Verhaltensmuster, Strategien und Maßnahmen sowie das Annehmen und Tragen der Reaktionen und Konsequenzen des eigenen Entscheidens, Verhaltens und Handelns beziehungsweise des Nicht-Handelns verstanden wird. Auf fachlicher Ebene stellt Eigenverantwortung in geburtshilflichen Prozessen eine wichtige Dimension dar, einerseits für die betreuenden Fachpersonen, die die Verantwortung der diagnostischen und therapeutischen Betreuung, Beratung und Pflege zu übernehmen haben, andererseits aber auch zunehmend für Klientinnen, welche als mündige Erwachsene einen Großteil zur Gestaltung des Betreuungsprozesses beitragen. Eigenverantwortung verlangt so ein hohes Maß Eigeninitiative, Gestaltungswille und reflexivem Bewusstsein und vor allem die Motivation zur Übernahme der Konsequenzen der eigenen Aktionen und Reaktionen. Um Verantwortung für das eigene Entscheiden und Handeln übernehmen zu können, muss der Sachverhalt einer Situation, einschließlich aller Eventualitäten, Konsequenzen, Risiken und Alternativen bekannt sein. Um als Patientin das nötige Wissen über Behandlungs- und Betreuungsprozesse erlangen zu können, sind umfangreiche Aufklärungsgespräche nötig, welche wiederum adäquate Sprachkenntnisse sowie umfassende kommunikative Kompetenzen veraussetzen. Eigenverantwortung ist so eine Konstante der Persönlichkeitsstruktur, sowie eine durch Sozialisation einverleibte und durch Erziehung gelernte Fähigkeit, welche auch an die Rollenerwartung gebunden ist. An dieser Stelle sei nochmals auf die Studie der American Student Association verwiesen,[363] welche die möglichen Unstimmigkeiten bei Nichtbeachtung der familiären Strukturen und Rollen thematisierte, besonders wenn das Familienoberhaupt als Verantwortlicher und Entscheidungsträger ignoriert wird. Diese im westlichen Ansinnen als Entmündigung der Frau wahrgenommene Vorgehensweise ist jedoch auch als Entlastung der Betroffenen zu sehen und kann als inkorporierte soziale Verhaltenserwartung nicht einfach abgelegt werden. Vielmehr ist von Seiten des medizinischen Personals diplomatisches Geschick gefragt, die Wünsche und Bedürfnisse der Frauen zu erheben und in

[363] Vgl.: Bonder et al 2002: S. 78 beziehungsweise siehe Kapitel „Migration und Gesundheit“

die jeweiligen Entscheidungen über Behandlungs- und Betreuungspläne mit einfließen zu lassen, ohne dass dabei das Familienoberhaupt übergangen wird.

Einsatzbereitschaft, als individuelle Grundhaltung gekennzeichnet durch Eigeninitiative, Interesse, Aktivität, Verantwortungsbewusstsein und Aufmerksamkeit im Zuge der Planung, Initiierung, Umsetzung und Evaluation von Prozessen, meint in der Geburtshilfe im interkulturellen Kontext auch das Einstehen für besondere Wünsche und nicht herkömmliche Bedürfnisse von Frauen und deren Familien in besonderen Situationen. Dies verlangt allerdings Flexibilität und den Willen, die routinierte Normalität im Arbeitsalltag, wenn medizinisch vertretbar, auch einmal zu verlassen. So wie im Beobachtungsprotokoll 8[364] dokumentiert, kann eine Vorgehensweise, die von der üblichen Norm der Betreuung abweicht, die Situation entschärfen und zur Zufriedenheit aller beitragen. In diesem Beispiel erlaubte die Hebamme im Widerspruch der sonst üblichen Reglements des Krankenhauses gleich mehreren weiblichen Familienangehörigen, bei der Geburt anwesend zu sein. So konnte sie den individuellen Bedürfnissen der Frau gerecht werden und den traditionell gelebten Zusammenhalt der Familie zulassen. Voraussetzung für derart gestaltete Flexibilität in medizinischen Betreuungs- und Behandlungsprozessen sind allerdings neben dem Mut, dem Willen und der Einsatzbereitschaft der Beteiligten vor allem auch dementsprechend anpassungsfähige räumliche, zeitliche und personelle Ressourcen.

Glaubwürdigkeit als authentisches und kongruentes Auftreten von Personen wird in diesem Kontext als bedeutsam erkannt. Als offensichtliche Übereinstimmung subjektiv angenommener und gelebter mit objektiv geforderten und gewünschten Einstellungen, Haltungen und Handlungen schafft Glaubwürdigkeit Vertrauen und beeinflusst interaktive und kommunikative Prozesse nachhaltig. Die Phasen Schwangerschaft, Geburt und Wochenbett sind oftmals begleitet von der Angst vor dem Schmerz, vor dem Unbekannten und bedürfen einer besonders vertrauenswürdigen und behutsamen Betreuung. Wenn nun Sprachbarrieren und das Gefühl des Alleinseins die Situati-

[364] Vgl.: Beobachtungsprotokoll Migrantin 8

onen zusätzlich erschweren, ist die Glaubwürdigkeit der betreuenden Personen ein wichtiger Faktor in intra- und extramuralen Versorgungsprozessen.

Am Beginn und am Ende des Lebens treten bedeutungsvolle moralische und ethische Fragen auf, welche innerhalb der jeweiligen kulturellen Wertesysteme diskutiert und beantwortet werden. In der Geburtshilfe können die kulturell divergierenden normativ-ethischen Einstellungen der an der Interaktion und Kommunikation Beteiligten Spannungen und Konflikte auslösen. In diesem Sinne gilt als normativ-ethische Einstellung jene Grundhaltung von Menschen, die gültigen Prinzipien und Kriterien des Wertesystems und die davon abgeleiteten Verhaltens- und Handlungsnormen moralisch-ethisch zu reflektieren und zu beurteilen, um so das eigene Tun und Nicht-Tun damit begründen und rechtfertigen zu können. Im Bewusstsein über das etwaige vorhandene Konfliktpotential bei moralisch-ethischen Entscheidungen bedarf es ein hohes Maß an kommunikativen Fähigkeiten und Fertigkeiten sowie Konfliktlösungskompetenzen, damit in diesen Situationen lösungsorientiert verhandelt werden kann.

Um diesen hohen Ansprüchen an Fertigkeiten und Fähigkeiten zu entsprechen ist Lernbereitschaft als die lebenslange Motivation, sich an sich ändernde Aufgabenspektren und Berufsanforderungen anzupassen unumgänglich. Als Vorraussetzungen dafür gelten in diesem Sinne eine aktive Auseinandersetzung mit Neuem, eine unvoreingenommene Offenheit für Veränderung sowie eine selbstgesteuerte und eigenverantwortliche Aneignung neuer Fähigkeiten und Fertigkeiten wie auch die Weiterentwicklung bereits erworbener. Als Komponente einer transkulturellen Kompetenz ist mit Lernbereitschaft nicht nur die medizinisch-fachliche Weiterentwicklung gemeint, sondern vor allem auch das Interesse an Nationen und Kulturen und deren politischen, sozialen, ökonomischen, religiösen, spirituellen und ökologischen Verhältnissen und Bedingungen. Um das Verhalten von Menschen verstehen zu können, ist es unabdingbar, sich mit deren Lebenswelten und deren Sozialisationsbedingungen auseinander zu setzen und deren Lebensbedingungen im Herkunfts- und im Aufnahmeland zumindest theoretisch zu begreifen. Die Aneignung der unter dem Begriff des kulturellen Wissens subsumierten Inhalte bedingen allerdings alleine noch keine transkulturelle Kommunikations- und Handlungskompetenz, weil, wie Graf aufzeigte, wichtige Komponenten wie Respekt, Freude oder Motivation als Grundhaltungen die Interaktion wesentlich beeinflussen.[365] Daraus ergibt für alle Bemühungen eines transkulturellen Lernens die Notwendigkeit, die emotionalen Elemente wie Empathie, Respekt oder Humor in kulturellen Begegnungen zu sensibilisieren und auszubilden.

Schließlich wird Humor als Teil der personalen Kompetenz in der Geburtshilfe erkannt und als die Fähigkeit definiert, durch Gelassenheit und eine gewisse Distanzierung gegenüber schwierigen, widrigen oder verworrenen Situationen oder Umständen diese mit Heiterkeit und Lebenslust bewältigen zu können. Über sich selbst beziehungsweise seine eigenen Unzulänglichkeiten lachen zu können, manche Verhaltensweisen, Handlungen und Aussagen anderer nicht persönlich zu nehmen und auch das Skurrile und Ironische in so manch unklaren oder schwierigen Konstellationen zu entdecken, trägt deutlich zur Entschärfung und Abflachung missverständlicher oder konfliktträchtiger Situationen bei. Humor ist eine kulturell geprägte Form der Lebenseinstellung, der Verarbeitung sozialer Phänomene sowie Ausdruck und Kompensation der Gefühlswelt. Soll der Humor ein wichtiges Ventil zum Stressabbau darstellen, muss aber die Grenze zum diskriminierenden Sarkasmus genau eingehalten werden, da ansonsten die gegenteilige Wirkung ausgelöst wird.

6.1.3 Komponenten der fachlichen und methodischen Dimension einer transkulturellen Kompetenz

Die unter Fach- und Methodenkompetenz zusammengefassten Fähigkeiten und Fertigkeiten beziehen sich auf die Beschaffung, Verarbeitung, Verwertung und Strukturierung von notwendigem Wissen und erforderlichen Informationen zur Aufrechterhaltung und Entwicklung der Handlungsfähigkeit. Folgend werden wiederum vorrangig jene Komponenten der Fach- und Methodenkompetenz definiert und erörtert, welche in transkulturellen Interaktionen und Kommunikationen wirksam werden.

[365] Vgl: Graf 2004: S. 274 beziehungsweise siehe Kapitel „Interkulturelle Kompetenz als Grundfrage und Herausforderung“

Durch analytische Fähigkeiten können komplexe Konstrukte und Prozesse in ihre Komponenten zerlegt und diese in ihren Eigenschaften, Wirkungszusammenhängen und Abhängigkeiten analysiert werden, wodurch bei einer neuerlichen Synthese der Einzelkomponenten neue Erkenntnisse über die Problemfelder entstehen. Um, dem holistischen Betreuungsansatz entsprechend, diagnostische und therapeutische Betreuungs- und Pflegemaßnahmen adäquat planen und umsetzen zu können, ist es unumgänglich, alle Bedingungen und Komponenten zu beachten, welche Umstände, Situationen oder Prozesse sicher, wahrscheinlich und möglicherweise beeinflussen. Besonders bei Migrantinnen, so zeigen die Befunde, weist die von den Frauen beschriebene Symptomatik oft auf psychisch bedingte Überlastungs- oder Erschöpfungszustände hin und weniger auf Auffälligkeiten, Regelwidrigkeiten oder Pathologien rein somatischen Ursprungs. So wie im Kapitel „Migration und Gesundheit" erörtert, ist ein Spezifikum der medizinischen Versorgung von Migrantinnen die richtige Interpretation der beschriebenen Symptomatik, also die richtige Diagnosefindung. Die Körperwahrnehmung und die Bewertung der körperlichen und seelischen Befindlichkeit erfolgen gemäß einem sozial festgelegten Kodex, welcher bei Migrantinnen von dem im Aufnahmeland üblichen erheblich abweichen kann.[366] Insofern ist es für die betreuenden und behandelnden Personen unumgänglich, über fundierte analytische Fähigkeiten zur Beurteilung der Situation zu verfügen.

Mit Beurteilungsfähigkeit wiederum ist jenes Vermögen einer differenzierten, kritischen und reflektorischen Wahrnehmung gemeint, welche kommunikative und interaktive Situationen und Prozesse sowie personale und fachlich-sachliche Angelegenheiten zuverlässig in gültige Ordnungssysteme einzufügen und das Handeln und Verhalten daran abzuleiten befähigen. Diese Leistung, Komponenten und deren Bedingungen, Wechselbeziehungen und Abhängigkeiten abschätzen zu können, stellt so eine unbedingte Notwendigkeit dar, damit kommunikative und interaktive Prozesse gesteuert werden können. Beurteilungsfähigkeit soll auch dazu beitragen - und das ist besonders in transkulturellen Begegnungen belangvoll - Vorurteile und Stereo-

---

[366] Vgl.: Berg 1998: S. 85 beziehungsweise siehe Kapitel „Migration und Gesundheit"

typen zu überwinden und personen-, situationen- und aufgabenorientiert immer wieder eigenständig abzuwägen.

Um im Prozess eines Theorie-Praxistransfers in den jeweiligen Berufen zu Handlungsfähigkeit und berufstypischer Problemlösungsfähigkeit zu gelangen, ist ein umfassendes Fachwissen unentbehrlich. Dabei beziehen sich fachübergreifende Kenntnisse auf jene bezugsrelevanten Wissensinhalte, welche über die für den Arbeitsvollzug notwendigen Kenntnisse ragen und so Konnexe und Zusammenhänge ganzheitlich verstehen helfen. Alle medizinischen Beratungs-, Betreuungs- und Behandlungsmaßnahmen erfordern umfassende Kenntnisse über wissenschaftlich-medizinische oder pflegerische Wissensbestände sowie darüber hinaus vielfältiges Interesse an den Bedingtheiten, Rahmenbedingungen und Problemen sozialen Zusammenlebens und psychischer Determinanten menschlichen Verhaltens. Um die Komplexität und Interdependenz sozialer Konstrukte und individueller Verhaltensweisen verstehen zu können, ist die Auseinandersetzung mit eigenen und fremden kulturellen Dimensionen und Faktoren unumgänglich und stellt so als kulturelles Wissen einen wesentlichen Faktor gelungener Kommunikations- und Interaktionsprozesse dar.

Wenngleich Folgebewusstsein als Fähigkeit, die Konsequenzen von Verhalten und Handlungen beziehungsweise unterlassenen Handlungen abzuschätzen, in die Planung und Strukturierung von Prozessen einzubinden und die Verantwortung dafür zu tragen oder mit zu tragen für medizinische Berufe eine Selbstverständlichkeit darstellt, ist bei der Behandlung und Betreuung von Migrantinnen ein zusätzlicher Aspekt zu beachten. Folgebewusstsein in transkulturellen Begegnungen erfordert die Sensibilität, eigenes Verhalten, gesetzte Maßnahmen und getroffene Aussagen im Hinblick darauf auszuloten, ob kulturell geprägte Codes verletzt oder missachtet werden und die Gestaltungs- und Entwicklungspotentiale der zwischenmenschlichen Beziehungen dadurch negativ beeinflusst werden.

Der Bedeutungsgehalt der Fach- und Methodenkompetenz, die Notwendigkeit analytischer Fähigkeiten und die Unentbehrlichkeit von Fachwissen, kulturellem Wissen, Folgebewusstsein und Beurteilungsfähigkeit untermauert folgende Aussage einer Expertin:

> „Ich kann mich einmal an eine Viertgebärende erinnern, die sehr schlecht deutsch gesprochen hat, und die eine Frühgeburt erwartet hat, und die dann nach 2maligen Pressen das Kind geboren hat und wir einfach aufgrund der sprachlichen Barrieren und der mangelnden Übersetzung des Dolmetschers … wir nicht gut miteinander arbeiten konnten, ich konnte die Situation wirklich nicht einschätzen. Das Ganze ist einfach sehr schnell gegangen, und das war eine Situation, die zwar glimpflich ausgegangen ist, die aber auch anders hätte ausgehen können. Das war mir für später eine Lehre, dass ich Frauen, mit denen ich nicht so gut kommunizieren kann, engmaschiger beobachte."[367]

6.1.4 Komponenten der Aktivitäts- und Handlungsdimension einer transkulturellen Kompetenz

Unter Aktivitäts- und Handlungskompetenz werden die Fähigkeiten, Fertigkeiten und die Bereitschaft verstanden, Maßnahmen und Strategien aufgaben-, ziel- und lösungsorientiert zu planen, zu initiieren, durchzuführen und zu evaluieren.

Ausführungsbereitschaft in der transkulturellen Betreuung in der Geburtshilfe als Grundhaltung, den erkanntem Handlungsbedarf mithilfe entsprechender Maßnahmen und Strategien umzusetzen, meint auch die Offenheit und Bereitschaft, gewohnte, standardisierte und routinierte Wege zu verlassen und – wenn medizinisch vertretbar – Neues und Unbekanntes personen-, situationen- und aufgabenorientiert zuzulassen und so individuellen Bedürfnissen und Wünschen nachzukommen.

Damit in Zusammenhang wird der Gestaltungswille als jene Komponente der Aktivitäts- und Handlungskompetenz erkannt, welche Einzelne dazu befähigt, aktiv und ideenreich Situationen, Umstände und Prozesse so zu beeinflussen oder zu entwickeln, dass diese attraktiver und positiver beurteilt werden. Gestaltungswille als Motivation, Situationen, Bedingungen und Prozesse so zu entwickeln und zu arrangieren, dass Maßnahmen und Strate-

[367] Interview Experte 5

gien sowohl zur Zufriedenheit aller daran Beteiligten als auch zum Erfolg aufgaben- und lösungsrelevanter Zielsetzungen beitragen, wird in der Geburtshilfe an der Betreuungsqualität erkennbar. Um transkulturelle Prozesse positiv zu beeinflussen, ist der Gestaltungswille sowohl von den betreuenden Fachpersonen als auch von den Klientinnen ein maßgeblicher Faktor.

So wie aus den bisherigen Ausführungen schon klar zum Ausdruck gebracht wurde, ist Eigeninitiative eine unbedingte Komponente einer transkulturellen Kompetenz und meint das Anregen und Ergreifen von spontanem und vereinbartem Verhalten oder Handeln und bedarf Aufgeschlossenheit, Begeisterungsfähigkeit, Veränderungswille und Selbstbestimmung. Ungeachtet der Forderung, dass Eigeninitiative bei allen Betreuungs- und Behandlungsprozessen eingebracht werden soll, dürfen neben der Assoziation mit Tatendrang und Ausführungsbereitschaft die beziehungsgestaltenden Aspekte nicht vernachlässigt werden. Compliance mit der gewünschten Charakteristik partnerschaftlich, gleichwertig agierender Beziehungsteilnehmer braucht ein hohes Maß an Eigeninitiative, damit therapeutische, diagnostische und pflegerische Maßnahmen entschieden und fachgerecht durchgeführt werden können. Das heißt einerseits, dass Klientinnen ihre Wünsche und Bedürfnisse im Betreuungsprozess artikulieren und durchzusetzen versuchen und andererseits, dass Betreuungspersonen Lösungsvorschläge einbringen und aktiv an deren Umsetzung arbeiten.

Schließlich, um den Komplex der Aktivitäts- und Handlungskompetenzen abzurunden, wird Beharrlichkeit und Durchhaltevermögen angeführt, wobei damit die aktive und anhaltende Verfolgung aufgaben- und lösungsorientierter Zielvereinbarungen gemeint ist, auch wenn motivatorische Impulse durch entstehende Schwierigkeiten nachlassen. Beharrlichkeit in der Geburtshilfe bedeutet, langwierige und schwierige Betreuungsprozesse mit zu tragen und die mitunter auftretende Verzweiflung, die Erschöpfung und den Motivationsverlust der Schwangeren, Gebärenden und Wöchnerinnen und deren Angehörigen durch Zuspruch, Geduld, Ermutigung, Verständnis und adäquate Betreuungsmaßnahmen zu mildern oder abzuwenden. Anstrengend und belastend für die Betreuungspersonen wird diese Anforderung vor allem dann, wenn Verständnisschwierigkeiten hinderlich auf die Compliance wirken und Interessensgegensätze die Behandlungs- und Betreuungspläne stören.

6.2 Der migrationssensible Betreuungsprozess in der Geburtshilfe – Transkulturelle Kompetenz in der peripartalen Betreuung

Allen vorliegenden Modellen und Standpunkten zur Thematik der kulturellen Kompetenz ist die Auffassung gemein, dass durch unterschiedliche Fertigkeiten, Fähigkeiten und Motivationen interkulturelle Interaktionen und Kommunikationen positiv beeinflusst werden sollen. Wenngleich Leininger in ihrem „Modell der kulturellen Fürsorge“[368] und Purnell im „Model for Cultural Competence“[369] sehr umfassend die den Prozess prägenden Rahmenbedingungen erörtern, werden die sozial-kommunikativen und personalen Komponenten des Prozesses vernachlässigt. Der Bedeutungsgehalt der Modelle ergibt sich vor allem durch die Veranschaulichung der soziokulturellen Dimensionen in der transkulturellen Begegnung. Eine grundsätzlich andere Herangehensweise wählte Papadopoulos,[370] indem die Entwicklung einer kulturellen Kompetenz als Prozess des Lernens beschrieben wird.

In dieser Arbeit wird eine weitere Perspektive der Thematik implementiert, welche die im vorangegangenen Kapitel erörterten „Komponenten und deren Bedeutungsgehalte“ in eine Beziehung mit dem Betreuungsprozess setzt. Dazu werden in einem nächsten Schritt die darlegten Faktoren einer transkulturellen Kompetenz in dem Sinne analysiert, als der Betreuungsprozess, dem logischen Handlungsablauf folgend, in Sequenzen unterteilt wird und eine Zuteilung der für den jeweiligen Abschnitt typischen und bezeichnenden Kompetenzen erfolgt. Jeder Betreuungsprozess in der Geburtshilfe kann

[368] Vgl.: Leininger 1995, 1998, 2000 beziehungsweise siehe Kapitel „Modell der kulturellen Fürsorge – Das Sunrise-Modell“
[369] Vgl.: Purnell 2002: S. 193ff beziehungsweise siehe Kapitel „The Purnell Model for Cultural Competence“
[370] Vgl.: Papadopoulos 2006: S. 10ff beziehungsweise siehe Kapitel „Kulturelles Lernen als Kreislauf“

seinem Ablauf folgend in die Teilsequenzen Beziehungsaufbau, Diagnosefindung, Erarbeitung möglicher Vorgangsweisen, Entscheidung und Planung über weiteres Vorgehen, Durchführung und Dokumentation sowie Evaluation unterteilt werden.[371] Diese Abfolge als stets präsente Vorlage wird besonders bei routinierten Handlungen vielmals unbewusst durchlaufen, je unbekannter und komplexer die erforderte Handlung oder Maßnahme, desto bewusster und strukturierter verläuft der Arbeitszyklus. Folgend werden die Kompetenzen und deren Faktoren den unterschiedlichen Handlungssequenzen gemäß dem Überwiegenheitsprinzip zugeteilt und Überschneidungen und Wechselwirkungen der einzelnen Faktoren zueinander diskutiert und analysiert.

Die graphische Darstellung in Abbildung 5 versucht die zu diskutierenden Dimensionen und Komponenten einer transkulturellen Betreuung in der Geburtshilfe zusammenfassend darzustellen. Es sei nochmals darauf hingewiesen, dass nur jene Komponenten angeführt werden, welche für besonders relevant zu erachten sind, damit migrationssensibel agiert werden kann. Selbstverständlich werden im Zuge der professionellen Berufsausübung in der Geburtshilfe noch mehr Fähigkeiten und Fertigkeiten gefordert, welche aber, wie z.B. die Fähigkeit, organisieren und planen zu können, in transkulturell gestalteten Prozessen keiner themenspezifischen Berücksichtigung bedürfen.

Besondere Gewichtung erfährt in diesem Analyseschritt das Konzept der Transkulturalität, allein aufgrund der Tatsache, dass Kulturen nicht länger als homogene, abgrenzbare Konstrukte gelten. Durch global geltende Beeinflussungen werden kulturelle Begrenztheiten überschritten und in den unterschiedlichen Sozietäten heterogene Lebensstile und Lebensformen gebildet, welche den traditionellen Kulturbegriff der Abgrenzung obsolet werden lassen. So wie Welsch betont, sind Kulturen heutzutage durch eine Heterogenität und Pluralität gekennzeichnet, was konsequenter Weise zu einem Paradigmenwechseln in den Konzepten und Bestimmungen führt.[372]

---

[371] Die im Auftrag des ÖBIG (Österreichischen Institut für Gesundheit) im Jahre 2005 einberufene Arbeitsgruppe definierte den Betreuungsprozess in der Hebammentätigkeit.
[372] Vgl.: Welsch 1995: S. 2

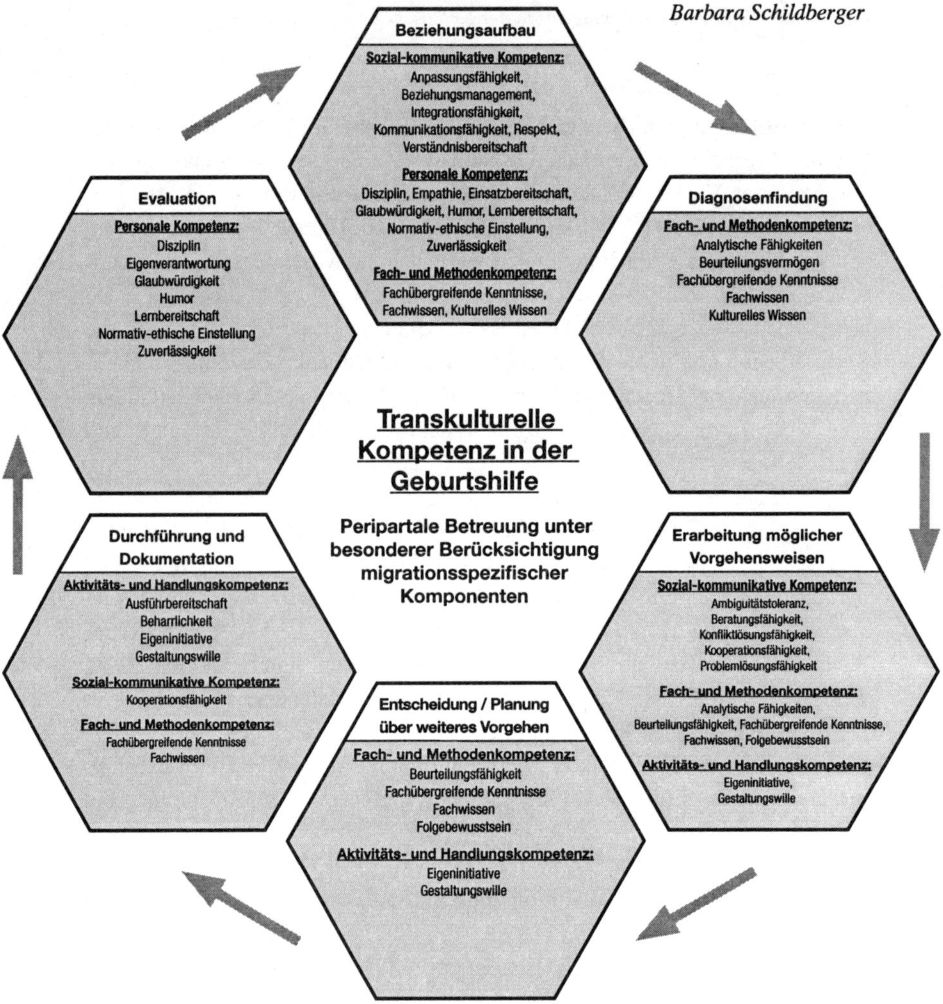
Beziehungsaufbau
Sozial-kommunikative Kompetenz:
Anpassungsfähigkeit, Beziehungsmanagement, Integrationsfähigkeit, Kommunikationsfähigkeit, Respekt, Verständnisbereitschaft
Personale Kompetenz:
Disziplin, Empathie, Einsatzbereitschaft, Glaubwürdigkeit, Humor, Lernbereitschaft, Normativ-ethische Einstellung, Zuverlässigkeit
Fach- und Methodenkompetenz:
Fachübergreifende Kenntnisse, Fachwissen, Kulturelles Wissen
Diagnosenfindung
Fach- und Methodenkompetenz:
Analytische Fähigkeiten
Beurteilungsvermögen
Fachübergreifende Kenntnisse
Fachwissen
Kulturelles Wissen
Erarbeitung möglicher Vorgehensweisen
Sozial-kommunikative Kompetenz:
Ambiguitätstoleranz, Beratungsfähigkeit, Konfliktlösungsfähigkeit, Kooperationsfähigkeit, Problemlösungsfähigkeit
Fach- und Methodenkompetenz:
Analytische Fähigkeiten, Beurteilungsfähigkeit, Fachübergreifende Kenntnisse, Fachwissen, Folgebewusstsein
Aktivitäts- und Handlungskompetenz:
Eigeninitiative, Gestaltungswille
Entscheidung / Planung über weiteres Vorgehen
Fach- und Methodenkompetenz:
Beurteilungsfähigkeit
Fachübergreifende Kenntnisse
Fachwissen
Folgebewusstsein
Aktivitäts- und Handlungskompetenz:
Eigeninitiative
Gestaltungswille
Durchführung und Dokumentation
Aktivitäts- und Handlungskompetenz:
Ausführbereitschaft
Beharrlichkeit
Eigeninitiative
Gestaltungswille
Sozial-kommunikative Kompetenz:
Kooperationsfähigkeit
Fach- und Methodenkompetenz:
Fachübergreifende Kenntnisse
Fachwissen
Evaluation
Personale Kompetenz:
Disziplin
Eigenverantwortung
Glaubwürdigkeit
Humor
Lernbereitschaft
Normativ-ethische Einstellung
Zuverlässigkeit
Transkulturelle Kompetenz in der Geburtshilfe
Peripartale Betreuung unter besonderer Berücksichtigung migrationsspezifischer Komponenten

Abbildung 5: Modell einer transkulturellen Kompetenz in der Geburtshilfe – Peripartale Betreuung unter besonderer Berücksichtigung migrationsspezifischer Komponenten

> „Es kommt künftig darauf an, die Kulturen jenseits des Gegensatzes von Eigenkultur und Fremdkultur zu denken."[373]

So ist zu beachten, die unterschiedlichen Lebenswelten und Lebensbedingungen der Frauen zu berücksichtigen, ohne dabei von Vorurteilen und Stereotypisierungen geleitet zu werden. Zur Definition einer transkulturellen Kompetenz in der Geburtshilfe gilt es also, kulturspezifische Zuschreibungen zu vermeiden, aber trotzdem die jeweiligen sozialen Prägungsbedingungen zu verstehen. Zudem wird Transkulturalität in kommunikativen und interaktiven Prozessen als Gestaltungsprinzip begriffen, welches von allen Beteiligten verantwortet wird. So ist nicht nur, wie Mead beschrieben, ein ständiges reziprokes Aushandeln der Aktio-Reaktio-Komponenten in kommunikativen und interaktiven Prozessen gefordert, sondern auch eine Annäherung in dem Sinne, dass die lebensweltlichen Bedingungen des Gegenübers erkannt und verstanden werden.

Als erster Abschnitt des Betreuungsprozesses trägt die Qualität des Beziehungsaufbaus bei allen Beratungs-, Betreuungs-, Behandlungs- oder Pflegeprozessen den Befunden zufolge grundlegend zu dessen Entwicklung nachhaltig bei. Die unter Beziehungsaufbau subsumierten Teilaufgaben beziehen sich in erster Linie auf die Kontaktaufnahme, die Anamnese, die Bedürfnis- und Bedarfserhebung sowie die Gewinnung von relevanten Untersuchungsparametern. Es ist besonders wichtig, eine vertrauensvolle Basis zur Klientin und ihren Angehörigen aufzubauen, um möglichst viele Informationen zu erhalten und so den weiteren Prozess adäquat steuern zu können. Bei genauerer Betrachtung der in dieser Sequenz gestellten Anforderungen werden vor allem Kompetenzen aus dem sozial-kommunikativen und dem personalen Bereich vorrangig.

Während Kommunikationsfähigkeit und Beziehungsmanagement ab der ersten Kontaktaufnahme die Zusammenarbeit positiv beeinflussen sollen, stellen Verständnisbereitschaft, Anpassungs- und Integrationsfähigkeit nur einige der von der Motivation der Beteiligten abhängigen persönlichen Einstellungen dar, die grundsätzlich zum Gelingen des Beziehungsaufbaus beitra-

[373] Welsch 1995: S. 1

gen. Gegenseitiger Respekt und ein wertschätzender, wohlwollender Umgang legen den Grundstein für erfolgreiche diagnostische und therapeutische Betreuungsprozesse in transkulturellen Begegnungen.

Auf der Ebene der personalen Kompetenzen werden vor allem jene Aspekte wie Disziplin, Einsatzbereitschaft, normativ-ethische Einstellung, Lernbereitschaft und Humor wirksam, die durch eine offene Grundeinstellung aller an der Interaktion Beteiligten die Selbst- und Fremdwahrnehmung beeinflussen und wiederum in Wechselwirkung zu sozial-kommunikativen Kompetenzen stehen.

Hier zeigt sich wiederum der Bedeutungsgehalt jener Grundideen von Bourdieu und Mead in zwischenmenschlichen Kommunikations- und Interaktionsprozessen. Einerseits ist, so wie Bourdieu erörterte, der Habitus als realtiv stabiles Gefüge an Wahrnehmungs-, Denk-, Verhaltens- und Handlungsmustern zu sehen, welches in Abhängigkeit mit den objektiven Relationen, den unterschiedlich verfügbaren ökonomischen, kulturellen und sozialen Kapitalformen in der Dialektik mit je individuellen Dispositionen entsteht.[374] Dass heißt, mit dem Wissen um die beeinflussende Wirkung soziokultureller Rahmenbedingungen und dem Wissen über die spezifischen Besonderheiten unterschiedlicher Sozietäten können die unterschiedlichen Modi menschlichen Wahrnehmens, Denkens, Verhaltens und Handelns aus soziologischer Perspektive erklärbar und verständlich gemacht werden.

Andererseits gewinnt, wie bei Mead beschrieben, das Arrangement der Agierenden als wechselseitige Abstimmung der nonverbalen und verbalen Gesten und Symbole in dieser Phase des Betreuungsprozesses insofern an Bedeutung, als hier eine wichtige Basis für den weiteren Verlauf der Kommunikation und Interaktion gelegt wird. Dieses Verstehen des Anderen und seiner Lebenswelt ist für Mead eine Grundvoraussetzung sowohl für das soziale Zusammenleben, als auch für die individuelle Entwicklung:

---

[374] Vgl.: Bourdieu 1997: S. 70ff beziehungsweise siehe Kapitel „Identität durch Habitualisierung“

> „Es muss die individuellen Haltungen dieser organisierten Gesellschaft oder sozialen Gruppe insgesamt selbst verallgemeinern und sich dadurch mit seiner Handlung an den verschiedenen sozialen Projekten der Gruppe oder an den verschieden größeren Phasen des allgemeinen sozialen Prozesses beteiligen."[375]

Da jedoch regionale Mobilität zu einem Objektverlust von bekannten sozialen, symbolischen und materiellen Bezugssystemen führt und dadurch ein Verlust der Kommunikations- und Handlungskompetenz droht,[376] wird die Notwendigkeit zur Partizipation an und Integration in gesellschaftliche Strukturen klar ersichtlich, wobei es gilt, die Optionen und Motivationen dahingehende zu schaffen und zu fördern.

Sprachbarrieren, unterschiedliches Gesundheitsverhalten, Analphabetismus und mangelnde allgemeine Schulbildung, erschwerter Zugang zu Informationen, geringe Kenntnisse über das Gesundheitswesen, zu wenig Optionen der Partizipation führen Akbal zufolge zu Schwierigkeiten in der Gesundheitsversorgung von Migranten. Auch sie ist der Ansicht, dass die Aufrechterhaltung der ethnischen Grenzen sowie fehlende Partizipations- und Integrationsmöglichkeiten zu einer Beibehaltung dieser Ungleichheit führen.[377]

In dieser Phase des Betreuungsprozesses geht es auch darum, die jeweiligen Rollen, die jeweiligen Kompetenz- und Aufgabenbereiche sowie die daran geknüpften Erwartungen auszuhandeln und zu klären. Die vorliegenden Befunde weisen darauf hin, dass in dieser ersten Phase des Betreuungsprozesses Missverständnisse und Konflikte entstehen können, entweder weil die Rollenverhältnisse ungenügend verdeutlicht wurden oder die Bedürfnis- und Bedarfserhebung mangelhaft ausfiel. Besonders in der ersten Phase des Prozesses müssen alle an diesem interaktiven und kommunikativen Prozess Beteiligten aktiv an seiner Ausgestaltung und Entwicklung mitarbeiten.

---

[375] Mead 1969: S. 282 beziehungsweise siehe Kapitel „Identitätsbildung als Symbolischer Interaktionismus"

[376] Vgl.: Kürsat-Ahler 2000: S. 46ff beziehungsweise siehe Kapitel „Migration – was dann? Der Umgang mit neuen sozialen Bedingungen"

[377] Vgl.: Akbal 1998: S. 116 beziehungsweise siehe Kapitel „Migration und Gesundheit"

Wenngleich auch sozial-kommunikative und personale Kompetenzen in dieser Sequenz dominieren, sind umfassendes Fachwissen ebenso wie handlungsorientierte Fertigkeiten wichtig, damit anamnestisch relevante Faktoren erhoben und die Bedürfnis- und Bedarfserhebungen personen-, situationen-, aufgaben- und lösungsorientiert gesteuert werden können.

Der nächste Schritt im Betreuungsprozess beinhaltet die Analyse, Beurteilung und Strukturierung der gesammelten Informationen und dient der Diagnosestellung. Da eine fundierte Diagnose die Basis für alle weiteren Maßnahmen und Strategien in der Betreuung darstellt, gilt die Bestimmung und Zuordnung der Symptomatik als wesentliches Moment der fachlichen Perspektive. Diese Sequenz ist demnach charakterisiert durch ausgeprägte fachlich-methodische Kompetenzen, also durch Fachwissen und fachübergreifende Kenntnisse, analytische Fähigkeiten sowie Beurteilungsvermögen. Die emotionalen, psychischen und physischen Komponenten einer geburtshilflichen Betreuung und die Komplexität der kulturellen, sozialpolitischen und spirituellen Lebenswelt von Frauen mit Migrationshintergrund müssen analysiert werden und dann als synoptisches Gesamtbild die Diagnosestellung ermöglichen. Neben dem medizinisch-fachlichen Wissen bedarf es besonders in transkulturellen Betreuungsprozessen auch Kenntnisse um bezugsrelevante Aspekte und Vorgänge, damit die jeweils sozio-kulturell bedingten und individuell gestalteten Lebensumstände und die daraus resultierenden Wahrnehmungs-, Denk-, Einstellungs-, Verhaltens- und Handlungsstrategien begriffen werden können.

Wie bereits erwähnt liegt ein Spezifikum der medizinischen Versorgung von Migranten und Migrantinnen in der richtigen Interpretation, also der richtigen Diagnosefindung der beschriebenen Symptomatik. In dieser Phase des Prozesses gilt es zu beachten, dass alle diagnostischen und therapeutischen Prozesse sehr oft durch fehlende beziehungsweise defizitäre Sprachkenntnisse gestört werden können. Ebenso ist bekannt, dass aufgrund von Sprachbarrieren qualitative Einbußen bei diagnostischen Erhebungen vorzufinden sind und diese Defizite durch therapeutisches „Overtreatment“ zu kompensieren versucht werden.[378]

Der Einsatz von professionellen oder aus dem Familien- und Bekanntenkreis der Klientinnen stammenden Dolmetschern wird daher unumgänglich, damit Informationen in adäquater Form für den Pflege-, Betreuungs- und Behandlungsprozess ausgetauscht werden können. Wie schon im Kapitel „Migration und Gesundheit“ erörtert, ist einerseits der Einsatz von Familienangehörigen für Übersetzungsleistungen aufgrund fehlender medizinischer Grundkenntnisse oftmals problematisch, andererseits besteht bei professionellen Dolmetschern aufgrund der fehlenden Beziehung die Gefahr, dass aufgrund von Scham wichtige Informationen verheimlicht werden.

Nach der Diagnosestellung geht es in der dritten Phase des Betreuungsprozesses um die Erarbeitung möglicher Vorgangsweisen mit den Teilschritten der Analyse möglicher Betreuungsmaßnahmen, einer umfassenden Information und Aufklärung über die möglichen Optionen und Alternativen und einer adäquaten Unterstützung der Klientinnen bei der Entscheidungsfindung. Die geforderten Fähigkeiten und Fertigkeiten betreffen vorrangig den sozialkommunikativen, fachlich-methodischen und den handlungsrelevanten Bereich der Betreuung, wobei Beratungs-, Kooperations-, Problemlösungs- und Konfliktlösungsfähigkeit sowie Ambiguitätstoleranz neben Folgebewusstsein, Beurteilungsvermögen, analytischen Fähigkeiten Fachwissen und fachübergreifenden Kenntnissen wirken und durch Eigeninitiative und Gestaltungswille angespornt werden.

Um in dieser Sequenz des Prozesses einer migrationssensiblen Betreuung gerecht zu werden, müssen bei der Beratung, Aufklärung und Information über Möglichkeiten, Vorteile und Risiken von Maßnahmen, pflegerischen und medizinisch-therapeutischen Behandlungen die Lebenswelten der Frauen und ihrer Angehörigen berücksichtigt werden.

---

[378] Vgl.: Kentenich et. al. 2003: S. 132f beziehungsweise siehe Kapitel „Migration und Gesundheit“

So wie in der Studie der American Medical Student Association diagnostiziert, indiziert die Inkompatibilität der Erklärungsmodelle von Krankheitsentstehung, begründet auf religiös-spirituellen beziehungsweise evidenzbasierten, chemisch-biologischen Vorgängen in der Betreuung von Migrantinnen, Unverstehen. Weiters treffen Diagnosestellungen ohne Krankheitssymptome, zum Beispiel wie bei Bluthochdruck, mitunter auf Unverständnis und werden als keine wirkliche gesundheitliche Bedrohung eingeschätzt. Außerdem kennt beinahe jede Gesellschaft typische Krankheitsbilder, bei denen die westliche Schulmedizin weder Diagnose noch Therapie kennt und so frustrane Behandlungsstrategien impliziert.[379]

Von Seiten der Migrantinnen erschweren Sprachbarrieren und Verständnisschwierigkeiten, falsche und unzureichende Kenntnisse über anatomische, physiologische beziehungsweise regelwidrige und pathologische Vorgänge, kulturelle Traditionen, unklare oder falsche Erwartungen an das Gesundheitssystem sowie religiös und spirituell begründete Vorstellungen über Gesundheit und Krankheit die Erarbeitung möglicher Vorgangsweisen. Im Zuge der Erarbeitung einer möglichen Vorgehensweise ist allerdings eine Konsensfindung und Zustimmung der Patientin und Klientin unabdingbar, damit der weitere Betreuungs- und Behandlungsverlauf aufrechterhalten wird. Das betreuende Fachpersonal muss sich vergewissern, dass das vorgeschlagene Vorgehen und die daraus entstehenden möglichen Konsequenzen einerseits eindeutig verstanden worden sind und der Prozess der Entscheidungsfindung nicht manipulativ verläuft. Schwierig verläuft diese Phase vor allem dann, wenn in Akutsituationen die Zeit drängt und auf kulturelle und sprachliche Bedingtheiten wenig Rücksicht genommen werden kann. Umso klarer tritt hier die Notwendigkeit des gelungenen Beziehungsaufbaus hervor, schon vor Auftreten regelwidriger oder Gefahr drohender Zustände und Vorgänge während Schwangerschaft, Geburt und Wochenbett möglichst viele Informationen ausgetauscht zu haben.

Die Entscheidung und Planung über das weitere Vorgehen in der vierten Phase des Betreuungsprozesses soll so weit wie möglich den Vorstellungen

[379] Vgl.: Bonder et.al. 2002: S. 78 beziehungsweise siehe Kapitel "Migration und Gesundheit"

und Erwartungen der Klientin rund um Schwangerschaft, Geburt und Wochenbett entsprechen und ihrem Recht nach Selbstbestimmung entgegenkommen. Das heißt, dass persönliche Einstellungen und Motivationen des betreuenden Fachpersonals in den Hintergrund treten und Frauen selbstbestimmt und selbstbewusst ihre Bedürfnisse und Vorstellungen durchsetzen und ihr Verhalten und Handeln danach ausrichten.

Wichtig ist in diesem Zusammenhang, dass die Rahmenbedingungen und der darin enthaltene Handlungsspielraum schon im vorhinein bekannt ist, denn nicht selten determinieren die personalen, fachlichen, organisatorischen und baulichen Ressourcen oder aber auch die rechtlichen Bestimmungen die Entscheidung über und die Konzeption von Betreuungs- und Behandlungsmaßnahmen. Um den Verlauf transkulturell kompetent zu beeinflussen, muss berücksichtigt werden, dass Entscheidungsprozesse und die Rollen der daran Beteiligten kulturell unterschiedlich charakterisiert sind. Besonders Migrantinnen werden so in eine ungewohnte Funktion gedrängt, wenn ihnen als Frau im Herkunftsland wenige Entscheidungsrechte einberaumt wurden. Die Nichtbeachtung der familiären Strukturen und Rollen und die Ignoranz des Familienoberhauptes als Verantwortlichen und Entscheidungsträger führt, wie in der Studie der American Medical Student Association bestätigt, zu bedeutendem Unmut.[380]

Die in dieser Phase überwiegend geforderten Kompetenzen betreffen die Fach- und Methoden-, sowie die Aktivitäts- und Handlungskompetenz, wobei ebenso sozial-kommunikative und personale Kompetenzen wechselseitig und interdependent wirken. So gilt es zu beachten, dass die durch Sozialisation einverleibten kulturell typischen Werte und Normen auch im Aufnahmeland aufrecht bleiben und das Gesundheitsverhalten nachhaltig prägen. Damit im Zusammenhang stehen auch die inkorporierten Einstellungen und Wertigkeiten zu Gesundheit und Krankheit. Es gilt auch hier wiederum zu beachten, dass Entscheidungsprozesse vielen sehr subtilen und diffizilen, subjektiven und objektiven Einflussimpulsen unterliegen und Wahrnehmungs-, Analyse- und Lösungsstrategien, welche zu einer Entscheidung füh-

---

[380] Vgl.: Bonder et. al. 2002: S. 78 beziehungsweise siehe Kapitel „Migration und Gesundheit"

ren, einverleibte Komponenten der Identität bilden. Entscheidungen unterliegen naturgemäß einer hierarchischen Abwägung im Sinne von „gut und schlecht", wobei diese Normen und Werte vor allem durch die Gesellschaft legitimiert werden. Auch hier finden sich wieder wesentliche Hinweise aus den Sozialisationstheorien, welche zu einem umfassenden Verständnis der Thematik beitragen.

Um die Entscheidungen von Menschen wertfrei zu respektieren bedarf es einer normativ-ethische Grundhaltung. Schwierig wird die Situation vor allem dann, wenn im Extremfall durch die Entscheidung die kulturell festgelegten ethisch vertretbaren Grenzen verletzt werden. Wenn, wie ganz am Beginn der Arbeit dargestellt, der Schutz der Frau vor den Blicken fremder Männer, also die Ehre der Frau höher bewertet wird als die Gesundheit von ihr und ihrem Kind, dann löst dies dem mitteleuropäischen Verständnis folgend Entsetzen aus. Aber genau diese extremen Situationen müssen als Einzelfälle gehandelt werden und dürfen nicht verallgemeinert werden, um separierende und intolerante Meinungsbilder über spezifische Kulturen zu rechtfertigen. In der alltäglichen Praxis, so zeigt der Datensatz dieser Arbeit,[381] sind die kommunikativen und interaktiven Prozesse durchwegs gekennzeichnet durch ein produktives und tolerantes Verhalten aller Beteiligten, wobei das Wohl und die Würde von Mutter und Kind im Mittelpunkt der Betreuung steht.

In der nächsten Phase des Betreuungsprozesses, der Durchführung und kontinuierlichen Dokumentation, kommt es zur Umsetzung des Betreuungs-, beziehungsweise Behandlungsplans durch Pflegen, Überwachen, Intervenieren und Ausführen medizinisch-diagnostischer, therapeutischer und rehabilitativer Maßnahmen. In dieser Sequenz des Handlungsablaufes überwiegen klar die Komponenten der Aktivitäts- und Handlungskompetenz wie Ausführungsbereitschaft, Beharrlichkeit, Gestaltungswille und Eigeninitiative.

[381] Einzige Ausnahme stellt jene Beobachtung dar, in welcher der Ehemann die stationäre Aufnahme der Frau zur genauen Abklärung des Zustandes des Babys gegen den Rat des Arztes verweigerte (Beobachtungsprotokoll Migrantin 6). Hier sei darauf hingewiesen, dass diese Situation als Einzelfall zu handeln ist und gleichzeitig davor gewarnt, kulturelle Bewertung und stereotype Zuschreibungen zuzulassen.

In einer migrationssensiblen Betreuung von Frauen muss bedacht werden, dass trotz ausführlicher Information und Beratung Betreuungs- und Behandlungsmaßnahmen letztendlich befremdlich und Furcht einflößend wirken können. Wenn medizinisch und von Seiten des Ressourceneinsatzes vertretbar, ist Flexibilität und Offenheit dahingehend gefragt, den individuellen Bedürfnissen so weit wie möglich nachzukommen. So kann verständnisvolles Verhalten, das gezeigte Interesse für Traditionen und die Berücksichtigung kulturell geprägter Besonderheiten rund um die Phasen Schwangerschaft, Geburt und Wochenbett diese Phase des Betreuungsprozesses positiv beeinflussen.

Abgesehen von der fachlich richtigen Durchführung der geplanten Maßnahmen bestimmen hier vor allem Modi der Ausführung die Betreuungsqualität. So wie Bourdieu beschreibt, wird die Gestaltung der Praxisform durch den individuellen, sozial beeinflussten Habitus, durch die von gesellschaftlichen Bedingungen beeinflussten Haltungs- und Handlungsstrukturen geleitet. Die vielen an die jeweiligen Handlungen gekoppelten Gesten und Symbole gilt es sensibel und rücksichtsvoll einzusetzen und auf die kulturelle Kompatibilität hin zu überprüfen.

Die Einbeziehung der Betroffenen in alle Sequenzen des Betreuungsprozesses wird den Ergebnissen zufolge als überaus wichtig befunden. Die Qualität des Betreuungsprozesses wird schon am Beginn in der Phase des Beziehungsaufbaus vorab festgelegt, wobei dort entstandene Defizite und Mankos den weiteren Betreuungsverlauf negativ beeinflussen. Nur so ist zu erklären, dass fachlich richtig indizierte Maßnahmen von den betroffenen Frauen nicht mitgetragen werden und Unverständnis oder gar Verärgerung auslösen. Dies bezeugen auch die Aussagen jener Migrantin ,[382] welche nicht verstanden hatte, warum bei ihr nach zwei normalen Geburten ein Kaiserschnitt durchgeführt wurde oder die Schilderungen jener Frau,[383] welche beklagte, dass bei ihr eine Pflegeperson aufgrund von Stillproblemen ohne ausreichende Erklärungen oder Vorbereitungen unvermittelt die Brüste untersuchte. Diese Berichte weisen darauf hin, dass eine adäquate Bedürfnis- und Be-

[382] Vgl.: Interview Migrantin 5
[383] Vgl.: Interview Migrantin 9

darfserhebung in der ersten Phase des Betreuungsprozesses sowie die darauf folgenden Sequenzen der Erarbeitung möglicher Vorgangsweisen und der Entscheidung und Planung über das weitere Vorgehen maßgeblich die Qualität der Betreuung und somit die Zufriedenheit der Frauen und in weiterer Folge auch deren Angehörigen mittragen.

Die Evaluation stellt den letzten Schritt im Zyklus des Betreuungsprozesses dar und fordert ein hohes Maß an Reflexionsfähigkeit, wobei es die Selbst-, Prozess- und Ergebnisreflexion zu unterscheiden gilt. Während die Ergebnisreflexion eindeutig durch medizinische Standards festgeschrieben ist, bedarf die Reflexion des Prozesses und des Verhaltens und Handelns während des Prozesses umfassender personaler Kompetenzen. Da, wie aus den Befunden hervorgeht, in transkulturellen Interaktions- und Kommunikationsprozessen in der Geburtshilfe vor allem die zwischenmenschlichen Aspekte gefordert sind, ist die Reflexion und Beurteilung des Handelns und Verhaltens sowie des Prozesses selbst unabdingbar, damit Verbesserungspotentiale zur Gestaltung der sozialen Begegnungen und Verläufe eruiert und in weiterer Folge in die eigenen Einstellungs-, Wahrnehmungs-, Denk-, Verhaltens- und Handlungsschemata integriert werden könnnen.

Komponenten einer personalen Kompetenz, welche besonders in transkulturellen Betreuungsprozessen wirksam werden, sind Lernbereitschaft im Sinne einer Offenheit für Veränderungen, Eigenverantwortung als Tragen der Konsequenzen des eigenen Handelns, Nicht-Handelns und Verhaltens, Disziplin und Zuverlässigkeit als konsequente und ehrliche Darstellung der Tatsachen, Humor als Möglichkeit der persönlichen Distanzierung, normativ-ethische Einstellung und Glaubwürdigkeit als Fähigkeiten einer nicht verzerrten Wiedergabe der Gegebenheiten und deren Reflexion.

Die Involvierung der Betroffenen in Evaluation wird ebenso als wichtige Komponente dieser Phase erkannt, denn hier eröffnet sich die Chance, den Prozessverlauf zu reflektieren und nochmals mögliche Unklarheiten zu klären. Besonders nach Akutsituation, in denen im Vorfeld keine Zeit für ausführliche Gespräche war und Entscheidungen sehr schnell getroffen werden mussten, ist eine vollständige Aufklärung über die Sachlage unbedingt von

Nöten. Es ist vor allem abzuklären, ob die betroffenen Frauen mit Migrationshintergrund über ausreichende Sprachkenntnisse verfügen um dem Gespräch folgen zu können. Es ist bei der Reflektion schwieriger Situation unbedingt zu vermeiden, dass aufgrund von Übersetzungsschwierigkeiten Inhalte verloren gehen oder verfälscht wiedergegeben werden.

Mit der Evaluation endet der Zyklus eines Betreuungsprozesses, leitet aber gleichsam auch über in den nächsten Zyklus zur Sequenz des Beziehungsaufbaus, wobei die Ergebnisse der Evaluation in die anamnestischen oder bedarfs- und bedürfnisorientierte Befunderhebung mit aufgenommen werden.

Wenngleich in transkulturellen Betreuungsprozessen in der Geburtshilfe sozial-kommunikative und personale Kompetenzen zu überwiegen scheinen, wird transkulturelle Betreuungskompetenz nicht als Teil der Sozialkompetenz erkannt, zumal für eine migrationssensible und qualitative Pflege, Behandlung, Beratung und Betreuung in intra- und extramuralen Bereichen ebenso Fach- und Methoden- sowie Aktivitäts- und Handlungskompetenz unabdingbar ist.

7. Zusammenfassung der Ergebnisse

Ausgehend von der Tatsache, dass aufgrund vorherrschender weltweiter Mobilitätsbewegungen ein sozialer Wandel insofern initiiert wird, als die Struktur sozialer Gefüge, die Positionen, Rollenverständnisse, Beziehungsgeflechte und Werteordnungen in Gesellschaften nachhaltig beeinflusst werden, wurde in dieser Arbeit versucht, die transkulturellen Interaktionen in geburtshilflichen Betreuungsprozessen, welche jeweils spezifischen Intentionen und Rahmenbedingungen ausgesetzt sind, zu analysieren.

Die Aktualität der Forderung einer transkulturellen Kompetenz in der Geburtshilfe wird dadurch aufgezeigt, dass im Jahr 2005 in Österreich unter allen Gebärenden die Gruppe der Frauen mit Migrationshintergrund (der ersten Generation) quantitativ 26,8% betrug, wobei Kärnten mit 15,1% den österreichweit niedrigsten Anteil und Wien mit 50,4% den höchsten aufwies. Zudem bezeugen öffentlich bekannt gewordene Vorfälle aus der geburtshilflichen Praxis, dass vermeintlich religiös und sozio-kulturell bedingte diametrale Auffassungen und kommunikative Barrieren den Betreuungsprozess und den peripartalen und perinatalen Outcome negativ beeinflussen können.

Schwerpunkt der Arbeit bildet die Untersuchung geburtshilflicher Betreuung im Kontext von Migration mit dem Ziel, die zwischenmenschlichen Besonderheiten in der Beratung, Betreuung und Pflege von Frauen mit Migrationshintergrund als transkulturelle Interaktion zu überprüfen. Die zentrale Forschungsfrage lautet demnach, wie eine transkulturelle Betreuung in der Geburtshilfe als soziales Handeln in seinem Ablauf und seiner Wirkung folgend erklärt und verstanden werden kann?

In diesem Sinne ist zu klären, welche Faktoren, Strategien und Verhaltensschemata in der peripartalen Betreuung transkulturelle Interaktionen beeinflussen und welche Faktoren in weiterer Folge eine transkulturelle Kompetenz in der Geburtshilfe charakterisieren. Daraus ergeben sich vorrangig drei relevante Forschungsziele. Zum einen gilt es, jene Verhaltens- und Handlungsstrategien aufzuzeigen, welche in transkulturellen Begegnungen den peripartalen Betreuungsprozess beeinflussen, des Weiteren eine transkulturelle Kompetenz in der Geburtshilfe im Hinblick auf kulturelle und gesellschaftliche Prägungskräfte der an der Interaktion Beteiligten zu benennen und drittens transkulturelle Kompetenz in geburtshilflichen Situationen zu analysieren und zu beschreiben.

Aufbauend auf der von Max Weber gestellten Prämisse der ursächlichen Bedeutung von Soziologie, soziales Handeln in seinem Ablauf und seinen Wirkungszusammenhängen zu verstehen, zu erklären und zu deuten, wird die in transkulturellen Interaktionen gefasste Kompetenz als Bündel, zueinander in Abhängigkeit und Wechselwirkung stehender, spezifischer Fähigkeiten, Fertigkeiten und Motivationen aller an der Begegnung Beteiligten, verstanden.

Eine Auseinandersetzung mit den Themenbereichen Individuum, Gesellschaft und Kultur als theoretisches Grundlagenwissen ist für ein Verständnis um die Besonderheiten und Interdependenzen in transkulturellen Begegnungen unumgänglich. Der jeweilige kulturelle, soziale, politische, spirituelle, religiöse, ökonomische und ökologische Lebensraum eines Menschen und die zur Verfügung stehenden Optionen und Potentiale der Aneignung, der Partizipation und Integration stellen fundamentale Einflussfaktoren der Persönlichkeitsstruktur eines Individuums dar. Diese subtil verinnerlichten Anteile steuern nicht nur das Handeln und Verhalten eines Menschen, sondern vielmehr auch dessen Denkweisen, Wahrnehmungen, Einstellungen und Haltungen, also jene internen Kräfte des Individuums, welche nur schwerlich modifiziert werden können. Nur von diesem Hintergrund aus ist es erklärbar, warum der Habitus eines Menschen lebenslang als stabiles Strukturschema erhalten bleibt. Und vor allem muss im Zusammenhang mit Migration erkannt und akzeptiert werden, dass die im Herkunftsland durch Migration und Erziehung einverleibten Komponenten im Aufnahmeland nicht abgelegt werden können und diese bleibenden Unterschiede in keiner Weise mit dem Integrationswillen der Betroffenen in Beziehung steht. Von politischer Seite ist natürlich zu berücksichtigen, dass im Aufnahmeland alle Ressourcen und Optionen der Partizipation und Integration für alle Mitglieder der Gesellschaft, ungeachtet ihrer Herkunft, Kultur und Religion sichergestellt sein müssen, damit ein soziales Miteinander, ein interaktives Beziehungsgeflecht entstehen kann.

Wie die vorgestellten Untersuchungen zeigen, wird der allgemeine Gesundheitszustand von Menschen mit Migrationshintergrund aufgrund unterschiedlichster Erklärungsansätze nach wie vor als schlechter im Vergleich mit dem der Mehrheitsbevölkerung befunden. Arbeitsbedingungen, Wohnverhältnisse, existentielle Auswirkungen, rechtliche Stellungen und Sprachbarrieren, aber auch defizitäre Informationen über die Strukturen des Gesundheitssystems werden nur als einige der Gründe hierbei genannt. Da der allgemeine Gesundheitszustand von Zuwanderern als Indikator einer gelungenen Integration gilt, muss bei allen Empfehlungen, diese offensichtliche Diskriminierung zu beseitigen, berücksichtigt werden, dass Gesundheit und Krankheit und die jeweils damit verbundenen Strategien und Maßnahmen der diagnostischen, therapeutischen und rehabilitativen Betreuung, Beratung und Pflege in Interdependenz zu dem im Herkunftsland Üblichem und Bewährtem zu sehen sind. Da die vorherrschende gesundheitliche Ungleichheit aus der vorherrschenden sozialen Ungleichheit hervorgeht, werden neben allgemeinen sozial- und bildungspolitischen sowie berufspolitischen Maßnahmen vor allem drei Notwendigkeiten erkannt, diese Divergenzen auszugleichen: Durch Aufklärung und Bewusstseinsbildung über gesunde Lebensführung, Abbau von Sprachbarrieren und Informationen über Aufbau und Funktionen des Gesundheitssystems sowie Möglichkeiten der Partizipation und Integration in selbiges sollen alle Mitglieder der Gesellschaft insofern zur Verantwortung gezogen werden, als Angebote und Maßnahmen einerseits organisiert und durchgeführt und andererseits diese wiederum besucht und wahrgenommen werden müssen.

Die Vielzahl an Konzeptionen und Modellen von „kultureller Kompetenz" beweist den Bedeutungsgehalt der damit verstandenen Motivationen, Fertigkeiten und Fähigkeiten. Obgleich die Perspektiven und die Schwerpunktsetzungen, den jeweiligen Intentionen entsprechend, unterschiedlich ausfallen, ist doch allen Modellen gemein, dass soziale, kommunikative und personale

Kompetenzen sowie Fach-, Methoden- und Handlungskompetenz in kulturellen Kommunikationen und Interaktionen spezifischer Aspekte bedürfen, damit situations- und personenabhängig adäquat agiert und interagiert werden kann. Durch die Analyse der unterschiedlichen Auffassungen und Konzeptionen wird eine theoretische Grundlage geschaffen, die zeigt, welche Komponenten und Aspekte des menschlichen Verhaltens und Handelns in kulturellen Interaktionen wirksam und gefordert werden und die Interaktion positiv beeinflussen. Der Grundtenor jeglicher Entwürfe fordert die Notwendigkeit spezifischer Qualifikationen in kulturellen Interaktionen und vor allem die Grundvoraussetzungen Interesse, Respekt, Empathie und Toleranz gegenüber Menschen anderer Kulturen, Ethnien und Nationen.

Die Gültigkeit dieser Modelle berücksichtigend, ist zu beachten, dass zwei grundlegende Paradigmen kultureller Kompetenz unterschieden werden können. Das erste Paradigma vertritt vor allem die wirtschaftswissenschaftlichen Auffassungen, welche trachten, auf einen Auslandseinsatz ihrer Mitarbeiter vorzubereiten, und von einer grundsätzlichen Motivation der Mitarbeiter im Umgang mit fremden Kulturen, zumindest in einem begrenzten Zeitraum, ausgehen. Das zweite Paradigma versucht, kulturelle Kompetenz als Kommunikations- und Interaktionsfähigkeit im multikulturellen Zusammenleben zu fassen, zeitlich unbegrenzt und unabhängig der Motivationslage ihrer Beteiligten. Wenngleich die in den Lehrmeinungen geforderten Fertigkeiten und Fähigkeiten ähnlich sind, kommt den Motivationen, Einstellungen und Haltungen gegenüber Menschen anderer Kulturen, Ethnien und Nationen in einer kulturellen Kompetenz im Kontext migrationsbedingter Transkulturalität besondere Bedeutung zu.

Diese Befunde und theoretischen Überlegungen schaffen eine solide Basis und Grundvoraussetzung, den Forschungszielen entsprechend die forschungsleitende Fragestellung beantworten zu können. Darauf aufbauend werden in insgesamt zehn beobachteten Situationen unterschiedlichste Perspektiven zur Themenstellung „Transkulturelle Kompetenz in der Geburtshilfe“ gewonnen. Nach der Auswertung des durch die Beobachtungen gewonnenen Datenmaterials können die Dimensionen Kommunikationsfähigkeit, die Rolle der Frau und Mutter, der Gebärprozess, die Patientenrolle

(Image des Arztes, der Hebamme, der Pflegeberufe), das soziale Umfeld und die Familie, mögliche Ängste, Unsicherheiten, das Wissen um kulturelle Besonderheiten sowie spezifische Komponenten der peripartalen Betreuung aufgestellt werden. Diese Dimensionen werden in weiterer Folge für die Konstruktion der Interviewleitfaden für die in der Geburtshilfe tätigen Expertinnen und Experten sowie für Migrantinnen herangezogen.

In der nächsten Phase des Forschungsprozesses werden mit zehn Frauen mit Migrationshintergrund (der ersten Generation, also selbst nicht in Österreich geboren), welche in Österreich entbunden haben, und zehn Expertinnen und Experten im Fachgebiet der Geburtshilfe leitfadengestützte Interviews geführt. Auch hier wurde die Intention verfolgt, eine größtmögliche Varianz durch die Auswahl der Interviewpartner sicherzustellen. So wurden einerseits Herkunftsland, Familienstand, Anzahl der Kinder, Aufenthaltsdauer, Ausbildung und Stellung im Beruf sowie Geburtsmodus im Sampling bei den Migrantinnen, andererseits Herkunftsland, Beruf, Funktion und Stellung im Beruf sowie Tätigkeitsbereich im Sampling bei den Expertinnen und Experten berücksichtigt. Bei der Auswertung des Datenmaterials wurden jedoch diese Merkmale der Interviewpartnerinnen und Interviewpartner soweit wie möglich wieder vernachlässigt, um der Gefahr kulturell-bedingter oder nationaler Stereotypisierung zu entgehen. Ziel der Erhebung war nicht, kulturell trennende Komponenten herauszuarbeiten, sondern Spezifisches und Gemeinsames in interaktiven und kommunikativen Betreuungsprozessen in der Geburtshilfe im Kontext der Transkulturalität aufzufinden.

Nach der Analyse der im Theorieteil dargestellten Befunde und des durch Beobachtungen und Interviews gewonnenen und ausgewerteten Datenmaterials können die Forschungsziele wie folgt beantwortet werden. Jene Faktoren, Strategien, und Verhaltensschemata, die in der peripartalen Betreuung transkulturelle Interaktionen beeinflussen, können wie folgt dargestellt werden:

1. Das Dilemma des Kulturbegriffes:
Trotz der Prozesse der Globalisierung und weltweiter sozialer Mobilitätsbewegungen, welche unweigerlich zu einer Verschmelzung, Beeinflussung

und Veränderung gesellschaftlicher Bedingtheiten, Strukturen und Optionen führen, wird mit dem Kulturbegriff nach wie vor ein starres Gefüge regionaler Charakteristika im menschlichen Zusammenleben assoziiert. Diese Kategorisierung menschlicher Wahrnehmungs-, Denk-, Einstellungs- Handelns- und Verhaltensstrategien wird als problematisch erachtet, da einerseits das Trennende jeweiliger Gesellschaften hervorgehoben wird und andererseits Interaktionen stereotypisch pauschalisiert, determiniert und unflexibel werden. In transkulturellen kommunikativen und interaktiven Prozessen ist es überaus wichtig, die hinter der jeweiligen Kultur existierende Vielfalt in den Einstellungen und Handlungen ihrer Mitglieder zu erkennen und die Gestaltungsmöglichkeiten situations- und personenabhängig adäquat auszunützen.

2. Verständigungsfähigkeit als primäres Merkmal der sozialen Partizipation: Da verbale Ausdrucks- und Verständigungsfähigkeit als primäres Merkmal der Partizipation und Integration in das soziale Umfeld gilt, wird der Möglichkeit der Kommunikations- und Artikulationsfähigkeit besondere Bedeutung zugeschrieben. Die Kompetenz, eigenen psychischen, physischen und emotionalen Befindlichkeiten Ausdruck zu verleihen, ist von entscheidender Bedeutung in der gesundheitlichen Versorgung im Zuge der Diagnosefindung sowie Therapie- und Betreuungsplanung. Den Befunden zufolge basieren Missverständnisse, welche nicht selten vorschnell auf kulturelle Diskrepanzen zurückgeführt werden, auf kommunikativen Unzulänglichkeiten oder unterschiedlicher Wahrnehmung und Interpretation der Informationen. Fehlendes kommunikatives Verhandlungsvermögen, durch welches eigene Interessen und Bedürfnisse in Interaktionen ausgedrückt und die Sinnhaftigkeit und der Bedeutungsgehalt derselben klargelegt werden, führt zu empfindlichen Störungen transkultureller Kommunikations- und Interaktionsprozesse in der Geburtshilfe. Demzufolge sind in geburtshilflichen Betreuungsprozessen vor allem die kommunikativen Komponenten der Interaktion für einen positiven (oder negativen) Verlauf verantwortlich.

3. Die Bedeutung des Rollenverständnisses in der sozialen Kommunikation: Der Rollenbegriff als zentrale Komponente in der sozialen Kommunikation und Interaktion steuert die Erwartungen und Interpretationen der an die Rolle geknüpften Handlungs- und Verhaltensdispositionen und regelt und ent-

lastet durch diese Vorgaben das menschliche Zusammenleben. So werden die gegenseitigen Rollenzuschreibungen und die kulturell geprägten Erwartungen an die Rollen zu maßgeblichen Faktoren, welche interaktive und kommunikative Prozesse leiten. In transkulturellen Begegnungen gewinnt die Rollentheorie wichtige Impulse, besonders weil hier die Rollenzuschreibungen und Verhaltenserwartungen an die Interaktionspartner nonkonform ausfallen können. Zu beachten ist jedenfalls, dass die im Herkunftsland üblichen oder verinnerlichten Rollenbilder durch Migration nicht selbstverständlich modifiziert oder abgelegt werden können. Es bedarf hier der Möglichkeiten der Aufklärung und der Information, damit die im Aufnahmeland üblichen Rollenverständnisse erfahrbar und die daran geknüpften sozialen Erwartungen begreiflich gemacht werden können. Während soziale Rollen im beruflichen Leben noch relativ einfach modifiziert werden können, sind Rollenbilder, das geschlechtliche und familiäre Konstrukt betreffend, primär sozialisatorisch einverleibt und daher sehr stabil.

So ergibt die Analyse des Datenmaterials ein sehr unterschiedliches Bild über die Konzeptionen und Erwartungen an die Mutterrolle: Während in traditionell-patriarchalisch geprägten Gesellschaften die Mutterrolle sehr hoch bewertet wird und unweigerlich an die weibliche Biographie geknüpft ist, stellt in westlich orientierten Gesellschaften das Muttersein eine Option unter vielen in der Lebensplanung dar. Beeinflusst von vielen sozialen Bedingtheiten und persönlichen Ambitionen wird im Rollenbild eine interindividuelle Varianz erkannt, sodass in Zeiten weltweiter sozialer Mobilität und internationaler Interdependenzen keine Pauschalisierungen getroffen werden dürfen.

In Bezug auf die berufliche Rollenzuschreibung des Fachpersonals in der Geburtshilfe wurde die Erkenntnis gewonnen, nämlich dass bei Migrantinnen die Tendenz erkennbar ist, dass die zugeschriebene Kompetenz und Vertrauenswürdigkeit mit dem vermuteten beruflichen Erfahrungswissen korreliert.

4. Der Schutz der Intimsphäre – eine Notwendigkeit des physiologischen Gebärprozesses:
Für diese Analyse gilt es zu beachten, dass einerseits die Intimsphäre sowie der damit verbundene Bedeutungsgehalt situationsadäquat zu definieren ist und andererseits die daran gekoppelten Emotionen erkannt und berücksichtigt werden müssen. So wurde, wie bei Michel Odent und Alfred Rockenschaub gefordert, der Begriff der Intimsphäre durch den Begriff des Privaten ersetzt und so die vermeintliche Reduktion der Begrifflichkeit aufgehoben, indem allgemein die Ungestörtheit des Gebärens thematisiert wurde. Darauf aufbauend, dass eine ungestörte, geschützte Atmosphäre unabdingbar für einen physiologisch-endokrinologisch gesteuerten Gebärprozess ist, wurde der Schutz der gebärenden Frauen kulturell unabhängig als Notwendigkeit geburtshilflicher Betreuungsprozesse erachtet. Ebenso wurde der Wunsch nach weiblichen Fachärzten der Gynäkologie und Geburtshilfe nicht als Spezifikum geburtshilflicher Betreuung im Kontext von Migration und Transkulturalität begriffen.

5. Die Bedeutung des familiären Netzwerkes:
Der durch Migration mitunter bedingte Verlust des sozialen Netzwerkes wirkt sich für Frauen und junge Familien vor allem in den Phasen der Schwangerschaft, Geburt und des Wochenbettes belastend aus. Um die so entstehenden Probleme und Unsicherheiten auszugleichen, ist es unabdingbar, die extramuralen Begegnungs- Betreuungs- und Versorgungsmöglichkeiten auszubauen. Die dabei gefordert Maßnahmen betreffen nicht nur die medizinische Versorgung und Vorsorge, sondern ebenso Angebote zum Erfahrungsaustausch und Wohlbefinden, zur Beratung und Förderung der kindlichen Entwicklung. Während manche Ethnien auch im Aufnahmeland zahlenmäßig stark vertreten sind und so soziale Gemeinschaften und verwandtschaftliche Netzwerke aufbauen konnten, leben andere Frauen und Paare in Österreich sehr isoliert. So wird die Teilnahme zum Beispiel an Geburtsvorbereitungskursen, Stillgruppen, Babymassagekursen, Babyschwimm- und Spielgruppen nicht nur als Gelegenheit erkannt, die Mutter bei der Säuglingspflege und -fürsorge zu unterstützen, sondern auch als wichtige Chance, im Austausch mit anderen Müttern soziale Kontakte und Freundschaften zu knüpfen. Für die Kinder von Frauen mit Migrationshin-

tergrund ist so die familiäre Integration in die Gesamtgesellschaft eine wichtige Ressource in den ersten Jahren der Entwicklung und erleichtert die soziale Partizipation von Anfang an. Hierzu bedarf es allerdings mannigfacher Strategien, um Angebot und Nachfrage in diesem Sinne auszubauen und zu forcieren.

6. Zur Universalität des Gebärens:
Wesentlich für diese Arbeit ist die Erkenntnis, dass im kulturellen Vergleich lediglich die Rahmenbedingungen, Gegebenheiten und Betreuungsmaßnahmen während des Geburtsvorganges unterschiedlich zu interpretieren sind, die Wünsche, Ängste, Bedürfnisse und Bewältigungsstrategien der Frauen hingegen weisen kulturübergreifend Affinitäten und Analogien auf. Im individuellen Verhalten von Frauen derselben kulturellen Zugehörigkeit in den Phasen Schwangerschaft, Geburt und Wochenbett zeigen sich aber mindestens so viele Divergenzen wie zwischen Frauen unterschiedlicher Kulturen. Aus diesem Grund ist es wiederum wichtig, dass einerseits die im Aufnahmeland üblichen Betreuungsstrategien den Migrantinnen erklärt werden, damit diese die dahinter stehenden Ambitionen und Intentionen verstehen, und dass andererseits Migrantinnen ihre Bedürfnisse und Wünsche adäquat artikulieren, damit sie die gewünschten und gewohnten Strategien und Betreuungsmaßnahmen eingefordert werden können.

Die weiteren Forschungsziele, eine transkulturellen Kompetenz in der Geburtshilfe im Hinblick auf kulturelle und gesellschaftliche Prägungskräfte der an der Interaktion Beteiligten analysieren, beschreiben und benennen zu können, wird wie folgt beantwortet werden:

In Anlehnung an Heyse und Erpenbecks Kompetenzatlas werden die Ergebnisse der Beobachtungen und Interviews und die im Theorieteil behandelten Kompetenzmodelle synoptisch analysiert, diskutiert und die für eine migrationssensible Betreuung in der Geburtshilfe relevanten Faktoren definiert. In Anbetracht der Grundpfeiler sozial-kommunikative und personale Kompetenz, Fach- und Methodenkompetenz sowie Aktivitäts- und Handlungskompetenz werden die als notwendig erkannten Faktoren zugeordnet, der Thematik entsprechend definiert und im Sinne einer praxisorientierten Relevanz näher erläutert.

Transkulturelle Kompetenz wird außerdem in seiner Komplexität als Summe der Fähigkeiten, Fertigkeiten und Motivationen für alle an der Interaktion Beteiligten erachtet, also einerseits für die in der Geburtshilfe tätigen Fachkräfte im Umgang mit Frauen unterschiedlichster Kulturen und Lebenswelten, aber auch für Frauen mit Migrationshintergrund im Umgang mit Ärzten, Hebammen und Pflegepersonen in der extra- und intramuralen geburtshilflichen Versorgung.

Die Dimensionen und Komponenten einer transkulturellen Kompetenz setzen sich demnach aus einer sozial-kommunikativen Dimension (mit den Aspekten Beziehungsmanagement, Empathie, Anpassungs-, Beratungs-, Integrations-, Kommunikations-, Kooperations-, Problemlösungs-, und Konfliktlösungsfähigkeit, sowie Verständnisbereitschaft, Ambiguitätstoleranz und Respekt) und einer personalen Dimension (mit den Aspekten Disziplin, Eigenverantwortung, Einsatzbereitschaft, Glaubwürdigkeit, Normativ-ethische Einstellung. Lernbereitschaft, Zuverlässigkeit und Humor) zusammen. Weiters werden in einer so gefassten transkulturellen Kompetenz in der Geburtshilfe die fachlich-methodischen Aspekte (Analytische Fähigkeiten, Beurteilungsfähigkeit, Fachwissen, kulturelles und fachübergreifendes Wissen, Folgebewusstsein) und aktivitäts- und handlungsorientierten Komponenten (Ausführungsbereitschaft, Beharrlichkeit, Gestaltungswille, Eigeninitiative) subsumiert.

Schließlich werden die im vorangegangenen Kapitel erörterten Komponenten in eine Beziehung mit dem Betreuungsprozess gesetzt. Dazu werden in einem nächsten Schritt die darlegten Faktoren einer transkulturellen Kompetenz in dem Sinne analysiert, als der Betreuungsprozess, dem logischen Handlungsablauf folgend, in Sequenzen unterteilt wird und eine Zuteilung der für den jeweiligen Abschnitt typischen und bezeichnenden Kompetenzen erfolgt. Jeder Betreuungsprozess in der Geburtshilfe kann seinem Ablauf folgend in die Teilsequenzen Beziehungsaufbau, Diagnosefindung, Erarbeitung möglicher Vorgangsweisen, Entscheidung und Planung über weiteres

Vorgehen, Durchführung und Dokumentation sowie Evaluation unterteilt werden. Diese Abfolge als stets präsente Vorlage wird besonders bei routinierten Handlungen vielmals unbewusst durchlaufen, je unbekannter und komplexer die erforderte Handlung oder Maßnahme, desto bewusster und strukturierter verläuft der Arbeitszyklus. Die Kompetenzen und deren Faktoren werden gemäß dem Überwiegenheitsprinzip den unterschiedlichen Handlungssequenzen zugeteilt sowie Überschneidungen und Wechselwirkungen der einzelnen Faktoren zueinander diskutiert und analysiert.

Den Ergebnissen zufolge wird die Einbeziehung der Betroffenen in alle Sequenzen des Betreuungsprozesses als überaus wichtig befunden. Die Qualität des Betreuungsprozesses wird schon am Beginn in der Phase des Beziehungsaufbaus vorab festgelegt, wobei dort entstandene Defizite und Mankos den weiteren Betreuungsverlauf negativ beeinflussen. Nur so ist zu erklären, dass fachlich richtig indizierte Maßnahmen von den betroffenen Frauen nicht mitgetragen werden und Unverständnis oder gar Verärgerung auslösen. Die Befunde weisen darauf hin, dass eine adäquate Bedürfnis- und Bedarfserhebung in der ersten Phase des Betreuungsprozesses sowie die darauf folgenden Sequenzen der Erarbeitung möglicher Vorgangsweisen und der Entscheidung und Planung über das weitere Vorgehen maßgeblich die Qualität der Betreuung und somit die Zufriedenheit der Frauen und in weiterer Folge auch deren Angehörigen mittragen.

LITERATURVERZEICHNIS

Abels, H.(2004a): Interaktion, Identität, Präsentation. Kleine Einführung in interpretative Theorien der Soziologie. 3. durchgesehene Auflage. VS Verlag für Sozialwissenschaften: Wiesbaden.

Abels, H.(2004b): Einführung in die Soziologie. Band 2: Die Individuen in ihrer Gesellschaft. 2. überarbeitete und erweiterte Auflage. VS Verlag für Sozialwissenschaften: Wiesbaden.

Abels, H.; Stenger, H. (1984): Grundkurs Soziologie. Gesellschaft lernen. FernUniversität – Gesamthochschule Hagen.

Akbal Safile (1998): Migrant/innen in Österrreich und Europa – ihre mangelnde Integration im Gesundheitswesen und Perspektiven. S: 115 – 120. In: David, M.; Borde, Th.; Kentenich, H.(Hrsg.)(1998): Migration und Gesundheit: Zustandsbeschreibung und Zukunftsmodelle. Mabuse – Verlag GmbH: Frankfurt am Main.

Annan, K.(Hrsg.)(2002): Brücken in die Zukunft. Ein Manifest für den Dialog der Kulturen. Eine Initiative von Kofi Annan. S. Fischer Verlag GmbH: Frankfurt am Main.

Baumer, Th.(2002): Handbuch Interkulturelle Kompetenz. Orell Füssli Verlag AG: Zürich.

Baumgart, H.(Hrsg.)(1997): Theorien der Sozialisation. Verlag Julius Klinkhardt: Bad Heilbrunn.

Beck, U.(1986): Risikogesellschaft. Auf dem Weg in eine andere Moderne. Suhrkamp Verlag: Frankfurt am Main.

Berg, G.(1998): Subjektive Krankheitskonzepte – eine kommunikative Voraussetzung für die Arzt-Patientin-Interaktion. S: 81 – 94. In: David, M.; Borde, Th.; Kentenich, H.(Hrsg.)(1998): Migration und Gesundheit: Zustandsbeschreibung und Zukunftsmodelle. Mabuse-Verlag GmbH: Frankfurt/Main.

Berger, P.L.; Luckmann T.(1970): Die gesellschaftliche Konstruktion der Wirklichkeit. Eine Theorie der Wissenssoziologie. S. Fischer Verlag GmbH: Frankfurt am Main.

Betancourt, J.R.; Green, A.R.; Carrillo, J.E.(2003): Defining Cultural Competence: A Practical Framework for Addressing Racial/Ethnic Disparities in Health and Health Care. Public Health Reports / July-August 2003 / Volume 118 / S: 293-302.

Betancourt, J.R.; Green, A.R.; Carrillo, J.E.; Park, E.R.(2005): Cultural Competence And Health Care Disparities: Key Perspectives And Trends. HEALTH AFFAIRS – Volume 24, Number 2 / S: 499-505.

Binder-Fritz, Ch.(1995): Der Wandel der Geburtshilfe bei den Maori in Neuseeland. S. 93 – 104. In.: Schiefenhövel, W.; Sich, D.; Gottschalk-Batschkus, Ch.E.(Hrsg.)(1995): Gebären – Ethnomedizinische Perspektiven und neue Wege. Curare. Sonderband. 3. überarbeitete und stark erweiterte Auflage. VWB Verlag für Wissenschaft und Bildung: Berlin.

Bolten, J.(2001): Interkulturelle Kompetenz. Landeszentrale für politische Bildung Thüringen: Erfurt.

Bolten, J.(2007a): Was heißt „Interkulturelle Kompetenz?“ Perspektiven für die internationale Personalentwicklung. S: 21-42. In: Künzer, V.; Verninghausen, J.(Hg.)(2007): Wirtschaft als interkulturelle Herausforderung. Verlag: Frankfurt/Main.

Bolten, J.(2007b): Internationalisierung und interkulturelle Kompetenz im Gesundheitssektor. In: Kosmetische Medizin 1/27.

Bonder, B.R.; Martin, L.; Miracle, A.(2002): Culture in Clinical Care. SLACK Incorporated: Thorofare, NJ, USA.

Borde, Th.; Braun, T.; David, M.(2003): Gibt es Besonderheiten in der Inanspruchnahme klinischer Notfallambulanzen durch Migrantinnen und Migranten? S: 43-84. In: Borde, Th.; David, M.(Hrsg.)(2003): Gut versorgt? Migrantinnen und Migranten im Gesundheits- und Sozialwesen. Mabuse-Verlag GmbH: Frankfurt am Main.

Borde, Th.; David, M.(Hrsg.)(2003): Gut versorgt? Migrantinnen und Migranten im Gesundheits- und Sozialwesen. Mabuse-Verlag GmbH: Frankfurt am Main.

Borde, Th.; David, M.(Hrsg.)(2005): Kinder und Jugendliche mit Migrationshintergrund. Lebenswelten, Gesundheit und Krankheit. Mabuse Verlag GmbH: Frankfurt am Main.

Bourdieu, P. (1979): Entwurf einer Theorie der Praxis auf der ethnologischen Grundlage der kabylischen Gesellschaft. Suhrkamp Verlag: Frankfurt am Main.

Bourdieu, P.(1987): Die feinen Unterschiede: Kritik der gesellschaftlichen Urteilskraft. Suhrkamp Verlag: Frankfurt am Main.

Bourdieu, P.(1993a): Soziologische Fragen. Suhrkamp Verlag: Frankfurt am Main.

Bourdieu, P.(1993b): Sozialer Sinn: Kritik der theoretischen Vernunft. Suhrkamp Verlag: Frankfurt am Main.

Bourdieu, P.(1997): Das Elend der Welt. Zeugnisse und Diagnosen alltäglichen Leidens an der Gesellschaft. UVK Verlag: Konstanz.

Breidenbach, J.; Zukrigl, I. (2000): Tanz der Kulturen. Kulturelle Identität in einer globalisierten Welt. Rowohlt Taschenbuch Verlag GmbH: Reinbek bei Hamburg.

Brüsemeister, Th.(2000): Qualitative Forschung. Ein Überblick. Hagener Studientexte zur Soziologie. Band 6. Westdeutscher Verlag GmbH: Wiesbaden.

Bund Deutscher Hebammen (Hrsg.)(2005): Schwangerenvorsorge durch Hebammen. Hippokrates Verlag: Stuttgart.

Burzan, N.(2007): Soziale Ungleichheit: Eine Einführung in die zentralen Theorien. 3. Auflage. VS Verlag für Sozialwissenschaften: Wiesbaden.

Collatz, J.(1998): Kernprobleme des Krankseins in der Migration – Versorgungsstruktur und ethnozentrische Fixiertheit im Gesundheitswesen. S: 33 – 58. In: David, M.; Borde, Th.; Kentenich, H.(Hrsg.)(1998): Migration und Gesundheit: Zustandsbeschreibung und Zukunftsmodelle. Mabuse-Verlag GmbH: Frankfurt/Main.

David, M.; Borde, Th.(2001): Kranksein in der Fremde? Türkische Migrantinnen im Krankenhaus. Mabuse-Verlag GmbH: Frankfurt am Main.

David, M.; Borde, Th.; Kentenich, H. (Hrsg.)(2000): Migration-Frauen-Gesundheit. Perspektiven im europäischen Kontext. Mabuse-Verlag GmbH: Frankfurt am Main.

David, M.; Borde, Th.; Kentenich, H.(Hrsg.)(1998): Migration und Gesundheit: Zustandsbeschreibung und Zukunftsmodelle. Mabuse-Verlag GmbH: Frankfurt am Main.

David, M.; Pachaly, J.(2005): Migrationshintergrund als geburtshilflicher Risikofaktor? Perinataldaten im Vergleich. S: 11 – 30. In: Borde, Th.; David, M.(Hrsg.)(2005): Kinder und Jugendliche mit Migrationshintergrund. Lebenswelten, Gesundheit und Krankheit. Mabuse Verlag GmbH: Frankfurt am Main.

Domenig, D.(Hrsg.)(2001): Professionelle Transkulturelle Pflege. Verlag Hans Huber: Bern.

Dunham, C.; Myers, F.; Barnden, N.; McDougall, A.; Kelly, K.(1992): Mamatoto. Geheimnis Geburt. The Body Shop Team. Vgs Verlagsgesellschaft: Köln.

Eder, K.(Hrsg.)(1989): Klassenlage, Lebensstil und kulturelle Praxis: Beiträge zur Auseinandersetzung mit Pierre Bourdieus Klassentheorie. Suhrkamp Verlag: Frankfurt am Main.

Elias, N.(1970): Was ist Soziologie? Juventa Verlag: München.

Erikson, E.H.(1989): Identität und Lebenszyklus. 11. Auflage, Suhrkamp Taschenbuch Wissenschaft: Frankfurt am Main.

Erlinger, R.(2004): Die Aufklärung nicht Deutsch sprechender Patienten. Drei neue Urteile zu einem alten Thema. In: Der Gynäkologe 2/2004. Springer-Verlag: Berlin.

Esser, H.(2001): Integration und ethnische Schichtung. Arbeitspapiere – Mannheimer Zentrum für Europäische Sozialforschung.

Faist, Th.(2004): The Border-Crossing Expansion of Social Space: Concepts, Questions and Topics. S: 1 - 34. In: Faist, Th.; Özveren, E.(Hrsg.) (2004): Transnational Social Spaces. Agents, Networks and Institutions. Ashgate Publishing Company: Burlington.

Faist, Th.; Özveren, E.(Hrsg.)(2004): Transnational Social Spaces. Agents, Networks and Institutions. Ashgate Publishing Company: Burlington.

Faltermaier, T.(2005): Migration und Gesundheit: Fragen und Konzepte aus einer salutogenetischen und gesundheitspsychologischen Perspektive. S: 93-112. In: Marschalck, P.; Wiedl, K.H.(Hrsg.)(2005): Migration und Krankheit. V&R unipress GmbH: Göttingen.

Featherstone, M.; Lash, S.(1999): Spaces of Culture: City, Nation, World. Sage.

Fischer, P.(2007): Berufserfahrung älterer Führungskräfte als Ressource. Gabler Verlag: Wiesbaden.

Flick, U.; Kardorff v., E.; Steinke, I.(2007): Qualitative Forschung. Ein Handbuch. Rowohlt Taschenbuch Verlag: Hamburg.

Flick, U.; Kardorff v., E.; Steinke, I.(2007): Was ist qualitative Forschung? Einleitung und Überblick. S. 13-29. In: Flick, U.; Kardorff v., E.; Steinke, I.(2007): Qualitative Forschung. Ein Handbuch. Rowohlt Taschenbuch Verlag: Hamburg.

Föllmer, W.; Schuler, J.(Hrsg.)(1998): Kulturell gefordert oder medizinisch indiziert: Gynäkologische Erfahrungen aus der Geogynäkologie. Curare. Sonderband-Berlin: VWB – Verlag für Wissenschaft und Bildung: Berlin.

Friebe, J.; Zalucki, M.(Hrsg.)(2003): Interkulturelle Bildung in der Pflege. Deutsches Institut für Erwachsenenbildung. Bertelsmann Verlag GmbH & Co. KG: Bielefeld.

Fuchs-Heinritz, W.; Lautmann, R.; Rammstedt, O.; Wienold, H.(Hrsg.)(1994): Lexikon zur Soziologie. Westdeutscher Verlag GmbH: Opladen.

Geisen, Th.; Riegel, Ch.(2007): Jugend, Partizipation und Migration. VS Verlag für Sozialwissenschaften: Wiesbaden.

Gerhard, J.(1988): Soziologie der Emotionen. Fragestellungen, Systematik und Perspektiven. Juventa Verlag: Weinheim und München.

Gestring, N.; Janßen, A.; Polat, A.(2006): Prozesse der Integration und Ausgrenzung. Türkische Migranten der zweiten Generation. VS Verlag für Sozialwissenschaften: Wiesbaden.

Giddens, A.(1995): Soziologie. Verlag Nausner & Nausner: Graz, Wien.

Giddens, A.(1999): Entfesselte Welt. Wie die Globalisierung unser Leben verändert. Suhrkamp Verlag: Frankfurt.

Giesen, B.(1999): Kollektive Identität: Die Intelektuellen und die Nation. Suhrkamp Verlag: Berlin.

Gläser, J.; Laudel, G.(2004): Experteninterviews und qualitative Inhaltsanalyse als Instrumente rekonstruierender Untersuchungen. VS Verlag für Sozialwissenschaften: Wiesbaden.

Graf, A.(2004): Interkulturelle Kompetenzen in Human Resource Management. Empirische Analyse konzeptioneller Grundfragen und der betrieblichen Relevanz. Deutscher Universitäts-Verlag/GWV Fachverlage GmbH: Wiesbaden.

Graumann, C.F.(1997): Die Erfahrung des Fremden: Lockung und Bedrohung. S. 39 – 62. In: Mummendey, A.; Simon, B.(Hrsg.)(1997): Identität und Verschiedenheit: Zur Sozialpsychologie der Identität in komplexen Gesellschaften. Verlag Hans Huber: Bern.

Güttler, P.(2003): Sozialpsychologie. Soziale Einstellungen, Vorurteile, Einstellungsänderungen. 4. Auflage. Oldenbourg Wissenschaftsverlag GmbH: München.

Habermas, J.(1998): Die postnationale Konstellation. Politische Essays. Suhrkamp Verlag: Frankfurt am Main.

Habermas, J.(1999): Die Einbeziehung des Anderen. Studien zur politischen Theorie. Suhrkamp-Taschenbuch Wissenschaft: Frankfurt am Main.

Hall, E.T.; Hall, M.R.(1990): Understanding cultural differences. Intercultural Press, Inc.: Yarmouth, Maine.

Hamilton, J.A.; Neel Harberger, P.(Hrsg.)(1992): Postpartum Psychiatric Illness. A Picture Puzzle. University of Pennsylvania Press: Philadelphia.

Han, P.(2005): Soziologie der Migration. UTB Uni-Taschenbücher GmbH: Stuttgart.

Han, P.(2006): Theorien zur internationalen Migration: Ausgewählte interdisziplinäre Migrationstheorien und deren zentrale Aussagen. UTB für Wissenschaft Uni-Taschenbücher GmbH Lucius & Lucius: Stuttgart.

Harder, U.(2005): Wochenbettbetreuung in der Klinik und zu Hause. 2. überarbeitete Auflage. Hippokrates Verlag: Stuttgart.

Heinze, Th.(2001): Qualitative Sozialforschung: Einführung, Methodologie und Forschungspraxis. Oldenbourg Wissenschaftsverlag GmbH: München.

Heller, A.(1981): Theorie der Gefühle. VSA-Verlag: Hamburg.

Heyse, V.; Erpenbeck, J.(2004) Kompetenztraining. Schäffer-Poeschel Verlag: Stuttgart.

Hofstede, G. (2001): Culture`s Consequences. Comparing, Values, Behaviours, Institutions, and Organisation across Nations. Sage Publications: Thousand Oaks, London, New Delhi.

Huisman, W.M.(1998): Trans-cultural medicine. S: 21 – 33. In: Föllmer, W.; Schuler, J.(Hrsg.)(1998): Kulturell gefordert oder medizinisch indiziert: Gynäkologische Erfahrungen aus der Geogynäkologie. Curare. Sonderband-Berling: VWB – Verlag für Wissenschaft und Bildung: Berlin.

Huntington, S.P.(2006)Kampf der Kulturen. Die Neugestaltung der Weltpolitik im 21. Jahrhundert. SPIEGEL-Verlag: Hamburg.

Hurrelmann, K. Ulich, D. (Hrsg.)(2002): Handbuch der Sozialisationsforschung. 6. Auflage. Beltz Verlag: Weinheim und Basel.

Ilkilic, I.(2002): Der muslimische Patient. Medizinethische Aspekte des muslimischen Krankheitsverständnisses in einer wertpluralen Gesellschaft. Ethik in der Praxis, Band 10. LIT Verlag: Münster.

Joas, H. (1989): Praktische Intersubjektivität. Die Entwicklung des Werkes von George Herbert Mead. Suhrkamp Verlag: Frankfurt am Main.

Jordan, B.(1995): Die Geburt aus Sicht der Ethnologie. S. 25-30. In: Schiefenhövel, W.; Sich, D.; Gottschalk-Batschkus, Ch.(1995): Gebären – Ethnomedizinische Perspektiven und neue Wege. Im Auftrag der Arbeitsgemeinschaft Ethnomedizin. VWB – Verlag für Wissenschaft und Bildung: Berlin.

Kayankaya, I.(1995): Vorstellungen und Konzepte türkischer Frauen für den Bereich der Gynäkologie und Geburtshilfe. S. 43 – 46. In.: Schiefenhövel, W.; Sich, D.; Gottschalk-Batschkus, Ch.E.(Hrsg.)(1995): Gebären – Ethnomedizinische Perspektiven und neue Wege. Curare. Sonderband. 3. überarbeitete und stark erweiterte Auflage. VWB Verlag für Wissenschaft und Bildung: Berlin.

Kentenich, H.; David, M.; Yüksel, E.; Pette, G.(1998): Türkische Patientinnen in der Gynäkologie: Probleme – Missverständnisse – Lösungsansätze. S. 121 – 143. In: David, M.; Borde, Th.; Kentenich, H.(Hrsg.)(1998): Migration und Gesundheit: Zustandsbeschreibung und Zukunftsmodelle. Mabuse-Verlag GmbH: Frankfurt/Main.

Kirchner, S.(2005): Psychosoziale Veränderungen im Wochenbett. S. 8-18. In: Harder, U.(2005): Wochenbettbetreuung in der Klinik und zu Hause. 2. überarbeitete Auflage. Hippokrates Verlag: Stuttgart.

Klein, N.(2007): Die Schock-Strategie. Der Aufstieg des Katastrophen-Kapitalismus. S. Fischer Verlag GmbH: Frankfurt.

Krewer, B. Eckensberger, L. (2002): Selbstentwicklung und kulturelle Identität. S. 573 – 594. In: Hurrelmann, K. Ulich, D. (Hrsg.)(2002): Handbuch der Sozialisationsforschung. 6. Auflage. Beltz Verlag: Weinheim und Basel.

Kruckman, L.D.(1992): Rituals and Support: An Anthropological View of Postpartum Depression. S. 137 – 148. In: Hamilton, J.A.; Neel Harberger, P.(Hrsg.)(1992): Postpartum Psychiatric Illness. A Picture Puzzle. University of Pennsylvania Press: Philadelphia.

Kumbruck, Ch.; Derboven, W.(2005): Interkulturelles Training. Trainingsmanual zur Förderung interkultureller Kompetenzen in der Arbeit. Springer-Verlag: Heidelberg.

Kuntner, L.(1995): Geburtshilfe außerhalb des Krankenhauses in traditionellen Gesellschaften. S. 235-244. In: Schiefenhövel, W.; Sich, D.; Gottschalk-Batschkus, Ch.E.(Hrsg.)(1995): Gebären – Ethnomedizinische Perspektiven und neue Wege. Curare. Sonderband. 3. überarbeitete und stark erweiterte Auflage. VWB Verlag für Wissenschaft und Bildung: Berlin.

Künzer, V.; Verninghausen, J.(Hg.)(2007): Wirtschaft als interkulturelle Herausforderung. Verlag: Frankfurt/Main.

Kürsat-Ahler, E.(2000): Migration als psychischer Prozess. S: 45 – 56. In: David, M.; Borde, Th.; Kentenich, H. (Hrsg.)(2000): Migration-Frauen-Gesundheit. Perspektiven im europäischen Kontext. Mabuse-Verlag GmbH: Frankfurt.

Lajios, K.(Hrsg.)(1998): Die ausländische Familie. Ihre Situation und Zukunft in Deutschland. Leske + Budrich: Opladen.

Lee, Everett S. (1972): Eine Theorie der Wanderung. S. 115 – 129. In: Szell, Gyorgy (Hrsg.)(1972): Regionale Mobilität. Nymphenburger Verlagshandlung GmbH: München.

Leininger, M.(1995): Transcultural Nursing. Concepts, Theories, Research & Practices. McGraw-Hill, Inc: United States of America.

Leininger, M.(1998): Kulturelle Dimensionen menschlicher Pflege. Lambertus Verlag: Freiburg.

Leininger, M.(2000): Multikulturelle Pflege. Verlag Urban u. Fischer: München.

Leininger, M.M.; Alban, S.; Reynolds, C.L.(2000): Multikulturelle Pflege. Verlag Urban u. Fischer: München.

Liegle, L. (2002): Kulturvergleichende Ansätze in der Sozialisationsforschung. S. 215 – 230. In: Hurrelmann, K. Ulich, D. (Hrsg.)(2002): Handbuch der Sozialisationsforschung. 6. Auflage. Beltz Verlag: Weinheim und Basel.

Lohauß, P.(1995): Moderne Identität und Gesellschaft. Theorien und Konzepte. Leske + Budrich, Opladen.

Lu, Y.(1995): Schwangerschaft und Geburt im alten China. S. 187 – 200. In.: Schiefenhövel, W.; Sich, D.; Gottschalk-Batschkus, Ch.E.(Hrsg.)(1995): Gebären – Ethnomedizinische Perspektiven und neue Wege. Curare. Sonderband. 3. überarbeitete und stark erweiterte Auflage. VWB Verlag für Wissenschaft und Bildung: Berlin.

Lüders, Ch.(2007): Beobachten im Feld und Ethnographie. S. 632 – 642. In: Flick, U.; Kardorff, E.; Steinke, I.(Hg.)(2007): Qualitative Forschung. Ein Handbuch. Rowohlt Taschenbuch Verlag: Reinbek bei Hamburg.

Mae, M.(2007): Auf dem Weg zu einer transkulturellen Genderforschung. S. 37 – 53. In: Mae, M.; Saal, B.(Hrsg.)(2007): Transkulturelle Genderforschung. Ein Studienbuch zum Verhältnis von Kultur und Geschlecht. VS Verlag für Sozialwissenschaft: Wiesbaden.

Mae, M.; Saal, B.(Hrsg.)(2007): Transkulturelle Genderforschung. Ein Studienbuch zum Verhältnis von Kultur und Geschlecht. VS Verlag für Sozialwissenschaft: Wiesbaden.

Makarova, E.(2008): Akkulturation und kulturelle Identität. Eine empirische Studie bei Jugendlichen mit und ohne Migrationshintergrund in der Schweiz. Haupt Verlag: Bern.

Mannitz, S.(2006): Die verkannte Integration. Eine Langzeitstudie unter Heranwachsenden aus Immigrantenfamilien. Transcript Verlag: Bielefeld.

Marschalck, P.; Wiedl, K.H.(Hrsg.)(2005): Migration und Krankheit. V&R unipress GmbH: Göttingen.

Mead, H. G.(1969): Sozialpsychologie. Hermann Luchterhand Verlag GmbH, Neuwied am Rhein und Berlin.

Mead, H.G.(1973): Geist, Identität und Gesellschaft. Suhrkamp Verlag: Frankfurt am Main.

Merkens, H.(2007): Auswahlverfahren, Sampling, Fallkonstruktion. In: Flick, U.; von Kardorff, E.; Steinke,I.(Hg.)(2007): Qualitative Forschung. Ein Handbuch. 5. Auflage. Rowohlt Taschenbuch Verlag: Hamburg.

Metz-Becker, M.(1999): Hebammenkunst gestern und heute. Zur Kultur des Gebärens durch drei Jahrhunderte. Jonas Verlag für Kunst und Literatur GmbH: Marburg.

Miller, M.(1989): Systematisch verzerrte Legitimationsdiskurse. Einige kritische Überlegungen zu Bourdieus Habitustheorie. S. 191-220. In: Eder, K.(Hrsg.)(1989): Klassenlage, Lebensstil und kulturelle Praxis: Beiträge zur Auseinandersetzung mit Pierre Bourdieus Klassentheorie. Suhrkamp Verlag: Frankfurt am Main.

Möller, H.-J.; Laux, G.; Kapfhammer, H.-P.(2007): Psychiatrie und Psychotherapie. Verlag Springer: Berlin.

Mummendey, A.; Simon, B.(Hrsg.)(1997): Identität und Verschiedenheit: Zur Sozialpsychologie der Identität in komplexen Gesellschaften. Verlag Hans Huber: Bern.

Münch, R. (1993): Das Projekt Europa. Zwischen Nationalstaat, regionaler Autonomie und Weltgesellschaft. Suhrkamp-Taschenbuch Wissenschaft: Frankfurt am Main.

ÖBIG Österreichisches Bundesinstitut für Gesundheit (2005): Kompetenzen im Hebammenberuf. Ergebnisse einer Arbeitsgruppe.

Odent, M.(1995): Geburt und Stillen. Über die Natur elementarer Erfahrungen. C.H. Beck´sche Verlagsbuchhandlung: München.

Odent, M.(2001): Wie Wurzeln der Liebe. Wie unsere wichtigste Emotion entsteht. Patmos Verlag GmbH & Co.KG: Düsseldorf.

Papadopoulos, I.(2003): Das Lehren transkultureller Pflege an einer britischen Universität. S: 85-99. In: Friebe, J.; Zalucki, M.(Hrsg.)(2003): Interkulturelle Bildung in der Pflege. Deutsches Institut für Erwachsenenbildung. Bertelsmann Verlag GmbH & Co. KG: Bielefeld.

Papadopoulos, I.(2006): Transcultural Health and Social Care. Development of Culturally Competent Practitioners. Elsevier: Edinburgh, London, New York.

Popp, U.; Tillmann, K.J.(1996): Sozialisation – Eine Einführung. FernUniversität – Gesamthochschule in Hagen. Hagen.

Purnell, L.(2002): The Purnell Model for Cultural Competence. Journal of Transcultural Nursing. Vol 13 No. 3, July 2002, Sage Publications./ S: 193-196.

Rez, H.; Kraemer, M.; Kobayashi-Weinsziehr, R.(2006): Warum Karl und Keizo sich nerven. Eine Reise zum systematischen Verständnis interkultureller Missverständnisse S. 28 – 72. In: Schulz von Thun, F.; Kumbier, D.;(Hg.)(2006): Interkulturelle Kommunikation: Methoden, Modelle, Beispiele. Rowohlt Verlag GmbH: Reinbek bei Hamburg.

Rockenschaub, A.(1998): Gebären ohne Aberglaube. Eine Fibel der Hebammenkunst. Aleanor Verlag: Lauter.

Ronzani, S.(1980): Arbeitskräftewanderung und gesellschaftliche Entwicklung. Erfahrungen in Italien, in der Schweiz und in der Bundesrepublik. Königstein/Ts.: Hain.

Sachs, J.D.(2007): Das Ende der Armut. Ein ökonomisches Programm für eine gerechtere Welt. Siedler Verlag: München.

Schiefenhövel, W.; Sich, D.; Gottschalk-Batschkus, Ch.E.(Hrsg.)(1995): Gebären – Ethnomedizinische Perspektiven und neue Wege. Curare. Sonderband. 3. überarbeitete und stark erweiterte Auflage. VWB Verlag für Wissenschaft und Bildung: Berlin.

Schmid, V.(2005): Der Geburtsschmerz. Bedeutung und natürliche Methoden der Schmerzlinderung. Hippokrates Verlag: Stuttgart.

Schomerus-Gernböck, L.(1995): Die traditionelle Geburtshilfe bei den Madegassen. S. 114 – 122. In.: Schiefenhövel, W.; Sich, D.; Gottschalk-Batschkus, Ch.E.(Hrsg.)(1995): Gebären – Ethnomedizinische Perspektiven und neue Wege. Curare. Sonderband. 3. überarbeitete und stark erweiterte Auflage. VWB Verlag für Wissenschaft und Bildung: Berlin.

Schramkowski, B.(2007): Für mich aber hat dieses Integrationswort mit der Zeit seinen Wert verloren. Perspektiven junger Erwachsener mit Migrationshintergrund. S: 149 -168. In: Geisen, Th.; Riegel, Ch.(2007): Jugend, Partizipation und Migration. VS Verlag für Sozialwissenschaften: Wiesbaden.

Schulz von Thun, F.; Kumbier, D.(Hg.)(2006): Interkulturelle Kommunikation: Methoden, Modelle, Beispiele. Rowohlt Verlag GmbH: Reinbek bei Hamburg.

Schwingel, M.(1998): Pierre Bourdieu zur Einführung. Junius Verlag: Hamburg.

Simmel, G.(1984): Grundfragen der Soziologie. Walter de Gruyter & Co: Berlin, New York.

Simmel, G.(1987): Das individuelle Gesetz. Philosophische Exkurse. Suhrkamp taschenbuch wissenschaft: Frankfurt am Main.

Simon, B.; Mummendey, A.(1997): Selbst, Identität und Gruppe: Eine sozialpsychologische Analyse des Verhältnisses von Individuum und Gruppe. S. 11 – 38. In: Mummendey, A.; Simon, B.(Hrsg.)(1997): Identität und Verschiedenheit: Zur Sozialpsychologie der Identität in komplexen Gesellschaften. Verlag Hans Huber: Bern.

Stahl, K.(2005): Evidenzbasiertes Arbeiten in der Schwangerenvorsorge. S. 22-27. In: Bund Deutscher Hebammen (Hrsg.)(2005): Schwangerenvorsorge durch Hebammen. Hippokrates Verlag: Stuttgart.

Süssmuth, R.(2006): Migration und Integration: Testfall für unsere Gesellschaft. Deutscher Taschenbuch Verlag GmbH & Co.Kg: München.

Szell, G. (Hrsg.)(1972): Regionale Mobilität. Nymphenburger Verlagshandlung GmbH: München.

Thomas, D.,C.; Inkson, K.(2004): Cultural Intelligence. People Skills for Global Business. Berrett-Koehler Publishers, Inc.: San Francisco.

Thurn, H.P (1976): Soziologie der Kultur. Verlag W. Kohlhammer: Stuttgart, Berlin, Köln, Mainz.

Tilkeridoy, F.(1998): Zwischen Tradition und Moderne. Identitätsbildung im Spannungsfeld zweier Kulturen am Beispiel der zweiten Generation von Griechen in Deutschland. S: 25-62. In: Lajios, K.(Hrsg.)(1998): Die ausländische Familie. Ihre Situation und Zukunft in Deutschland. Leske + Budrich: Opladen.

Treibel, A.(2003): Migration in modernen Gesellschaften. Soziale Folgen von Einwanderung, Gastarbeit und Flucht. 3. Auflage. Juventa Verlag: Weinheim.

Trompenaars, F.; Hampden-Turner, Ch.(1997): Riding the waves of culture. Understanding cultural diversity in business. Nicholas Brealey Publishing: London.

Ulich, D., Kapfhammer H.P. (2002): Sozialisation der Emotionen. S. 551 – 571. In: Hurrelmann, K. Ulich, D. (Hrsg.)(2002): Handbuch der Sozialisationsforschung. 6. Auflage. Beltz Verlag: Weinheim und Basel.

Uzarewicz, Ch.; Piechotta, G.(Hrsg.)(1997): Transkulturelle Pflege. Im Auftrag der Arbeitsgemeinschaft Ethnomedizin. Curare Sonderband Nr. 10. VWB Verlag für Wissenschaft und Bildung: Berlin.

Weber, M.(1980): Wirtschaft und Gesellschaft: Grundriss der verstehenden Soziologie. Studienausgabe. 5. revidierte Auflage. Verlag J.C.B. Mohr (Paul Siebeck): Tübingen.

Weinert, F.E.(2001): Vergleichende Leistungsmessung in Schulen – eine umstrittene Selbstverständlichkeit. S. 17-31. In: Weinert, F.E.(Hrsg.)(2001): Leistungsmessungen in Schulen. Beltz Verlag: Weinheim und Basel.

Weinert, F.E.(Hrsg.)(2001): Leistungsmessungen in Schulen. Beltz Verlag: Weinheim und Basel.

Weiss, F.(1995): Schwangerschaft, Geburt und die Zeit danach – Die Iatmul in Papua Neuguinea. S. 51 – 54. In.: Schiefenhövel, W.; Sich, D.; Gottschalk-Batschkus, Ch.E.(Hrsg.)(1995): Gebären – Ethnomedizinische Perspektiven und neue Wege. Curare. Sonderband. 3. überarbeitete und stark erweiterte Auflage. VWB Verlag für Wissenschaft und Bildung: Berlin.

Welsch, W.(1995): Transkulturalität. In: Institut für Auslandsbeziehungen (Hrsg.): Migration und Kultureller Wandel, Schwerpunktthema der Zeitschrift für Kulturaustausch, 45. Jg. 1995: Stuttgart.

Welsch, W.(1998): Transkulturalität. Zwischen Globalisierung und Partikularisierung. S: 45-72. In: Mainzer Universitätsgespräche (1998): Interkulturalität – Grundprobleme der Kulturbegegnung. Studium generale der Johannes Gutenberg-Universität: Mainz.

Welsch, W.(1999): Transculturality – The Puzzling Form of Cultures Today. S: 194-213. In: Featherstone, M.; Lash, S.(1999): Spaces of Culture: City, Nation, World. Sage.

Wetering, M; Eskes, T.K.(1988): Labour pain: a comparison of parturients in a Dutch and an American teaching hospital. Obstretics an Gynaecology 71: Baltimore. S: 541-544.

Wimmer-Puchinger, B.; Wolf, H.; Engleder, A.(2006): Migrantinnen im Gesundheitssystem. Inanspruchnahme, Zugangsbarrieren und Strategien zur Gesundheitsförderung. Bundesgesundheitsblatt – Gesundheitsforschung-Gesundheitsschutz. Springer Medizin Verlag: Heidelberg.

Zielke-Nadkarni, A.(1997): Theoretische Grundlagen der interkulturellen Pflege. S: 99-114. In: Uzarewicz, Ch.; Piechotta, G.(Hrsg.)(1997): Transkulturelle Pflege. Im Auftrag der Arbeitsgemeinschaft Ethnomedizin. Curare Sonderband Nr. 10. VWB Verlag für Wissenschaft und Bildung: Berlin.

Zimmermann, E.(2000): Kulturelle Mißverständnisse in der Medizin. Ausländische Patienten besser versorgen. Verlag Hans Huber: Bern.

Online-Quellen:

http://www.aerztewoche.at/viewArticleDetails.do?articleId=5558
(5. Oktober 2008, 20:30 Uhr)

http://www.afroport.de/intact/pdf/fgm_stellungnahme_ag_fide_0102.pdf; Arbeitsgemeinschaft Frauengesundheit in der Entwicklungszusammenarbeit: Kampf gegen weibliche Genitalverstümmelung im In- und Ausland. 2001
(3. Juli 2009, 10:45 Uhr)

http://www.aktuell.ru/russland/panorama/1_8_millionen_abtreibungen_in_russland_1889.html (14. Dezember 2009, 20:31 Uhr)

http://www.babyfluesterin-doula.de/hypnob.htm (1.August 2009, 18:34 Uhr)

http://www.bmg.gv.at/cms/home/attachments/6/5/0/CH1108/CMS1126253889077/bericht_interkulturelle_kompetenz_im_gesundheitswesen.pdf
Interkulturelle Kompetenz im Gesundheitswesen 2005.
(9. Februar 2011, 19:40 Uhr)

http://diepresse.com/home/panorama/welt/293572/Tuerkei_Mehr-als-tausend-Ehrenmorde-pro-Jahr- (24. Februar 2011, 20:15 Uhr)

http://www.derstandard.at/?url=/?id=3315316 (24. August 2008, 12:00Uhr)

www.epochtimes.de/articles/2010/01/12/536132.html
(23. Jänner 2010, 20:00 Uhr)

http://www.europeristat.com/bm.doc/european-perinatal-health-report.pdf. European Perinatal Health Report by the Euro-Peristat project in collaboration with SCPE, EROCAT & EURONEOSTAT
(26. Dezember 2009, 20:00 Uhr)

http://www.frauengesundheit-wien.at/downloads/Jahresberichte/jahresbericht_2007.pdf
Wiener Programm für Frauengesundheit. Jahresbericht 2007. (25.Februar 2011, 19:30 Uhr)

http://www.kfunigraz.ac.at/~rambase/cgi_bin/art.cgi?src=data/ethn/groupsat/at-sinti.de.xml (19. Dezember 2009, 14:40 Uhr)

http://www.hebammenzentrum.at/neu/index.php?option=com_content&view=article&id=74%3Adas-fest-der-hausgeburt-oesterreich&catid=10&Idemid=71 (25. Februar 2011, 17:00 Uhr)

www.innovations-report.de/html/berichte/medizin_gesundheit/bericht-12816.html (20. Jänner 2010, 20:00)

http://www.kages.at/cms/beitrag/10031116/825277/
(2. Juni 2008, 18:00 Uhr)

http:www.kup.at/kup/pdf/7295.pdf (2. Juni 2008; 17.30)

http://www.lamai-chalets.com/home.htm (14. Jänner 2011, 13:00 Uhr)

http://www.mzes.uni-mannheim.de/publications/wp/wp-40.pdf
(15. März 2009, 20:00 Uhr)

http://www.n-tv.de/788147.html (24. August 2008, 12:Uhr)

www.oegf.at/dokumente/maenner.pdf (14. Dezember 2009, 20:15 Uhr)

http://www.springerlink.com/content/xqcw8vgybdjprf5j/fulltext.pfd?page=1
Aufklärung über Epiduralkatheter im Kreissaal. Anaesthesist 2000, volume 49, Number 4 Springer Verlag, Peter, K. Redaktion

http://www.sundayszaman.com/sunday/detaylar.do?load=deta&link=153801
(11.Juni 2009, 11:33 Uhr)

http://www.time.com/time/magazine/article/0,9171,993857,00.html
(8. August 2009, 10:09 Uhr)

http://www.turkdunya.de/de/tuerkei/geografie/ (8.Februar 2011, 18:21 Uhr)

http://www.turkish-talk.com/liebe-flirt-partnerschaft/27930-osterreichische-tuerkin.html (19. Dezember 2009, 14:30 Uhr)

http://www.udhm.de/die-tuerkei-demografie.html
(8.Februar 2011, 18:24 Uhr)

http://unesdoc.unesco.org/images/0014/001442/144270ger.pdf
(25. Februar 2011, 16:34 Uhr)

http://www.unhcr.de/uploads/media/AufEinenBlick2007.pdf
(25.April 2008, 22:30 Uhr)

http://www.unicef.de/fileadmin/content_media/mediathek/I0038_Doku_Beschneidung_01.pdf (13.Juni 2009, 20:00 Uhr)

http://www.unicef.de/download/i_0087.pdf
UNICEF-Information zum Thema Müttersterblichkeit. Todesursache: Schwangerschaft und Geburt. (25. Jänner 2011, 19:30 Uhr)

http://www.velb.org/docs/ls-1_2009-periduralanaesthesie-fuer-alle.pdf
Ritsch 2009: Periduralanästhesie für alle? Risiken und Nebenwirkungen der geburtshilflichen Periduralanästhesie.
(19. Dezember 2009, 17:00 Uhr)

http://volksgruppen.orf.at/diversity/stories/91937
(23.Jänner 2010, 22:38 Uhr)

ANHANG

Methode und Datengewinnung

Die in der Einleitung angeführte Forschungsfrage sei an dieser Stelle nochmals kurz festgehalten.

> Wie kann eine transkulturelle Betreuung in der Geburtshilfe als soziales Handeln in seinem Ablauf und seiner Wirkung folgend erklärt und verstanden werden?

Demnach werden drei relevante Forschungsziele abgleitet:
1. Jene Verhaltens- und Handlungsstrategien aufzuzeigen, welche in transkulturellen Begegnungen den peripartalen Betreuungsprozess beeinflussen;
2. Kategorien und Aspekte transkultureller Kompetenz in der Geburtshilfe im Hinblick auf kulturelle und gesellschaftliche Prägungskräfte der an der Interaktion Beteiligten zu benennen; und
3.transkulturelle Kompetenz in geburtshilflichen Situationen festzulegen.

Der gewählte qualitative Ansatz wird diesem Forschungsprojekt aus mehreren Gründen gerecht: Zum einen wird transkulturelle Kompetenz in der peripartalen Betreuung als soziale Handlungskompetenz verstanden, welche in der zwischenmenschlichen Interaktion die gesellschaftlichen Prägungskräfte und kulturellen Hintergründe der Teilnehmer berücksichtigt. Zum anderen kann die Analyse der in geburtshilflichen Situationen wirksamen Einstellungs-, Denk-, Verhaltens- und Handlungsstrukturen nur in einem das subjektive Verhältnis einschließenden Verfahren gelingen, da hier nicht das quantitative Erforschen verschiedener Merkmale fokussiert wird, sondern das Erfassen der je erlebten Wirklichkeit, also das jeweilige Wie und Warum im Mittelpunkt der Untersuchung steht. Schließlich muss die der Interaktion zugrunde liegende Subjektivität respektiert werden, um in Interaktionen die subtilen, individuellen Einstellungen und Wertigkeiten sowie die dadurch initiierten Handlungen aufspüren zu können. Das quantitative Erfassen von Merkmalen, die eine transkulturelle Interaktion in geburtshilflichen Bereichen prägen, gibt wenig Aufschluss darüber, wie so gestaltete Prozesse de facto beeinflusst, gelenkt und ausgehandelt werden.

Folgend soll die zur Beantwortung der Forschungsfragen gewählte Methode gerechtfertigt sowie Design und Durchführung der Untersuchung vorgestellt werden.

Sozialwissenschaftliche Forschung will ihrer Intention nach neues Wissen erarbeiten und dieses für Wissenschaft und Praxis verfügbar machen. Daher ist es unabdingbar, dass die Produktion neuer Wissensbestände verlässlich, also unter den Bedingungen bewährter Methoden nachvollziehbar, entsteht. Gläser und Laudel führen dazu vier Prinzipien (Prinzip der Offenheit, Prinzip des theoriegeleitete Vorgehen, Prinzip des regelgeleitete Vorgehen, Prinzip vom Verstehen als Basishandlung sozialwissenschaftlicher Forschung) an, die diese Anforderungen an eine zuverlässige qualitative Sozialforschung beschreiben.

Das erste Prinzip der Offenheit fordert,

> „… dass der empirische Forschungsprozess offen sein muss für unerwartete Informationen. Besonders wichtig sind dabei Informationen über wesentliche Aspekte des Gegenstandes, die durch das für die Untersuchung entwickelte Vorverständnis nicht erfasst werden oder ihm sogar widersprechen. Das Prinzip der Offenheit verlangt von den Forschern, beobachtete Tatbestände nicht vorschnell unter bekannte Kategorien zu subsumieren. Mangelnde Offenheit birgt in beiden Fällen die Gefahr, dass die Beobachtung in vorgefertigte Kategorien gepresst und Unerwartetes ausgeschlossen wird.“[384]

In einem Themengebiet, welches einerseits eine ohnehin nicht einheitlich und nicht minder kontrovers diskutierte Kompetenz fokussiert und andererseits noch das Hauptaugenmerk auf transkulturelle Situationen in geburtshilflichen Betreuungsprozessen legt, muss das Prinzip der Offenheit mit einem besonders wichtigen Bedeutungsgehalt bedacht werden. Vorurteilsfrei das Forschungsfeld zu betreten und allfällige Meinungen, Erfahrungen und

[384] Gläser, Laudel 2004: S. 27f

Einstellungen wertfrei zu verarbeiten werden so als Prämisse des Projektes angesehen. Die Auswahl der Theorien, welche das Spannungsfeld und die Wechselwirkungen von Individuum und Gesellschaft zu lösen versuchen, fällt daher sehr umfangreich aus, da diese das grundlegende Verständnis zur Thematik geben sollen. Eine Eingrenzung der unterschiedlichen Betrachtungsweisen birgt die Gefahr einer Determiniertheit, die die weitere Abhandlung vorschnell in eine Richtung drängen würde und so dem Prinzip der Offenheit entgegenwirkt.

In dem zweiten von Gläser und Laudel angeführten Prinzip des theoriegeleiteten Vorgehens fordern Gläser und Laudel, dass vorhandene Wissensbestände und Erkenntnisse die Basis weiterer Untersuchungen im Sinne einer Weiterentwicklung bilden müssen.[385] Transkulturelle Studien mit dem expliziten Fokus auf Betreuungssituationen in der Geburtshilfe liegen noch nicht vor. Um sich der Komplexität des Gegenstandes anzunähern, sind dennoch die Ergebnisse der Sozialisations-, Identitäts- sowie der Migrationsforschung wesentlich. Bestehende Erkenntnisse zum Thema Migration und Gesundheit liefern ebenso wichtige Grundlagen, auf denen das Spezifische einer transkulturellen Kompetenz in der Geburtshilfe aufgebaut werden kann. Die Ausarbeitung des vorhandenen theoretischen Fundus und die Erarbeitung themenrelevanter Dimensionen stellen eine Unabdingbarkeit, um den Tiefgang der Problemstellung zu erfassen. So können die Wechselwirkungen und Interdependenzen in interkulturellen Begegnungen nur erklärt werden, wenn die allgemein gültigen Prägungsfaktoren und Gestaltungsmomente sozialen Handelns bekannt sind. Ohne die Erörterung dieses Basiswissens fehlt die theoretische Grundlage für die Spezifizierung der Thematik im Hinblick auf geburtshilfliche Betreuungssituationen und lässt die Definition einer transkulturellen Kompetenz in der Geburtshilfe zu einer willkürlich und spekulativ anmutenden Anordnung unterschiedlicher Fertigkeiten und Fähigkeiten werden.

[385] Vgl.: Gläser, Laudel 2004: S. 28

Das dritte Prinzip des regelgeleiteten Vorgehens fordert:

> „... dass die Wissensproduktion expliziten (intersubjektiv kommunizierbaren) Regeln folgen muss. Nur dann können andere Wissenschaftler rekonstruieren, auf welchem Wege jemand zu den Ergebnissen gelangt ist, die er der Fachgemeinschaft präsentiert."[386]

Zur Beantwortung der Forschungsfragen sowie zur Erreichung der Forschungsziele wird nach einer umfassenden Literaturrecherche das zu erforschende Feld durch die Methode der teilnehmenden Beobachtung (von Betreuungsprozessen mit Migrantinnen in der Geburtshilfe) spezifiziert. In der daran anschließenden Dimensionenanalyse werden anhand der durch die Beobachtungen gewonnen Informationen die den geburtshilflichen Betreuungsprozess beeinflussenden Dimensionen erhoben, welche im Anschluss daran zur Konzeption des Interviewleitfadens herangezogen werden. Das durch Leitfadeninterviews (mit Migrantinnen, welche in Österreich entbunden haben und mit Expertinnen und Experten, welche mit der geburtshilflichen Betreuung von Migrantinnen betraut sind) gewonnene Datenmaterial wird schließlich durch Bildung von Kategorien strukturiert sowie vergleichend und interpretativ analysiert. Abbildung 6 bildet graphisch vereinfacht den dieser Arbeit zugrunde liegenden Forschungsprozesses ab.

Das vierte Prinzip vom Verstehen als Basishandlung sozialwissenschaftlicher Forschung ist dadurch definiert, dass das Handeln von Akteuren deutend und sinngebend interpretiert und verstanden werden muss.[387] So gilt es, die vorhandenen Ergebnisse und Theorien auf ihren Bedeutungsgehalt hin zu überprüfen, relevante Inhalte von verschiedenen Blickwinkeln her gegenüber zu stellen und möglichst unterschiedliche Aspekte in die Klärung des Sachverhaltes einfließen zu lassen. Neben der Frage nach dem „Wie" gilt es die Frage nach dem „Warum" aufzunehmen. Es genügt demnach nicht nur, soziales Handeln in seinem Ablauf zu beschreiben, sondern es muss gelingen, die dem sozialen Handeln zugrunde liegenden aktiven und reaktiven Wahrnehmungs-, Denk-, Einstellungs-, Haltungs- und Verhaltens-

---

[386] Gläser, Laudel 2004: S. 29

[387] Vgl.: Gläser, Laudel 2004: S. 30

komponenten zu verstehen. In diesem Forschungsprojekt stellt dieses Prinzip eine Selbstverständlichkeit dar, wenn der transkulturelle Interaktionsprozess mit den damit verbundenen Einflussfaktoren erläutert werden soll. Das Verstehen der subjektiven Wirklichkeiten und die daraus anzustrebende Ableitung des Allgemeinen können nur gelingen, wenn man die sinngebenden Strukturen und Abläufe dahinter erkennt und interpretiert.

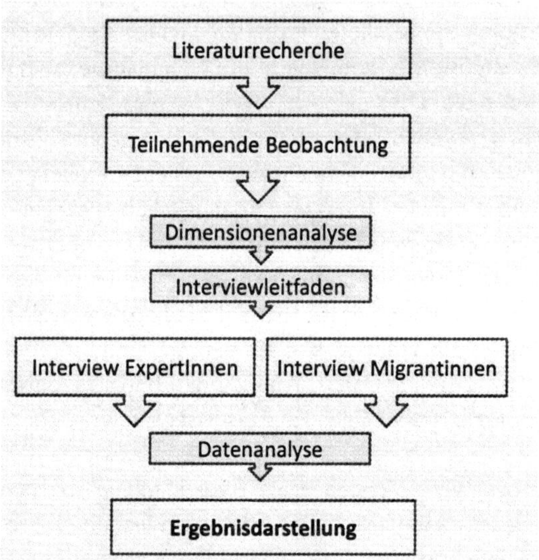

Abbildung 6: Darstellung des Forschungsprozesses

Folgend werden, wie in Abbildung 6 dargestellt, dem Forschungsprozess folgend die Instrumente zur Beschaffung des Datenmaterials vorgestellt und die dabei angestellten Überlegungen erläutert.

Literaturrecherche

Um der Thematik adäquat zu begegnen, bedarf es zuerst eines theoretischen Aufbaus als Grundgerüst späterer Analysen, Interpretationen und Folgerungen. So werden zu allererst die theoretischen Grundlagen der Dimensionen Individuum, Gesellschaft und Kultur in dem Sinne abgehandelt, dass eine theoretische Basis für die weitere Abhandlung und ein Grundverständnis der Thematik gegenüber geschaffen werden kann. Die Analyse relevanter wissenschaftlicher Veröffentlichungen erhöht in diesem Sinne das Wissen und Verständnis zur Thematik und erlaubt eine Spezifizierung des Forschungsgegenstandes.

Teilnehmende Beobachtung

Nach der Analyse vorhandener Theorien, Modelle und Forschungsergebnisse soll im nächsten Schritt der Zugang zu themenspezifischen Informationen gelingen. Eine Möglichkeit, das Handeln, die alltägliche Praxis und die subjektiven Wirklichkeiten von Menschen in bestimmten Situationen erfassen zu können, ist die Teilnahme an eben diesen Interaktionen. Eine längerfristige Beobachtung ausgewählter Lebenswelten hilft, sich eben diese vertraut zu machen und verstehen zu lernen.[388]

Die teilnehmende Beobachtung als Instrument der Datenerhebung in der empirischen Sozialforschung wurde nicht zuletzt deswegen kritisiert, weil ihre Zuverlässigkeit angezweifelt wurde. Trotz der Schwierigkeit, die Beobachtung als Methode objektiv kontrollieren und respektiv überprüfen zu können, setzte sich dennoch der Grundtenor durch, mit diesem Instrument der Datenerhebung wichtige Erkenntnisse in einem Forschungsfeld zu erhalten. Im Mittelpunkt stehen demnach die Fragen, auf welche Weise Interaktionen gestaltet werden und durch welche Modi Interaktionspartner ihren Einfluss im Hinblick auf die gesetzten Intentionen geltend machen.[389] Das Instrument der Beobachtung ist daher als geeignet zu betrachten, da damit den

[388] Vgl.: Lüders 2007: S. 384
[389] Vgl.: Lüders 2007: S. 389f

Besonderheiten in geburtshilflichen Situationen nachgespürt werden kann, sowie eventuelle Strukturen und Abläufe entdeckt und spezifische Einflussgrößen ergründet werden können. Das so gesammelte Datenmaterial wird weiterführend strukturiert und verdichtet aufbereitet und als spezifische Grundlage der darauf folgenden Forschungsphase, der leitfadengestützten Interviews, verwendet.

Bei den zu beobachtenden Situationen und Interaktionspartnern wurde eine größtmögliche Varianz eingehalten, um so unterschiedlichste Perspektiven erkennen zu können. Ebenso variiert der zeitlich gefasste Fokus der Beobachtung. Einerseits wird im Zuge der Beobachtungen der vollständige Geburtsprozess protokolliert und das Hauptaugenmerk auf das Gebärverhalten der Frau gelenkt,[390] andererseits werden nur kurze Sequenzen einer Betreuungssituation beschrieben.[391] Ausschlaggebend für diese Vorgehensweise waren dabei der Grad des Interesses und die Ergebniserwartung an die jeweiligen Situationen. Alle Beobachtungen wurden dokumentiert, um das Geschehen sinnvoll rekonstruieren zu können. Die Dialoge, die für das Forschungsinteresse als relevant galten, wurden möglichst wortgetreu festgehalten. Bei allem Bemühen der Präzision und Objektivität muss hierbei dennoch der Einwand von Lüders angeführt werden:

> „Beobachtungsprotokolle … können deshalb nicht als getreue Wiedergaben oder problemlose Zusammenfassungen des Erfahrenen begriffen werden, sondern müssen als das gesehen werden, was sie sind: Texte von Autoren, die mit den ihnen jeweils zur Verfügung stehenden sprachlichen Mitteln ihre Beobachtungen und Erinnerungen nachträglich sinnhaft verdichten, in Zusammenhänge einordnen und textförmig in nachvollziehbare Protokolle gießen."[392]

Tabelle 2 gibt einen Überblick der im Jahr 2007 durchgeführten und protokollierten Beobachtungen:

---

[390] Vgl.: Beobachtungsprotokoll Migrantin 3, 4, 6, 7, 8, 10;
[391] Vgl.: Beobachtungsprotokoll Migrantin 1, 2, 5, 9;
[392] Lüders 2007, S. 396

	Herkunft der Frau	Kurzbeschreibung der Situation
1	Türkei	Bei der Aufnahme einer wehenden Frau kommt es zu Missverständnissen zwischen der Hebamme und dem Ehemann sowie zu einer Fehlinterpretation der Schmerzäußerungen der Gebärenden.
2	Türkei	Unterschiedliche Einstellungen und Haltungen zum Geburtsprozess und der Wehenverarbeitung beziehungsweise der Schmerzverarbeitung werden im Betreuungsprozess erkennbar.
3	Afghanistan	Eine Mehrgebärende aus Afghanistan zeigt eine deutliche Selbstbestimmung im Gebärverhalten. Obwohl die Gebärende kein Deutsch spricht und versteht, erkennt und beachtet die Hebamme die Bedürfnisse der Frau.
4	Bosnien	Verständigungsschwierigkeiten und Fehlinterpretationen des Verhaltens der Gebärenden und ihrer Begleitpersonen führen dazu, dass die Frau nicht im Kreißzimmer entbindet.
5	Iran	Eine schwangere Frau und ihr Ehemann diskutieren mit dem Facharzt über einen Wunschkaiserschnitt als eine „ihrem sozialen Status“ würdige Operation.
6	Unbekannt	Eine schwangere Frau kommt mit ihrem Ehemann und einem männlichen Verwandten nach einer Sturzverletzung zur Kontrolle, wobei ihr Ehemann nach gestellter Diagnose einer Minderversorgung des Ungeborenen die stationäre Aufnahme der Frau verweigert und gegen ärztlichen Rat das Krankenhaus mit ihr verlässt.
7	Senegal	Nach einer traumatisierenden Fluchterfahrung und Schubhaft in Deutschland kommt ein unbegleitetes, minderjähriges Mädchen zur Entbindung, wobei aufgrund der Umstände eine besonders sensible Betreuung gefordert war.
8	Türkei	Eine türkische Gebärende kommt mit mehreren weiblichen Verwandten zur Entbindung. Schließlich erlaubt die Hebamme die Anwesenheit aller Frauen im Kreißzimmer, um die Unruhe und Besorgtheit der Verwandten abzuwenden.
9	Ghana	Im Zuge der Neugeborenenversorgung kommt es zwischen der Wöchnerin und der Hebamme zu Missverständnissen.
10	Tschetschenien	Nach der Diagnosestellung multipler Fehlbildungen beim Neugeborenen kommt es aufgrund der Sprachbarrieren zu Problemen bei der Aufklärung und Informationsvermittlung über den ernsten Zustandes des Babys.

Tabelle 2: Kurzdarstellung der Beobachtungsprotokolle

Die Analyse der Theorien und der Beobachtungsprotokolle dient vor allem dazu, die spezifisch für diese Thematik ausschlaggebenden Dimensionen aufzufinden und zu strukturieren. Dabei wird so vorgegangen, dass zuerst die in transkulturellen Situationen relevanten Faktoren sowie die besonders in geburtshilflichen Betreuungsprozessen wirkenden Einflussgrößen gesammelt werden. Im Anschluss daran gilt es, diese unterschiedlichen Aspekte ihrem Bedeutungsgehalt entsprechend zu strukturieren sowie als Dimensionen zu definieren. So kann mit der Auffindung der Dimensionen sowie der Spezifikation der Ergebnisse in weiterer Folge das vorhandene Datenmaterial zur Entwicklung eines Interviewleitfades verwendet werden.

Interviews

Da dem Forschungsziel entsprechend vorrangig persönliche Einstellungen, Wahrnehmungsmuster sowie kontextgebundene Handlungen und Haltungen in geburtshilflichen Situationen analysiert werden sollen, wurde als weiteres Instrument der Datenerhebung das Interview gewählt. Um der Transkulturalität des Interaktionsprozesses gerecht zu werden, wurden einerseits Interviews mit Migrantinnen, andererseits mit Expertinnen und Experten aus dem Tätigkeitsbereich der peripartalen Betreuung durchgeführt. Damit werden den Prämissen und Intentionen qualitativer Forschung Rechnung getragen, wenn es gilt, die sinngebenden und kontextgebundenen Faktoren der jeweiligen subjektiven Realität zu analysieren.

Nach der von Gläser und Laudel vorgeschlagenen Unterscheidung von Interviews nach ihrem Standardisierungsgrad in (voll)standardisierte, halbstandardisierte und nicht standardisierte Interviews,[393] welche der Definition nach dem Interviewpartner mehr oder weniger großen Spielraum in der Beantwortung der Fragen bieten, wird in dieser Arbeit die nicht standardisierte oder offene Form des Interviews gewählt. So kann gewährleistet werden, dass die interviewten Personen ohne vorgegebene Antwortmöglichkeiten ei-

[393] Vgl.: Gläser, Laudel 2004: S. 39

nen möglichst großen Freiraum erhalten und als Gesprächspartner zu eigenen Darstellungen und Deutungen ermuntert werden.

> „Gerade dies ist auch eine strategische Absicht des offenen Interviews, das ja darauf aus ist, möglichst genau und plastisch die kontextuellen Lebensbedingungen zu erfahren sowie die zum Teil daraus resultierende Organisation von Meinungen, Einstellungen oder prästabil aufgebauten Bewußtseinsstrukturen.“[394]

Die Verwendung eines Interviewleitfades[395] half, einerseits in der Interviewsituation selbst die abzufragenden Kategorien und Komponenten einzuhalten und andererseits in der Phase der Datenauswertung wichtige Strukturen zuordnen zu können. Der Leitfaden stellte jedoch lediglich eine Orientierungshilfe dar und soll keinesfalls den natürlichen Gesprächsverlauf unterbrechen, so wurden (Zwischen)Fragen zum Kontext passend gestellt und nicht der Reihenfolge des Leitfadens entsprechend. In diesem Sinne wurde der Leitfaden als „Richtschnur“[396] gesehen, welcher die zu erfragenden Kategorien und die zu erforschenden Komponenten anführt. Eine besondere Herausforderung im Zuge der Interviews mit Migrantinnen war der Aufbau einer offenen, vertrauensvollen Atmosphäre. Es wurde daher versucht, von sehr allgemein gehaltenen Fragen ausgehend, auf Fragen der eigenen Einstellung und der persönlichen Meinungen überzuleiten. Ebenso war es aufgrund der Verständigungsmöglichkeiten nicht immer einfach, einen Erzählfluss herzustellen beziehungsweise aufrechtzuerhalten, was individuell durch Nachfragen, Hinführen und Umformulieren der Fragestellungen gelöst wurde. Je nach Interesse und Relevanz der Thematik wurde unter Berücksichtigung der Erzählsituation mancher Aspekt näher besprochen, manchmal auch deswegen, weil die Frauen einfach erzählen wollten, was vorgefallen war. Die Rekrutierung der Interviewpartnerin wurde durch die Kontaktmöglichkeiten von Vereinen und Institutionen arrangiert.

Die Kontaktaufnahme mit den Expertinnen und Experten erfolgte durch persönliche beziehungsweise direkte Anfragen und verlief vergleichsweise un-

---

[394] Heinze 2001: S. 154

[395] Im Anschluss sind die Konzeptionen der Interviewleitfäden einsehbar.

[396] Vgl. Gläser, Laudel 2004: S. 39f

kompliziert. Die Thematik der transkulturellen Betreuung in der Geburtshilfe traf auf reges Interesse und verhalf im Zuge der Interviews zu offenen Gesprächen.

Allen Interviewpartnerinnen und Interviewpartnern wurde volle Anonymität zugesagt, die Gespräche wurden digital aufgezeichnet und im Anschluss wortwörtlich transkribiert. Die Auswertung der so gewonnenen Daten verlief kontinuierlich, was zu einer prozesshaften Gestaltung der Interviewphase führte.

Sampling

Die Stichprobenauswahl, also die (nicht zufällig) gewählte Teilmenge der Grundgesamtheit, welche das Allgemeine des Forschungsgegenstandes und das Verallgemeinbare der erforschten Situationen und Interaktionen repräsentieren, wurde so getroffen, dass die zwei von Hans Merkens geforderten Voraussetzungen erfüllt werden:

> „Erstens muss eine Vorstellung über den Fall vorliegen, der untersucht werden soll, und zweitens müssen nachvollziehbare Techniken bei der Ziehung der Stichproben von Personen, Ereignissen oder Aktivitäten dokumentiert werden.“[397]

Dieser Forderung wurde entsprechend nachgekommen, da einerseits die aus den vorhandenen Theorien und die aus den Datensätzen der Beobachtungen gewonnenen Erkenntnisse eine sehr genaue Vorstellung über den Forschungsgegenstand liefern. Andererseits wird die Vorgehensweise bei der Definition der Stichproben nachvollziehbar belegt. Weiters wurde beim Sampling berücksichtigt, dass folgende Charakteristika der Informanten gegeben waren: erstens verfügen alle Informanten über das für die Forschungsthematik relevante (Erfahrungs)Wissen, zweitens besitzen alle Informanten über eine ausreichende Artikulations- und Reflexionsfähigkeit und drittens

[397] Merkens 2007: S. 290

haben die Informanten Zeit und zeigen die Bereitschaft, an der Befragung teilzunehmen.[398]

Für die Arbeit wurden zehn Interviews mit Migrantinnen (in der Arbeit definiert als Migrantinnen erster Generation, also nicht in Österreich geboren), welche in Österreich entbunden haben und über ausreichende Artikulationsfähigkeiten für die Interviewsituation verfügen, geführt. Bei der Auswahl der Migrantinnen galt das Ziel, eine optimale Varianz der Blickwinkel einzuhalten, um die größtmöglichen Unterschiedlichkeiten in den Informationen zu erhalten. Tabelle 3 zeigt die Grunddaten der Interviewpartnerinnen:

	Alter	Herkunftsland	Familienstand	Anzahl der Kinder	In Österreich seit (Jahre)	Höchste abgeschlossene Ausbildung	Stellung im Beruf	Geburtsmodus
1	32	Bosnien	verheiratet	2	21	Lehre	Angestellte	Spontan
2	24	Äthiopien	ledig	1	4	Matura	Hausfrau	Sectio
3	29	Türkei	verheiratet	2	10	Pflichtschule	Arbeiterin	Spontan
4	45	Bosnien	verheiratet	2	19	Universität	Angestellte	Sectio
5	25	Tschetschenien	verheiratet	3	5	Pflichtschule	Hausfrau	Sectio
6	31	Peru	verheiratet	2	4	Universität	Selbständig	Spontan
7	46	Bosnien	verheiratet	2	17	Akademie	Angestellte	Spontan
8	27	Türkei	verheiratet	4	16	Pflichtschule	Hausfrau	Spontan
9	39	Kamerun	ledig	2	k.A	Universität	Angestellte	Spontan
10	25	Kambodscha	verheiratet	2	7	Pflichtschule	Hausfrau	Spontan

Tabelle 3: Sampling der Interviewpartnerinnen mit Migrationshintergrund

Des Weiteren wurden Interviews mit zehn Expertinnen und Experten geführt, wobei auch hier das Ziel war, möglichst unterschiedliche Blickwinkel der Betrachtung auszuwählen, um umfassende und vielschichtige Informationsgehalte zu gewinnen. Herkunftsland, erlernter Beruf, Funktion und Stel-

398 Vgl.: Merkens 2007: S. 294

lung im Beruf sowie die beruflichen Tätigkeitsbereiche im Kontext der Geburtshilfe wurden so dem Interesse und der Relevanz entsprechend als Rekrutierungskriterien herangezogen. Tabelle 4 zeigt die Eckdaten der Interviewpartner:

	Herkunftsland	Beruf	Funktion / Stellung im Beruf	Tätigkeitsbereich
1	Türkei	Facharzt für Gynäkologie und Geburtshilfe	Oberarzt im Krankenhaus Eigene Ordination	Schwangerenbetreuung Pränatalmedizin Geburtshilfe Gynäkologie
2	Türkei	Hebamme	Freiberuflich extramural	Geburtsvorbereitung Schwangerenbetreuung Wochenbettbetreuung
3	Österreich	Facharzt für Gynäkologie und Geburtshilfe	Eigene Ordination	Schwangerenbetreuung Geburtshilfe Gynäkologie
4	Österreich	Facharzt für Gynäkologie und Geburtshilfe	Oberarzt im Krankenhaus	Schwangerenbetreuung Pränatalmedizin Geburtshilfe Gynäkologie
5	Österreich	Hebamme	Krankenhaus	Geburtsvorbereitung Schwangerenvorsorge Beistandsleistung bei der Geburt
6	Österreich	Hebamme	Krankenhaus	Schwangerenvorsorge Pränatale Beratung
7	Polen	Hebamme	Krankenhaus	Geburtsvorbereitung Beistandsleistung bei der Geburt
8	Österreich	Hebamme	Krankenhaus	Geburtsvorbereitung Beistandsleistung bei der Geburt
9	Österreich	Hebamme	Krankenhaus	Geburtsvorbereitung Beistandsleistung bei der Geburt

10	Philippinen	Hebamme	Krankenhaus	Beistandsleistung bei der Geburt

Tabelle 4: Sampling der Expertinnen und Experten

Ergebnisdarstellung

Der vorhandene Datensatz wird dahingehend analysiert, dass das Datenmaterial der verschiedenen Interviews und der Beobachtungen vergleichend analysiert und thematisch geclustert wird. In der Ergebnisdarstellung werden die qualitativ erhobenen Befunde den entwickelten Kategorien entsprechend zugeordnet, verdichtet und interpretiert sowie die Erekenntnisse aus vorhandenen wissenschaftlichen Publikationen wo immer angebracht und verständnisfördernd eingeflochten.

Interviewleitfaden Migrantinnen

Ich möchte mich sehr herzlich für Ihre Bereitschaft bedanken, an diesem Projekt teilzunehmen.

Ziel dieser Befragung ist es, Bedürfnisse von Frauen mit Migrationshintergrund im Hinblick auf Schwangerschaft, Geburt und die ersten Wochen danach herauszufinden. Ich möchte wissen, ob Sie sich in dieser Zeit gut betreut fühlten oder ob eventuell auch Schwierigkeiten oder Probleme auftraten.
Ihre Angaben werden natürlich vertraulich und anonym behandelt und finden nur in dieser Studie Verwendung.

Zuerst möchte ich einige allgemeine Fragen zu Ihrer jetzigen Situation stellen.

1. Wie, wann und warum sind Sie nach Österreich gekommen?

2. Sie haben .... Kinder.
a. Wie wichtig sind Kinder für Sie?
b. Welche Aufgaben haben Sie als Mutter für die Familie?
c. Haben Sie als Mutter in Ihrem sozialen Umfeld ein besonderes Ansehen?

3. Ihr jüngstes Kind ist jetzt .... Wochen, Monate alt. Wie geht es Ihnen mit dem Baby? (Schlafrhythmus, Krankheiten, Ernährung, ...)
a. Wer hilft Ihnen bei der Fürsorge / Betreuung der Kinder?
b. Wer hilft Ihnen im Haushalt?
c. Finden Sie auch Zeit, sich mit Bekannten, Verwandten oder Freundinnen zu treffen?
d. Haben Sie mit Ihren Kindern diverse Spielgruppen, Babymassage- oder Babyschwimmkurse besucht?
e. Waren Sie mit Ihrem Baby bei der Mutterberatung?
f. Haben Sie bis jetzt alle Untersuchungen des Mutter-Kind-Passes durchführen lassen?

Bei den nächsten Fragen möchte ich über Ihre letzte Geburt in Österreich und Ihre Erfahrungen in dieser Zeit sprechen.

4. Wie war die Geburt des letzten Kindes?
a. Wie wichtig war es für Sie, das Kind auf normalem Wege zu entbinden? (Was bedeutet es für Sie, dass das Kind mit Kaiserschnitt entbunden wurde?)
b. Wie konnten Sie mit dem Geburtsschmerz umgehen? Welche Bedeutung hat der Schmerz bei der Geburt für Sie?
c. Wie beurteilen Sie die Betreuung durch das Personal im Krankenhaus?
d. Wurde auf Ihre Bedürfnisse eingegangen?

e. Wer hat Sie bei der Geburt begleitet?
f. An welche Situationen erinnern Sie sich gerne zurück? Was haben Sie positiv erlebt?
g. Gab es Missverständnisse aufgrund der Sprache?
h. Gab es Missverständnisse aufgrund kultureller Unterschiedlichkeiten?
i. Gab es Situationen, in welchen Sie mit der Betreuung unzufrieden waren oder sich geärgert haben?
j. Wie wichtig ist beziehungsweise welche Bedeutung hat der Arzt bei einer Geburt im Krankenhaus?
k. Wie wichtig ist beziehungsweise welche Bedeutung hat das Pflegepersonal im Krankenhaus?
l. Welche Bedeutung hat die Hebamme im Krankenhaus?

5. Was erzählen Ihre Freundinnen, Verwandten oder Bekannten aus Ihrem Herkunftsland über ihre Geburten?
a. Was ist dort anders (auch besser oder schlechter)?

Ich bitte Sie nun, ihre Erlebnisse und Erfahrungen der letzten Schwangerschaft zu erzählen.

6. Wie haben Sie Ihre Schwangerschaft erlebt?
a. Wer hat Ihnen in der Schwangerschaft beigestanden, geholfen?
b. Wer hat Sie auf die Geburt in Österreich vorbereitet?
c. Haben Sie einen Geburtsvorbereitungskurs besucht?
d. Waren Sie mit der Betreuung in der Schwangerschaft durch Ihren Frauenarzt zufrieden?
7. Hatten Sie Ängste und Unsicherheiten? Wer hat Ihnen geholfen, mit Ihnen gesprochen?

Ich bitte Sie nun noch um einige Daten:
Alter:
Familienstand:
Anzahl der Kinder:
Seit wie vielen Jahren in Österreich:
Höchste abgeschlossene Ausbildung:
Berufstätigkeit / Stellung im Beruf:
Herkunftsland:

Interviewleitfaden Experten

Ich möchte mich sehr herzlich für Ihre Bereitschaft bedanken, an diesem Interview teilzunehmen.

Ziel dieser Befragung ist es, Ihre Erfahrungen in der Betreuung und Beratung von Frauen mit Migrationshintergrund im Hinblick auf Schwangerschaft, Geburt und die ersten Wochen danach zu erfassen. Von Interesse ist, welche Komponenten den Betreuungsprozess positiv beziehungsweise auch negativ beeinflussen.
Diese Befragung ist Teil einer Studie, welche das Thema Transkulturalität in der Geburtshilfe analysiert und in weiterer Folge Dimensionen einer transkulturellen Kompetenz zu formulieren versucht.
Ihre Angaben werden natürlich vertraulich und anonym behandelt und finden nur in dieser Studie Verwendung.

1. Wie erleben Sie in Ihrem Arbeitsalltag die Betreuung von Frauen mit Migrationshintergrund?
2. Inwiefern unterscheiden sich die Einstellungen und Haltungen zur Schwangerschaft der Frauen mit Migrationshintergrund zu denen der „österreichischen" Frauen?
3. Sind Frauen mit Migrationshintergrund ausreichend auf das Geburtsgeschehen vorbereitet?
4. Haben Sie kulturelle Unterschiede im Gebärverhalten beobachtet?
5. Haben Sie Unterschiede im Umgang mit dem Geburtsschmerz beobachtet?
6. Wie fühlen Sie sich in Ihrer Rolle als Arzt/Ärztin/Hebamme angenommen?
7. Inwieweit haben Sie sich mit den Wertigkeiten, Traditionen und Gepflogenheiten rund um Schwangerschaft, Geburt und Wochenbett in anderen Kulturen auseinander gesetzt?
8. Welche Missverständnisse aufgrund sprachlicher Barrieren haben Sie erlebt?
9. Welche Missverständnisse aufgrund kultureller Unterschiedlichkeiten haben Sie erlebt?
10. Auf welche Faktoren würden Sie kulturelle Missverständnisse zurückführen?
11. Durch welche Maßnahmen könnten Missverständnisse eingedämmt werden?
12. Hat es Situationen in Ihrem Arbeitsalltag im Zusammenhang mit Frauen anderer Kulturen gegeben, welche Sie positiv in Erinnerung haben? Warum?
13. Hat es Situationen in Ihrem Arbeitsalltag im Zusammenhang mit Frauen anderer Kulturen gegeben, welche Sie negativ in Erinnerung haben?
    Wie sind Sie mit diesen Situationen umgegangen?